全国高等职业教育护理专业"十三五"规划教材

儿科护理学习指南及习题集

ERKE HULI XUEXI ZHINAN JI XITIJI

主　编　隋　瑾　黄苏蓉
副主编　蒋凤仙　王　君　朱　婵
编　者　（以姓氏笔画为序）
　　　　王　君　铜仁职业技术学院
　　　　王　琼　贵州健康职业学院
　　　　石　林　贵州健康职业学院
　　　　朱　婵　铜仁市人民医院
　　　　任久红　贵州健康职业学院
　　　　吴　琪　贵州健康职业学院
　　　　邹艳飞　贵州健康职业学院
　　　　秦　莹　贵州健康职业学院
　　　　涂　芳　贵州健康职业学院
　　　　黄苏蓉　铜仁职业技术学院
　　　　隋　瑾　贵州健康职业学院
　　　　蒋凤仙　贵州健康职业学院
　　　　熊隐菲　贵州健康职业学院

华中科技大学出版社
http://www.hustp.com
中国·武汉

内 容 简 介

本书是全国高等职业教育护理专业"十三五"规划教材。

本书分两篇。第一篇为学习指南及习题集,包括绪论、住院患儿的护理、小儿保健、儿科基础护理等内容;第二篇为实训指导,包括小儿体格测量、更换尿布法、约束保护法等内容。

本书可供高职高专护理、助产等专业使用。

图书在版编目(CIP)数据

儿科护理学习指南及习题集/隋瑾,黄苏蓉主编. —武汉:华中科技大学出版社,2018.8(2023.8重印)
全国高等职业教育护理专业"十三五"规划教材
ISBN 978-7-5680-4525-4

Ⅰ.①儿… Ⅱ.①隋… ②黄… Ⅲ.①儿科学-护理学-高等职业教育-教学参考资料 Ⅳ.①R473.72

中国版本图书馆 CIP 数据核字(2018)第 189565 号

儿科护理学习指南及习题集　　　　　　　　　　　　　　　　　隋　瑾　黄苏蓉　主编
Erke Huli Xuexi Zhinan ji Xitiji

策划编辑:余　雯
责任编辑:张　琴
封面设计:原色设计
责任校对:李　琴
责任监印:周治超

出版发行:华中科技大学出版社(中国·武汉)　　　电话:(027)81321913
　　　　　武汉市东湖新技术开发区华工科技园　　　邮编:430223
录　　排:华中科技大学惠友文印中心
印　　刷:武汉开心印刷有限公司
开　　本:787mm×1092mm　1/16
印　　张:17
字　　数:445千字
版　　次:2023年8月第1版第4次印刷
定　　价:52.00元

本书若有印装质量问题,请向出版社营销中心调换
全国免费服务热线:400-6679-118　竭诚为您服务
版权所有　侵权必究

前　言

本书是高职高专护理、助产专业《儿科护理学》教材配套使用的学习指南及习题集，为便于学生明确学习要求，培养学生自学能力、创新思维和解决实际问题的能力，并协助教师为学生提供有效的辅导活动，全书各章编排学习目标、内容概要，供教师安排教学活动时参考使用。

本书内容简明扼要，实用性强，学生在学习配套教材基础上，通过各章重点内容的再提示，随时自我评价学习效果，及时调整学习计划，力求迅速达到预期目标。

本书第一篇各章内容按学习目标、内容概要、自测习题三个模块编排。

学习目标：该模块按高职高专人才培养目标及护理学专业"儿科护理学"课程标准要求，结合历年来护士执业资格考试大纲要求编排，老师和学生可合理使用，充分发挥该学习指南及习题集教材的作用。

内容概要：按各章学习目标，扼要陈述本章的重点内容，帮助学生回顾相应知识，以加深师生对重点内容的理解。

自测习题：充分参考历年来护士执业资格考试真题，编制多样化的综合训练题，题量丰富，帮助学生随学随练，强化相关知识点，掌握所学内容，同时适应护士执业资格考试题型。

实训指导涵盖了小儿体格测量、气管异物急救术、儿童单人徒手心肺复苏等12项儿科常见护理技术，根据全国职业院校护理技能大赛要求制订实训指导内容，既强调学生的技能要求及职业素养培养，还要求熟知操作流程，按照护理程序实施实训考核。

目录

第一篇　学习指南及习题集

第一章　绪论

第二章　住院患儿的护理

第三章　小儿保健
第一节　不同年龄阶段小儿的护理特点　/14
第二节　预防接种　/16

第四章　儿科基础护理
第一节　儿科护理学基础　/22
第二节　小儿用药护理　/25

第五章　儿科常见护理技术操作
第一节　一般护理法　/28
第二节　协助治疗的操作　/30

第六章　生长发育
第一节　生长发育规律及影响因素　/33

第二节　体格发育指标及临床意义　　/34
　　第三节　神经心理发育评价　　/36

第七章　新生儿及新生儿疾病护理

　　第一节　足月新生儿的特点及护理　　/46
　　第二节　早产儿的特点及护理　　/48
　　第三节　新生儿颅内出血　　/50
　　第四节　新生儿寒冷损伤综合征　　/51
　　第五节　新生儿黄疸　　/54

第八章　小儿营养与喂养

　　第一节　能量与营养素的需要　　/66
　　第二节　婴儿喂养　　/67

第九章　营养障碍性疾病患儿的护理

　　第一节　营养不良　　/74
　　第二节　维生素D缺乏性佝偻病　　/76
　　第三节　维生素D缺乏性手足搐搦症　　/79

第十章　循环系统疾病患儿的护理

　　第一节　小儿循环系统解剖生理特点　　/89
　　第二节　先天性心脏病患儿的护理　　/90

第十一章　消化系统疾病患儿的护理

　　第一节　小儿消化系统解剖生理特点　　/100
　　第二节　口炎　　/101
　　第三节　小儿腹泻护理　　/103
　　第四节　小儿液体疗法及护理　　/106

第十二章　呼吸系统疾病患儿的护理

　　第一节　小儿呼吸系统解剖生理特点　　/115
　　第二节　上呼吸道感染　　/116
　　第三节　肺炎患儿的护理　　/117

第十三章　血液系统疾病患儿的护理

第一节　小儿造血和血液特点　　/128
第二节　小儿贫血的分度及分类　　/129
第三节　营养性缺铁性贫血　　/130
第四节　营养性巨幼细胞贫血　　/132

第十四章　泌尿系统疾病患儿的护理

第一节　小儿泌尿系统解剖生理特点　　/142
第二节　急性肾小球肾炎　　/143
第三节　肾病综合征　　/145

第十五章　神经系统疾病患儿的护理

第一节　小儿神经系统解剖生理特点　　/154
第二节　化脓性脑膜炎　　/155
第三节　病毒性脑膜炎、脑炎　　/156

第十六章　常见传染病患儿的护理

第一节　传染病总论　　/162
第二节　麻疹　　/164
第三节　水痘　　/167
第四节　猩红热　　/168
第五节　流行性腮腺炎　　/170
第六节　中毒型细菌性痢疾　　/172

第十七章　常见急诊患儿的护理

第一节　小儿惊厥　　/182
第二节　急性颅内压增高　　/184
第三节　急性呼吸衰竭　　/185
第四节　充血性心力衰竭　　/187
第五节　急性肾衰竭　　/189
第六节　心搏、呼吸骤停　　/191

第二篇 实训指导

任务一	小儿体格测量	/201
任务二	更换尿布法	/218
任务三	约束保护法	/223
任务四	新生儿脐部护理	/228
任务五	婴儿沐浴法	/233
任务六	婴儿抚触法	/236
任务七	气管异物急救术	/241
任务八	股静脉穿刺术	/244
任务九	头皮静脉输液法	/247
任务十	温箱使用法	/251
任务十一	光照疗法	/255
任务十二	儿童单人徒手心肺复苏	/259

主要参考文献　　　　　　　　　　　　　　　　/264

第一篇

学习指南及习题集

XUEXI ZHINAN JI XITIJI

第一章 绪 论

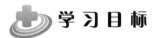

1. 掌握小儿年龄分期及各期特点。
2. 熟悉儿科护理的特点。
3. 熟悉儿科护士素质要求。

一、概述

儿科护理学是一门通过研究儿童的生长发育、儿童保健、疾病防治和护理,以促进儿童身心健康的护理科学。

二、儿科护理的范围

(一)工作范围

儿童时期健康、卫生问题,包括健康儿身心问题和患儿、残障小儿、垂危小儿的健康教育。

(二)年龄范围

1. 广义　胎儿期至青春期。

2. 原卫生部规定　从出生至 14 岁。

三、儿科护理的特点

(一)基础医学方面

1. 解剖特点　新生儿和小婴儿头部相对较大,颈部肌肉和颈椎发育相对滞后,抱婴儿时要注意保护头部;婴儿骨骼柔软并富有弹性,不易骨折,但受压后易变形;小儿髋关节附近的韧带较松,臼窝较浅,易脱臼及损伤;3 岁前肝脏在右肋缘下 2 cm 内,2 岁后逐渐上移,6~7 岁后不应触及。

2. 生理、生化特点　各系统器官的功能随年龄增长逐渐发育成熟,不同年龄的小儿生理、生化正常值各不同。小儿代谢旺盛,对营养物质及能量的需要相对比成人多,但胃肠消化功能未发育成熟,极易发生营养不良和消化功能紊乱;肾功能差,易发生水和电解质紊乱。

3.病理特点
(1)维生素 D 缺乏:小儿缺乏维生素 D 易致佝偻病,成人缺乏维生素 D 易致骨软化症。
(2)肺炎链球菌感染:小儿感染肺炎链球菌易致支气管肺炎,成人感染肺炎链球菌易致大叶性肺炎。

4.免疫特点
(1)非特异性免疫。
(2)特异性免疫:
①IgG:从母体获得,3~5 个月开始逐渐消失。6~7 岁才能达到成人水平。
②IgM:不通过胎盘,新生儿含量低。
③SIgA:量少,因此小儿易发生呼吸道、消化道感染。

加强预防是降低小儿发病率和死亡率的重要环节。预防接种避免了不少急性传染病的发生;及早筛查先天性、遗传性疾病并加以干预或矫治,防止严重伤残发生;合理营养可预防成年后出现的动脉粥样硬化引起的冠心病、高血压和糖尿病;注意儿童时期的环境条件和心理卫生,避免成年后出现心理问题。

5.营养代谢特点 对营养需要量大,消化吸收不完善,易营养不良、消化不良。

(二)临床医学方面

1.疾病特点 先天性、遗传性、感染性多见。感染性疾病起病急、变化快、易反复。
2.护理特点 疾病护理、基础护理及生活护理。
3.预后特点 修复及再生能力强,少有后遗症,但易复发。如护理、医治不当易恶化。
4.预防特点 重视计划免疫。

(三)心理特点

小儿身心未成熟,依赖性较强,合作性差,缺乏适应及满足需要的能力,需特别的保护和照顾;小儿好奇、好动、缺乏经验,容易发生各种意外。小儿可塑性非常强,应及时发现小儿天赋、气质特点,并通过训练予以调试。同时小儿心理发育过程也受家庭、环境的影响,应以小儿及其家庭为中心,与小儿父母、幼教工作者、学校教师等共同合作,根据不同年龄儿童的心理特点,提供合适的环境和条件,给予耐心的引导和正确的教养,可以培养儿童良好的个性和行为习惯。

四、小儿年龄分期及各期特点

(一)胎儿期

受精卵形成—出生(大约 40 周)。
1.特点 完全依靠母体生存,母体健康、营养、心理、环境均影响胎儿发育。
2.护理要点 加强孕妇、胎儿保健。

(二)新生儿期

胎儿娩出、脐带结扎时到出生后 28 天。围生期指从孕 28 周到出生后 1 周。
1.特点 脱离母体,独立生活;生理功能进行调节并适应宫外环境。死亡率和患病率高。
2.护理要点 注意保暖,合理喂养,保持环境清洁,采取隔离手段预防感染。

(三)婴儿期

从出生到 1 周岁(包括新生儿期),又称乳儿期。

1. 特点 出生后生长发育最快的时期,需要足够的营养能量;消化功能不完善,免疫力差。
2. 护理要点 提倡母乳喂养,合理人工喂养,及时添加辅食,计划预防接种。

(四)幼儿期

1～3岁。

1. 特点 生长发育减慢,智能发育突出,过渡为成人饮食;牙出齐,学会说话、走路。
2. 护理要点 合理喂养,养成良好饮食卫生习惯,注意安全护理、预防传染病。

(五)学龄前期

3岁后至入小学前。

1. 特点 身体发育速度更慢,智力发育快,求知欲强。
2. 护理要点 培养良好道德品质、生活自理能力,加强安全护理及预防保健。

(六)学龄期

从小学(6～7岁)开始至青春期前。

1. 特点 除生殖系统外,器官发育接近成人,智力发育强;抵抗力增加,容易患近视眼、龋齿、脊柱畸形。
2. 护理要点 合理用眼,注意口腔卫生,端正坐、立、行。

(七)青春期

女:(11～12岁)至(17～18岁) 男:(13～14岁)至(18～20岁)

1. 特点 生殖系统发育成熟,第二性征明显,身体发育再次加快,达到高峰。容易患痤疮、贫血、痛经。
2. 护理要点 给予充足的营养,加强体育锻炼。

五、儿科护士素质要求

(1)高尚的道德品质。
(2)丰富的科学知识及熟练的操作技能。
(3)有效的人际沟通技巧。

自测习题

一、选择题

A1/A2型题

1. 儿科护理工作的中心是(   )。
A. 儿童及其家庭   B. 患儿   C. 疾病
D. 患儿及其家属   E. 儿童预防保健

2. 儿科护理学的任务不包括(   )。
A. 给儿童提供综合性、广泛性的护理
B. 增强小儿体质,降低小儿发病率和死亡率
C. 降低新生儿出生缺陷率
D. 保障和促进小儿健康
E. 提供人类整体健康素质

3. 小儿从母体获得的抗体从何时日渐消失？（　　）
   A. 出生后 1~2 个月　　　　B. 出生后 3~4 个月　　　　C. 出生后 5~6 个月
   D. 出生后 7~8 个月　　　　E. 出生后 10~12 个月
4. 以下哪项描述符合小儿解剖特点？（　　）
   A. 新生儿和小婴儿头部相对较小
   B. 小儿骨骼比较柔软，所以易发生骨折
   C. 新生儿和小婴儿头部相对较大，颈部肌肉和颈椎发育相对落后
   D. 小儿髋关节附近韧带虽松弛，但臼窝较深，不易发生脱臼
   E. 小儿身体各部位的比例基本与成人相同
5. 新生儿易患革兰氏阴性菌感染的原因是（　　）。
   A. sIgA 浓度低　　　　B. IgG 浓度低　　　　C. IgM 浓度低
   D. IgE 浓度低　　　　E. 以上都不是
6. 关于小儿心理社会特点的叙述不正确的是（　　）。
   A. 身心发育未成熟，缺乏适应及满足需要的能力
   B. 依赖性强，有良好的合作性
   C. 好奇，好动，缺乏经验，易发生意外
   D. 心理行为的发育受家庭、学校和社会的影响
   E. 为促进其健康发育，需要小儿父母、幼教工作者、教师共同配合
7. 以下描述哪项不符合小儿疾病特点？（　　）
   A. 小儿疾病种类及临床表现与成人不同
   B. 不同年龄小儿患病种类也有差别
   C. 小儿病情发展过程易反复、波动，变化多端
   D. 感染性疾病往往起病急、来势凶、缺乏局限能力，易并发败血症
   E. 婴幼儿先天性疾病较成人少见
8. 唯一能通过胎盘进入胎儿体内的免疫球蛋白是（　　）。
   A. sIgA　　　B. IgG　　　C. IgM　　　D. IgE　　　E. 以上都是
9. 关于儿科护理学的特点，下列说法不正确的是（　　）。
   A. 小儿外观不断变化　　　　　　　　B. 小儿各器官发育遵循一定规律
   C. 小儿基础代谢较成人旺盛　　　　　D. 新生儿期易患革兰氏阳性菌感染
   E. 小儿起病急，变化快
10. 关于小儿生长发育的主要特点，下列说法错误的是（　　）。
    A. 小儿极易发生关节脱臼及损伤
    B. 不同年龄的小儿有不同的生理生化正常值
    C. 小儿病理变化常与年龄有关
    D. 小儿比成人易发生水和电解质紊乱
    E. 小儿修复及再生能力较成人弱，病后容易遗留后遗症
11. 小儿疾病的发生发展与成人有许多不同点，下列说法错误的是（　　）。
    A. 小儿起病急、变化快　　　　　　　B. 小儿的临床表现不典型
    C. 诊治及时、护理恰当时小儿恢复快　　D. 小儿病情发展不典型且较慢
    E. 小儿修复和再生功能旺盛，后遗症少

12.适用于护理婴儿的心理沟通方式是(　　)。
A.因势利导　　B.多做游戏　　C.搂抱与抚摸　　D.适时鼓励　　E.社会交流
13.儿科就诊的年龄范围是(　　)。
A.0~12岁　　B.0~13岁　　C.0~14岁　　D.0~15岁　　E.0~16岁
14.儿科护士不应当承担的角色是(　　)。
A.护理计划者　　　　　　　　B.护理活动执行者　　　　　　C.医疗诊疗者
D.健康教育者　　　　　　　　E.护理研究者
15.儿科护理学的工作中心是(　　)。
A.患儿的疾病护理　　　　　　　　　　B.患儿的身心护理
C.所有小儿的生长发育、疾病防治的护理　　D.所有小儿的身心护理
E."以小儿及其家庭为中心"的身心整体护理
16.关于小儿发生疾病的特点的叙述错误的是(　　)。
A.患感染性和传染性疾病时常起病急　　　B.患先天性和遗传性疾病较成人多见
C.小婴儿严重感染时各种反应低下　　　　D.小儿病情易反复,变化较快
E.因缺乏炎症局限能力故败血症少见
17.儿科护士的角色是(　　)。
A.护理活动执行者、健康教育者、合作与协调者
B.护理活动执行者、健康教育者、早教执行者
C.健康教育者、早教执行者、护理研究者
D.营养协调者、护理活动执行者、护理研究者
E.咨询与支持者、营养协调者、护理研究者
18.关于小儿的特点,正确的是(　　)。
A.主要是体积小　　　　B.各器官功能不成熟　　　　C.体液免疫发育尚好
D.年龄越小代谢越慢　　E.前半年感染的发生率高于后半年
19.根据小儿解剖、生理、心理特点将小儿时期划分为(　　)。
A.五个年龄期　　B.六个年龄期　　C.七个年龄期　　D.八个年龄期　　E.九个年龄期
20.小儿死亡率最高的时期是(　　)。
A.新生儿期　　B.婴儿期　　C.幼儿期　　D.学龄期　　E.青春期

A3/A4型题

(21~23题共用题干)
女婴,9个月。因患肺炎入院,入院当天患儿哭闹不停,不愿离开母亲。
21.此时该患儿主要的心理压力来源是(　　)。
A.身体形象改变　　　　B.缺乏对疾病的认识　　　　C.中断学习
D.离开亲人和接触陌生人　　E.失眠,做噩梦
22.该患儿主要的身心反应是(　　)。
A.分离性焦虑　　　　B.谵妄　　　　C.痴呆
D.担心　　　　　　　E.攻击别人
23.对该患儿进行心理护理时,错误的一项是(　　)。
A.首次接触患儿,先和母亲谈话　　　　B.突然从父母怀抱中将患儿抱过来
C.尽量固定护士连续护理　　　　　　　D.了解患儿住院前的生活习惯

E.保持与患儿父母的密切联系

二、填空题

根据小儿生长发育不同阶段的特点,将小儿年龄划分为七个时期,分别是胎儿期、_____、_____、幼儿期、_____、学龄期、青春期。

三、名词解释

1.儿科护理学

2.新生儿期

四、简答题

1.简述婴儿期保健的要点。

2.简述小儿心理、行为发育方面的特点。

【参考答案】

一、选择题

1.A	2.B	3.C	4.D	5.C	6.B	7.E	8.B	9.D
10.E	11.D	12.C	13.C	14.C	15.E	16.E	17.A	18.B
19.C	20.A	21.D	22.A	23.B				

二、填空题

新生儿期　婴儿期　学龄前期

三、名词解释

1.研究小儿生长发育、小儿保健、疾病防治和护理;以促进小儿身心健康的学科;

2.自胎儿娩出,脐带结扎到出生后满28天。

四、简答题

1.(1)提倡母乳喂养,合理添加辅食;

(2)有计划进行免疫接种;

(3)培养良好的卫生习惯;

(4)做好消毒隔离工作。

2.(1)身心发育未成熟,依赖性强,较不能合作;

(2)受家庭、学校、社会的影响。

第二章　住院患儿的护理

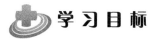

学习目标

1. 掌握不同年龄阶段小儿病房的温度和湿度。
2. 熟悉小儿诊疗机构特点。

一、概述

1. 儿童医院　包括儿科门诊、急诊、病房。

2. 妇幼保健院

3. 综合医院儿科门诊、病房

二、儿科门诊

(一)设置

(1)预诊处:小儿医疗机构特有的部门,可协助患儿家长选择就诊科室;为危重患儿争取抢救机会。

①设置:设在儿科门诊的入口处,出口设有两条通道,一条通向门诊候诊室,一条通向隔离室。

②目的:减少交叉感染,及时抢救危重患儿。

③预诊方式:简明扼要问诊、望诊、体检。

(2)挂号处、测量体温处、候诊室、诊查室、治疗室、化验室等。

(二)护理管理

(1)保证就诊秩序有条不紊:有计划地安排就诊顺序。

(2)密切观察病情:就诊前测量体温,39 ℃以上者可先给退热处理或安排先就诊。

(3)预防院内感染的发生。

(4)杜绝事故差错。

(5)提供健康教育:通过墙报、宣传画、电视普及卫生科普知识。

三、儿科急诊

(一)设置

(1)抢救室:人工呼吸机、心电监护仪、气管插管、供氧设备、吸引装置、雾化吸入器、洗胃用具;各种穿刺、切开包,导尿包等治疗用具。抢救车1台,急救药品和物品。

(2)观察室、治疗室、小手术室。

(二)护理管理

(1)急救五要素:人、技术、药品、设备、时间。

(2)执行急诊岗位责任制度。

(3)建立并执行各科常见急症的抢救护理常规。

(4)加强急诊文件管理:将抢救药品放在固定位置并定时清点,按时检查仪器。抢救患儿后做好登记,医生口头医嘱要当面复述,确定无误后才能执行,且需他人核对药品。对于口头医嘱要督促医生及时补开医嘱。

四、儿科病房

(一)设置

(1)病室:分大、小两种,窗户有护栏,护栏涂颜色装饰。最适宜的床位数是30~40张。

(2)重症监护室:与医护人员办公室之间用玻璃隔断,便于观察患儿。

(3)护士站及医护人员办公室、配膳室、游戏室、厕所与浴室等。

(二)护理管理

(1)环境管理:

①环境:要适合小儿心理、生理特点,可张贴或悬挂卡通画,以动物形象为病房标志;窗帘及被服采用颜色鲜艳、图案活泼的布料制作。

②光线:新生儿及未成熟儿病室应明亮,小儿病室应较暗。

③温、湿度:

新生儿:22~24 ℃,55%~65%

婴幼儿:20~22 ℃,55%~65%

年长儿:18~20 ℃,50%~60%

(2)生活管理:患儿饮食不仅要符合疾病治疗要求,还要满足其生长发育的需要。衣裤要柔软,经常换洗,保持整洁。根据患儿的疾病和病情决定活动和休息时间。

(3)安全管理:小儿病房内设施、设备以及日常护理的操作,均要考虑患儿的安全问题,防止跌伤、烫伤、误服、误饮。

(4)感染控制:严格执行空气和地面的消毒、护理前后洗手、探视陪伴人员制度。

> **知识链接**

各年龄小儿呼吸、脉搏次数（每分钟）

年　龄	呼　吸	脉　搏	呼吸：脉搏
新生儿	40～45	120～140	1：3
1岁以下	30～40	110～130	1：(3～4)
2～3岁	25～30	100～120	1：4
4～7岁	20～25	80～100	1：4
8～14岁	18～20	70～90	1：4

自测习题

A1/A2 型题

1. 下列哪项是儿科病房特有的设置？（　　）
   A. 设有洗澡间、卫生间　　　B. 病室之间有玻璃隔断　　　C. 设有配膳室
   D. 设有床头柜、床旁椅　　　E. 设有医护办公室

2. 下列哪项不属于儿科抢救室必须配置的设备？（　　）
   A. 心电监护仪　B. 人工呼吸机　C. 供氧设备　　D. 玩具柜　　E. 喉镜

3. 儿科门诊设置预诊处的主要目的是（　　）。
   A. 测量体温，为就诊做准备
   B. 及时检出传染病，避免和减少交叉感染
   C. 遇危重患儿，可及时护送急诊室抢救
   D. 对需住院者，可由值班人员及时护送入院
   E. 为患儿及家属提供咨询服务

4. 小儿病房最适宜的床位数是（　　）。
   A. 10～20 张　B. 20～40 张　C. 30～40 张　D. 40～50 张　E. 50～60 张

5. 按儿科病房管理特点，病房温度、湿度以何者为宜？（　　）
   A. 16～18 ℃，40%～50%　　　　　　B. 18～20 ℃，50%～60%
   C. 20～22 ℃，50%～60%　　　　　　D. 22～24 ℃，50%～60%
   E. 24～26 ℃，60%～70%

6. 关于小儿皮肤护理的叙述正确的是（　　）。
   A. 会阴皱褶处要经常清洗　　　　　　B. 避免使用塑料布包裹
   C. 选用柔软、清洁的尿布　　　　　　D. 更换尿布时动作轻柔
   E. 以上都正确

7. 协助患儿口服止咳药的正确方法是（　　）。
   A. 先喂止咳糖浆，后喂维生素　　　　B. 喂止咳糖浆后多喂水
   C. 最后喂止咳糖浆，不能喂水　　　　D. 在患儿咳嗽时喂药

E. 吃奶后喂药并多喂水

8. 长期使用广谱抗生素可诱发哪种感染？（　　）

A. 致病性大肠杆菌感染　　　B. 空肠弯曲菌感染　　　C. 白色念珠菌感染

D. 轮状病毒感染　　　　　　E. 卡萨奇病毒感染

9. 小儿用药护理不正确的是（　　）。

A. 经常使用口服药　　　　　　　　　B. 婴幼儿注射采用"两快一慢"法

C. 静脉推注要慢　　　　　　　　　　D. 静脉滴注避免药液外渗

E. 外用药以软膏最多

10. 小儿用药首选（　　）。

A. 口服法　　B. 肌内注射　　C. 静脉注射　　D. 雾化吸入　　E. 局部涂敷

11. 儿科门诊一般不设（　　）。

A. 预诊室　　B. 隔离诊室　　C. 候诊室　　D. 抢救室　　E. 治疗室

12. 新入院患儿3天内每日测体温、脉搏、呼吸（　　）。

A. 1次　　B. 2次　　C. 每2h一次　　D. 3次　　E. 每4h一次

13. 关于小儿用药特点的叙述以下哪项不正确？（　　）

A. 新生儿肝酶系统发育不成熟，影响药物的代谢

B. 新生儿肾小球滤过率及肾小管分泌功能差，使药物排泄缓慢

C. 新生儿可受乳母所用药物的影响

D. 某些激素类药物可影响生长发育

E. 新生儿胃肠道对药物吸收良好

14. 有关小儿皮肤护理的叙述以下哪项不正确？（　　）

A. 注意保持皮肤清洁，尤应注意皮肤皱褶处的护理

B. 勤给小儿洗澡，使用碱性肥皂，以确保皮肤干净

C. 浴后用婴儿爽身粉，保持皮肤干燥

D. 要经常为小儿更换内衣、内裤，勤换尿布，以防臀红的发生

E. 经常更换体位，减少局部皮肤受压，改善血液循环

15. 有关小儿药物的选择，以下正确的是（　　）。

A. 小儿发热时通常用阿司匹林退热

B. 婴幼儿发热时，应尽早应用退热药

C. 婴幼儿呼吸道感染咳嗽时，应首先使用镇咳药

D. 婴幼儿腹泻时，应尽早应用止泻药，以免病情加重

E. 小儿患水痘时严禁使用糖皮质激素，以免加重病情

16. 有关小儿给药方法的叙述，以下哪项不正确？（　　）

A. 口服给药是临床最常用的给药方法

B. 注射法多用于急重症及不宜口服给药的患儿

C. 肌内注射一般选择臀大肌外上方

D. 对哭闹挣扎的婴幼儿，可采取"三快"的特殊注射技术

E. 静脉推注多在抢救时使用，推注时速度要快，以争取时间，挽救生命

17. 对臀红患儿正确的护理方法是（　　）。

A. 便后用肥皂清洗臀部　　　　　　B. 避免用塑料膜或油布包裹尿布

C.局部有皮疹者可涂激素类软膏 D.便后清洗臀部,并涂滑石粉
E.局部表皮剥脱者可涂抗生素软膏

18.为两岁以下婴幼儿做肌内注射,不恰当的是(　　)。
A.选肌肉丰厚的臀大肌 B.注射时固定好肢体,以防折针
C.切勿把针梗全部刺入 D.注意更换注射部位
E.注意药物的配伍禁忌

19.重Ⅰ度臀红是指(　　)。
A.表皮潮红 B.表皮破溃 C.局部糜烂
D.表皮潮红伴皮疹 E.表皮破溃伴皮疹

20.测量身长(高)的目的是(　　)。
A.了解小儿智能发育的情况 B.了解小儿体格发育的情况 C.了解小儿营养状态
D.了解小儿身体状况 E.观察疗效

21.蓝光疗法的目的是(　　)。
A.降低血清胆红素 B.降低血清间接胆红素
C.降低血清直接胆红素 D.减少红细胞破坏
E.降低血尿素氮

22.给小儿测量血压时,血压计袖带的宽度应为上臂长度的(　　)。
A.1/4 B.1/3 C.1/2 D.2/3 E.2/5

23.下列哪项是预防腹泻患儿臀红最有效的护理措施?(　　)
A.禁食 B.更换尿布 C.大便后及时清洗臀部
D.暴露臀部皮肤 E.臀部涂爽身粉

24.以下哪个是反映小儿生长发育,尤其是反映营养状况的重要指标?(　　)
A.身长 B.头围 C.体重 D.胸围 E.皮下脂肪

25.臀红患儿用烤灯治疗时应注意避免(　　)。
A.使用25～40 W灯泡 B.灯泡距离臀部患处30～40 cm
C.照射时间持续10～15 min D.照射时有护士在场
E.照射时在患处涂抹油膏

26.患儿5个月,多日腹泻使其臀部皮肤潮红,局部清洗后涂药宜选用(　　)。
A.红霉素软膏 B.鞣酸软膏 C.1%甲紫
D.硝酸咪康唑乳膏 E.硫酸锌软膏

【参考答案】
1.B 2.D 3.B 4.C 5.B 6.E 7.C 8.C 9.B
10.A 11.D 12.D 13.E 14.B 15.E 16.E 17.B 18.A
19.D 20.B 21.A 22.D 23.C 24.C 25.E 26.B

第三章 小儿保健

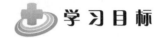

1. 掌握小儿预防接种程序。
2. 熟悉小儿预防接种禁忌证及注意事项。
3. 熟悉各期儿童保健特点。

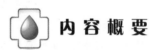

第一节 不同年龄阶段小儿的护理特点

一、胎儿期

特点:完全依赖母体生存。孕母的健康、营养、情绪、环境及疾病等对胎儿的生长发育影响极大。

二、新生儿期

特点:是小儿患病率和死亡率最高的一个时期,尤其是出生后1周以内。

(一) 出生时护理

(1) 产房温度保持在26～28 ℃。
(2) 新生儿:清洁口腔,保持呼吸道畅通,消毒、结扎脐带。
(3) 记录出生时间、体重、身长、呼吸、体温、Apgar 评分。
(4) 观察6 h,正常则母婴同室,不正常则送 NICU(新生儿重症监护室)。

(二) 居家保健

(1) 室内温度保持在22～24 ℃,湿度保持在55%～65%。
(2) 喂养:提倡母乳喂养(指导母亲正确的哺乳方法),科学人工喂养。

(3)清洁:保持皮肤清洁,选用合适衣物(棉制)。
(4)其他:父母多与小儿进行情感交流。

三、婴儿期

特点:生长发育最迅速的时期,消化吸收功能不成熟。
(1)合理喂养:提倡母乳喂养,及时添加辅食。
(2)定期进行健康检查和生长发育监测。
(3)预防疾病:预防佝偻病、营养不良等,计划预防接种。

四、幼儿期

特点:免疫力仍低下,对危险识别能力差。
(1)保证充足营养:饮食逐渐由乳类转变为普通食物,需合理安排膳食,注意营养搭配。
(2)培养良好生活习惯。
(3)防止意外:预防车祸、烫伤、摔伤、中毒等。
(4)预防接种,加强免疫。
(5)早期教育:开发智力,培养道德。

五、学龄前期

特点:智力发育快、活动范围大,是性格形成的关键时期。
(1)加强早期教育。
(2)加强体格锻炼。
(3)防治疾病,防止意外:防治龋齿、寄生虫疾病;防止外伤、溺水、食物中毒。
(4)每年做1~2次健康检查。

六、学龄期

特点:长身体、长知识的重要阶段;是儿童心理发展的一个重大转折时期。
(1)加强体格锻炼,保证充足营养。
(2)培养良好的学习、生活、卫生习惯:不偏食、挑食,端正坐、立、行姿势,防治龋齿。
(3)加强品德教育。

七、青春期

特点:体格发育的第二个高峰,从儿童向成年人过渡的时期,心理、行为不太稳定,容易受到外界影响。
(1)保证充足营养。
(2)形成健康的生活方式。
(3)加强青春期生理、心理教育。
(4)树立正确的人生观。

第二节 预防接种

一、定义

预防接种是利用免疫学的原理,将生物制剂注射到人体内,使人体产生相应抗体从而起到预防某种传染病的效果。预防接种是预防、控制、消灭相应传染病发生的关键措施。

二、获得性免疫方式及制剂

(一)主动免疫

(1)定义:主动免疫是指给易感人群接种特异性抗原,刺激机体产生特异性抗体,从而产生免疫力。接种后需经过一段时间才能产生抗体,持续1~5年后抗体才逐渐减少。

(2)菌苗:由细菌菌体或多糖体制成,包括死菌和减毒活菌苗。

①死菌苗:如霍乱、百日咳、伤寒死菌苗。性质稳定,安全,产生免疫力不高,持续时间短,需大量、反复注射。

②减毒活菌苗:如卡介苗、鼠疫减毒活菌苗。免疫力高且持久。有效期短,需冷藏。

(3)疫苗:用病毒或立克次体接种于动物体内或进行组织培养,经处理后形成。

①灭活疫苗:如乙型脑炎、狂犬病疫苗。

②减毒活疫苗:如脊髓灰质炎、麻疹疫苗。不可在注射丙种球蛋白或胎盘球蛋白的3周内应用,避免发生免疫抑制。

(4)类毒素:将细菌产生的外毒素加入甲醛配制成无毒性但仍然有抗原的制剂。如破伤风、白喉类毒素。

(二)被动免疫

(1)定义:未接受主动免疫的易感者在接触传染源后,给予相应抗体,立即获得免疫。在体内停留时间短,用于紧急预防或治疗。

(2)常用制剂:免疫性血清、丙种球蛋白、胎盘球蛋白。

三、计划免疫

(一)儿童计划免疫

根据儿童的免疫特点和传染病发生的情况制订免疫程序,有针对性地将生物制剂接种到小儿体内,严格实施基础免疫(全程、足量初种)+适时加强免疫(复种)。

(二)免疫程序

儿童计划免疫程序如表3-1所示。

表 3-1　儿童计划免疫程序

疫　　苗	接种对象月(年)龄
卡介苗	出生后 2~3 天至 2 个月
脊髓灰质炎疫苗	第一次　2 个月
	第二次　3 个月
	第三次　4 个月
百白破混合剂	第一次　3 个月
	第二次　4 个月
	第三次　5 个月
麻疹疫苗	8 个月以上小儿
乙肝疫苗	第一次　出生
	第二次　1 个月
	第三次　6 个月

(三) 禁忌证

(1) 一般禁忌证:急性传染病、肺结核、风湿病、严重心、肝、肾病、过敏史、癫痫。

(2) 特殊:免疫缺陷儿(禁接种脊髓灰质炎疫苗);注射丙种球蛋白近 1 个月(禁活疫苗)。

(四) 注射前的准备

掌握接种对象、方法、禁忌证等,了解小儿健康状况、过敏史,进行必要的体格检查,准备好注射用品和急救用品。

知识链接

儿童计划免疫程序(口诀):出生卡乙,1 乙 2 脊 3、4 脊百 5 百 6 乙 8 麻。

自测习题

一、选择题

A1/A2 型题

1. 新生儿期早期教育的重点是(　　)。
 A. 排便训练　　B. 动作训练　　C. 语言训练　　D. 抚触训练　　E. 视听训练
2. 婴儿期保健的重点不包括(　　)。
 A. 加强保暖　　B. 合理喂养　　C. 预防接种　　D. 智能训练　　E. 健康检查
3. 需要加强安全看护,防止意外伤害的重要时期主要是(　　)。
 A. 新生儿期　　B. 婴儿期　　C. 幼儿期　　D. 学龄前期　　E. 学龄期
4. 初生婴儿应接种的疫苗是(　　)。
 A. 脊髓灰质炎疫苗　　　　　B. 百白破三联疫苗　　　　　C. 乙肝疫苗
 D. 乙脑疫苗　　　　　　　　E. 麻疹疫苗

5. 初种麻疹疫苗的时间应是出生后( )。
   A. 2个月　　B. 3个月　　C. 4个月　　D. 6个月　　E. 8个月
6. 青春期应特别加强的健康教育是( )。
   A. 安全意识与知识　　B. 学习卫生知识　　C. 性生理与心理
   D. 健康的生活方式　　E. 法律法规
7. 为儿童注射麻疹疫苗前应备好( )。
   A. 利福平　　B. 扑尔敏　　C. 青霉素　　D. 肾上腺素　　E. 地塞米松
8. 2个月以上的婴儿初种卡介苗前应( )。
   A. 注射丙种球蛋白　　B. 做胸部X线检查　　C. 进行脱敏试验
   D. 预防性用异烟肼　　E. 做PPD试验
9. 护理3个月的婴儿最适宜的锻炼方式是( )。
   A. 广播操　　B. 竹竿操　　C. 模仿操　　D. 主动操　　E. 被动体操
10. 一女婴,3个月。某日上午接种百白破三联制剂,当晚体温升至38.5℃,并伴有呕吐、腹泻等全身不适反应。此时应采取的措施是( )。
    A. 局部热敷　　B. 休息、饮水　　C. 氧气吸入
    D. 注射肾上腺素　　E. 服用抗组胺类药物
11. 接种活疫苗时,局部皮肤消毒应用( )。
    A. 75%乙醇　　B. 2%碘伏　　C. 2%碘酊
    D. 0.5%碘伏　　E. 2%碘酊+75%乙醇
12. 小儿进行脊髓灰质炎疫苗接种时,下列哪种方法正确?( )
    A. 皮内注射　　B. 肌内注射　　C. 冷开水送服
    D. 温开水送服　　E. 融化在牛奶中服用
13. 关于新生儿时期保健重点的叙述错误的是( )。
    A. 建立家访制度　　B. 出生后1个月访视3~4次　　C. 早产儿应保暖
    D. 访视中进行全面体格检查　　E. 进行生长发育监测
14. 我国围生期的概念是( )。
    A. 妊娠20周至出生后1周　　B. 妊娠28周至出生后1周
    C. 妊娠28周至出生后28天　　D. 妊娠28周至出生后1年
    E. 妊娠20周至出生后28天
15. 以下各期中小儿死亡率最高的是( )。
    A. 围生期　　B. 婴儿期　　C. 幼儿期　　D. 学龄期　　E. 青春期
16. 新生儿期是指( )。
    A. 从孕期28周到出生后1周　　B. 从孕期20周到出生后1周
    C. 从出生后脐带结扎到出生后满1周　　D. 从出生后脐带结扎到出生后满28天
    E. 从出生后脐带结扎到满1周岁
17. 关于新生儿期的特点的叙述错误的是( )。
    A. 易发生适应环境不良综合征　　B. 常因分娩带来产伤和窒息
    C. 发病率高,死亡率也高　　D. 免疫功能低下,易患感染性疾病
    E. 生理调节功能比较成熟
18. 婴儿期是指( )。

A. 出生后到 28 天 　　　　B. 出生后到满 1 周岁 　　　　C. 出生后 13 个月到 2 岁
D. 出生后到 2 岁 　　　　　E. 1 岁到 3 岁

19. 小儿出生后生长发育最快的阶段是( )。
   A. 围生期　　B. 婴儿期　　C. 幼儿期　　D. 学龄期　　E. 青春期

20. 小儿最易发生意外伤害的年龄期是( )。
   A. 婴儿期　　B. 幼儿期　　C. 学龄前期　　D. 学龄期　　E. 青春期

21. 需要加强安全看护,防止意外伤害的重要时期主要是( )。
   A. 新生儿期　　B. 婴儿期　　C. 幼儿期　　D. 学龄前期　　E. 学龄期

22. 下列属于学龄前期的年龄是( )。
   A. 10 个月　　B. 2 周岁　　C. 4 周岁　　D. 8 周岁　　E. 14 周岁

23. 青春期生长发育最突出的特点是( )。
   A. 体格生长加快　　　　　B. 神经发育成熟　　　　　C. 内分泌调节稳定
   D. 肌肉发育速度加快　　　E. 生殖系统迅速发育成熟

24. 青春期的生长发育特点不包括( )。
   A. 生殖系统迅速发育　　　　　　　B. 体格生长明显加速
   C. 神经内分泌调节功能稳定　　　　D. 第二性征出现
   E. 心理行为不稳定

25. 婴儿期需完成的基础免疫不包括( )。
   A. 卡介苗　　　　　　　B. 脊髓灰质炎疫苗　　　　　C. 麻疹疫苗
   D. 腮腺炎疫苗　　　　　E. 百白破三联疫苗

26. 青春期心理与行为最突出的特点是( )。
   A. 身心发展的矛盾性　　　B. 形成新的同伴关系　　　C. 思维方式成熟
   D. 情绪状态稳定　　　　　E. 有强烈的独立自主意识

27. 脊髓灰质炎疫苗属于( )。
   A. 灭活疫苗　　　　　　B. 减毒活疫苗　　　　　　C. 类毒素疫苗
   D. 组分疫苗　　　　　　E. 基因工程疫苗

28. 日光浴一般于婴儿早餐后( )。
   A. 0.5 h 内为宜　　　　B. 1～1.5 h 为宜　　　　C. 2～2.5 h 为宜
   D. 2.5～3 h 为宜　　　　E. 3～3.5 h 为宜

29. 不属于青春期保健重点的是( )。
   A. 合理营养　　B. 健康教育　　C. 预防意外　　D. 计划免疫　　E. 法制教育

30. 不属于新生儿家庭访视内容的是( )。
   A. 询问新生儿出生情况　　　B. 观察新生儿一般状况　　　C. 新生儿体格检查
   D. 指导喂养及日常护理　　　E. 新生儿预防接种

31. 关于正常新生儿的心理护理,错误的是( )。
   A. 母婴同室　　　　　　　　　　　B. 父亲应参与照顾婴儿
   C. 保持安静,不与新生儿说话　　　D. 经常与新生儿进行目光交流
   E. 给予新生儿色彩鲜艳、会转动的玩具看

32. 青春期儿童最容易出现的心理行为是( )。
   A. 咬指甲　　　　　　　　B. 遗尿症　　　　　　　　C. 学校恐惧症

D. 自我形象不满　　　　E. 破坏性行为

33. 某6月龄婴儿,父母带其到儿童保健门诊进行预防接种,此时应该给该婴儿注射的疫苗是(　　)。
A. 百白破疫苗　B. 乙肝疫苗　C. 卡介苗　D. 麻腮风疫苗　E. 脊髓灰质炎疫苗

34. 接种卡介苗时,护士常选用的注射部位是(　　)。
A. 三角肌下缘　B. 大腿外侧　C. 大腿前侧　D. 腹部　E. 背部

35. 婴幼儿,4个月,早期萌牙,萌了几颗牙齿?(　　)
A. 2颗　　B. 4颗　　C. 6颗　　D. 8颗　　E. 10颗

36. 预防小儿麻疹最有效的措施是(　　)。
A. 注射干扰素　　　B. 输注丙种球蛋白　　　C. 输注血浆
D. 输注全血　　　　E. 接种疫苗

37. 新生儿病房的室温应保持在(　　)。
A. 16～18 ℃　B. 18～20 ℃　C. 20～22 ℃　D. 22～24 ℃　E. 24～26 ℃

38. 患儿,男,9岁。护士询问其有关好朋友的情况,主要是为了评估孩子的(　　)。
A. 语言发育　B. 运动发育　C. 心理发育　D. 社交发展　E. 神经系统发育

39. 适用于皮内注射接种的疫苗是(　　)。
A. 卡介苗　　　　　　B. 脊髓灰质炎疫苗　　　C. 麻疹疫苗
D. 乙型肝炎疫苗　　　E. 百日咳、白喉、破伤风联合疫苗

二、填空题

1. 光疗时采用波长_____的光线效果最好,灯管与皮肤的距离一般是_____。
2. 小儿药物剂量的计算方法有_____、_____、_____、按成人剂量折算法。

三、名词解释

光照疗法

四、简答题

1. 简述婴儿出暖箱的条件。
2. 简述护理光疗患儿时的注意事项。

【参考答案】

一、选择题

1. E	2. A	3. C	4. C	5. E	6. C	7. D	8. E	9. E
10. B	11. A	12. C	13. E	14. B	15. A	16. D	17. E	18. B
19. B	20. B	21. C	22. C	23. E	24. C	25. D	26. E	27. B
28. B	29. D	30. B	31. C	32. E	33. B	34. A	35. A	36. E
37. D	38. D	39. A						

二、填空题

1. 427～475 nm　33～50 cm
2. 按年龄计算法　按体重计算法　按体表面积计算法

三、名词解释

一种通过荧光照射治疗新生儿高胆红素血症的辅助疗法,主要作用是使未结合胆红素变为水溶性的异构体,从而易于从胆汁和尿液中排出体外。

四、简答题
1.(1)体重≥2000 g,体温正常者;
(2)暖箱不加热的情况下,室温维持在24~26 ℃时,患儿体温保持正常者;
(3)在暖箱内生活了1个月以上,体重虽不到2000 g,但一般情况良好者。
2.(1)保证水分及营养供给;
(2)严密观察病情;
(3)保持灯管及反射板清洁,记录灯管使用时间;
(4)光疗箱的维护与保养。

第四章　儿科基础护理

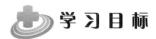

1. 掌握小儿用药特点及计算方法。
2. 熟悉常用儿科基础护理。
3. 熟悉小儿常用给药方法。

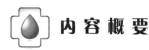

第一节　儿科护理学基础

一、皮肤护理

注意保持皮肤清洁，尤其是头颈、腋窝、会阴等皮肤皱褶处。沐浴后用婴儿爽身粉，保持皮肤干燥。大便后用温开水清洗臀部并吸干，以防局部糜烂、臀红和压疮的发生。

二、心理护理

(一)住院婴儿的心理反应与护理

1. 身心反应　6个月以前的婴儿，生理需要获得满足，一般比较安静，少哭闹。6个月后婴儿开始认生，对父母或抚育者的依恋越来越强。住院反应主要是分离性焦虑，表现为哭闹不止、寻找亲人、拒绝陌生人等。

2. 护理重点

(1)满足患儿生理需求，鼓励母亲陪伴并照顾患儿，护理人员应多与患儿接触，特别要给予抚摸、搂抱、微笑，延续患儿的信任感及安全感的发展。

(2)提供适当的颜色、声音等感知觉刺激，协助进行全身或局部的动作训练，维持患儿正常发育。

(3)尽量做到有固定的护士对患儿进行连续的护理,以减轻痛苦和缩短恐惧持续的时间。

(二)住院幼儿的心理反应与护理

1. 身心反应

(1)分离性焦虑:幼儿住院后产生的心理变化比婴儿更强烈,认为住院是对自己的惩罚,担心遭到父母的抛弃。

(2)缺乏安全感:患儿对医院环境、生活等各方面不熟悉,担心自身安全受到威胁。

(3)产生孤独感和不满情绪。具体表现为3个阶段:反抗、失望、否认。

2. 护理重点

(1)鼓励父母陪伴及照顾患儿。

(2)运用语言与非语言沟通技巧与患儿进行交流,了解患儿表达需求的特殊方式,尽可能保持住院前的生活习惯。

(3)理解患儿入院后出现的反抗、哭闹等情绪,允许患儿表达自己的情绪,接受其退化行为。

(三)住院学龄前儿童的心理反应与护理

1. 身心反应

(1)分离性焦虑:表现为难以入睡、悄悄哭泣等。

(2)恐惧。

2. 护理重点

(1)鼓励家长参与治疗及护理,充分关心、爱护、尊重患儿,帮助患儿尽快熟悉病房环境、医护人员和病友。

(2)用患儿能够理解的语言和方式介绍各种治疗措施,组织适当的游戏,帮助其克服恐惧心理。

(3)病情允许时,鼓励患儿适当进行自我照顾,树立自信心。

(四)住院学龄期儿童的心理反应与护理

1. 身心反应

(1)孤独和焦虑:学龄期患儿与学校及同学分离而感到孤独和焦虑,因害羞而不愿配合体格检查,不愿回答个人卫生方面的问题,有的甚至担心住院给家庭带来严重的经济负担感到内疚。

(2)恐惧:因对疾病缺乏了解,恐惧残疾或死亡。

2. 护理重点

(1)介绍病情、治疗和住院的目的,解除患儿疑虑并取得信任。给患儿提供自我护理和个人卫生工作的机会,以便患儿发挥独立能力,稳定情绪从而接受治疗。

(2)协助患儿与同学保持联系,允许同学探望。

(3)进行体格检查及各项操作时,采取必要措施维护患儿自尊。

(五)住院临终患儿的心理反应与护理

1. 身心反应 婴幼儿尚不了解死亡;学龄前儿童常把死亡与睡眠混淆;学龄期儿童开始认识死亡。10岁前儿童并不理解死亡的真正含义,只知道死亡是非常可怕的事,并不能将死亡与自己联系;10岁以后的儿童逐渐懂得死亡是生命的终结,因此恐惧死亡及死亡前的痛苦。

2. 护理重点

(1)满足患儿要求,帮助患儿在最后的生命阶段建立最佳的心理状态,创造一个安静、舒适的环境,以耐心、细致的态度护理患儿,尽量减少其痛苦,满足其心理、生理需要。

(2)允许家长守护在身边,参与适当的护理,应鼓励父母搂抱、抚摸患儿,帮助患儿减轻对死亡的恐惧和焦虑。

(3)结合10岁以后的儿童对死亡的理解程度,认真回答患儿提出的死亡问题,但避免给予预期死亡时间。

三、住院护理常规

(一)入院护理

1. 迎接新患儿 根据病情安排好床位,调节好温箱温度与湿度。准备病历一份,填写住院病案及有关表格、入院登记本、诊断卡、床头卡等。

2. 入院护理评估 按护理程序进行健康史的采集、护理体检,确定护理诊断,拟定护理计划。

3. 清洁护理 若病情允许,在24 h内完成患儿的卫生处置工作,如洗头、沐浴或擦浴、修剪指甲、更换衣服等。

4. 环境介绍 向患儿及家长介绍病房环境、探视制度和病房相关规章制度,介绍床单位的设备及使用方法,指导常规标本的留取方法、时间及注意事项等。

5. 危急重症患儿入院护理 尽量安置在靠近护士站的病室,备好急救器材和药物,密切观察病情变化,并积极配合医生抢救,做好护理记录。

(二)住院护理

1. 清洁、卫生护理 室内每日通风换气3次,每次半小时,保持室内适宜的温、湿度。保持皮肤、黏膜清洁。一般患儿每日晨、晚间护理各一次,做到定期洗澡或擦浴,每周给患儿修剪指甲1次。

2. 饮食护理 根据医嘱正确发放饮食,观察进食情况。

3. 给药护理 按医嘱正确用药,严格执行查对制度,对静脉给药的患儿加强观察。

4. 基础护理 给患儿测体温、脉搏、呼吸。新入院患儿3日内每日测3次,一般患儿每日测2次,危重(心脏病、重症肺炎等)、发热、低体温者则每4 h测1次。早产儿每周称重2次。

5. 病室内消毒护理 一般病室每周消毒1次,新生儿室、重症病室每日1次,治疗室每日2次。出院或死亡患儿病室应进行终末消毒。

(三)出院护理

1. 办理出院手续 执行出院医嘱,填写出院通知单、结账及指导家长办理出院手续。

2. 健康指导 根据不同疾病向患儿及家长介绍在家中的护理方法,如用药方法、饮食调整及休息、病情观察、复诊日期、出院后实施的护理技术等。

3. 征求意见 征求对医疗护理工作的意见,不断提高医疗护理质量。

4. 记录及整理有关文件 填写出院护理评估表及有关登记表和卡片,整理病历顺序、注销各种卡片。

5. 床单位消毒 清理床单位,进行终末消毒。

第二节　小儿用药护理

一、小儿用药特点

(1)肝肾功能及其某些酶系统发育不全,对药物代谢及解毒功能较差。
(2)小儿血-脑屏障不完善,药物容易通过血-脑屏障到达神经中枢。
(3)年龄不同,对药物反应不同,药物的毒副作用有所差别。
(4)胎儿、乳儿可受母亲用药的影响。
(5)小儿易发生电解质紊乱。

二、小儿用药护理

(1)抗生素:在使用中要严格掌握适应证,避免二重感染或细菌耐药性的发生,另外还要注意毒副作用。
(2)退热药:儿科常用退热药,剂量不可过大,用药时间不可过长,用药后密切观察患儿的体温和出汗情况,及时补液。由于阿司匹林副作用较多,目前多选用乙酰氨基酚。婴幼儿多采用物理降温及多饮水,不宜过早、过多地应用退热药。
(3)镇静药:特别要观察患儿的呼吸,以免发生呼吸抑制(婴幼儿禁用吗啡)。
(4)止咳平喘药:婴幼儿呼吸道感染咳嗽时,不首先使用镇咳药,而应用祛痰药或雾化吸入法稀释分泌物,配合体位引流排痰,使之易于咳出。
(5)泻药和止泻药:小儿便秘应先调理饮食,必要时才用缓泻剂。腹泻时也应该先调理饮食,补充液体,一般不主张使用止泻药。
(6)糖皮质激素:严格掌握适应证及禁忌证,不可随意减量或停药;此外,患水痘时用此药可加重病情,严禁使用。长期使用时密切监测其副作用。

三、小儿药物剂量计算

1. 按体重　每日(次)剂量=患儿体重(kg)×每日(次)每千克体重所需药量

2. 按体表面积计算 $\begin{cases} 每日(次)剂量=患儿体表面积(m^2)×每日(次)每平方米表面积所需药量 \\ (体重<30\ kg)小儿体表面积(m^2)=体重(kg)×0.035+0.1 \\ (体重>30\ kg)小儿体表面积(m^2)=(体重(kg)-30)×0.02+1.05 \end{cases}$

3. 按年龄计算　用于剂量幅度大、不需十分精确的药物。
4. 从成人剂量折算　小儿剂量=成人剂量×小儿体重(kg)/50

四、小儿给药方法

1. 口服法
(1)最常用的给药方法,对患儿不良影响小,应尽量采用口服法。

(2)喂药时最好抱起小儿或抬高头部,以防呛咳。

(3)喂药时间应在喂奶前或两次喂奶间进行,以免因服药时呕吐而将奶吐出引起误吸。

(4)任何药不应混于奶中喂。

2. 注射法

(1)多用于急、重症患儿及不宜口服给药的患儿,见效快,但刺激性大,易造成患儿恐惧。

(2)肌内注射选择臀大肌外上方,肌内注射次数过多可造成臀肌挛缩,影响肢体功能。

(3)对不合作、哭闹挣扎的婴幼儿,可采取"三快"特殊注射技术。

(4)静脉推注多在抢救时使用,速度宜慢,密切观察,勿使药液外渗。

(5)静脉滴注可供给药物,补充水分、营养、能量等,根据患儿年龄、病情调整滴速。

3. 外用法 根据不同部位,可对患儿进行适当约束,以免药物误入眼、口而发生意外。

4. 其他方法 雾化吸入主要用于呼吸系统疾病的患儿;灌肠给药应用较少,可用缓释栓剂。

自 测 习 题

A1/A2 型题

1. 婴儿神经系统和呼吸中枢发育尚不成熟,选择镇静止惊药时不宜选择(   )。
   A. 安定   B. 吗啡   C. 苯巴比妥   D. 异丙嗪   E. 氯丙嗪

2. 李某,出生后 4 天,因患败血症需要用抗生素治疗,应选择的抗生素是(   )。
   A. 庆大霉素   B. 氯霉素   C. 氨基糖苷类   D. 青霉素   E. 卡那霉素

3. 协助患儿口服止咳药的正确方法是(   )。
   A. 先喂止咳糖浆,后喂维生素
   B. 喂止咳糖浆后多喂水
   C. 最后喂止咳糖浆,不能喂水
   D. 在患儿咳嗽时喂药
   E. 吃奶后喂药并多喂水

4. 长期应用广谱抗生素可诱发哪种感染?(   )
   A. 致病性大肠杆菌感染
   B. 空肠弯曲菌感染
   C. 白色念珠菌感染
   D. 轮状病毒感染
   E. 柯萨奇病毒感染

5. 小儿用药护理不正确的是(   )。
   A. 经常服用口服药
   B. 婴幼儿注射采用"两快一慢"法
   C. 静脉推注要慢
   D. 静脉滴注避免药液外渗
   E. 外用药以软膏最多

6. 患儿,女,8 个月。因发热、咳嗽而服用红霉素,对患儿采用口服给药时,不妥的是(   )。
   A. 喂药前洗净双手,戴口罩
   B. 认真做好"三查七对"
   C. 药片研成粉加少许糖水
   D. 与乳汁或食物混合喂入
   E. 喂完药观察患儿服药后反应

7. 小儿发热时常用的退热药物为(   )。
   A. 阿司匹林   B. 安乃近   C. 对乙酰氨基酚
   D. 肠溶栓剂   E. 地西泮

8. 可以按年龄推算药量的药物是(   )。

A. 止咳药 B. 抗生素 C. 化疗药

D. 镇静止惊药 E. 糖皮质激素

9. 口服给药时,错误的是( )。

A. 小婴儿可以采用平卧位的体位给药 B. 只要条件许可,尽量采用口服给药

C. 年长儿可训练或鼓励自愿服药 D. 可将药片捣碎加糖水调匀

E. 片剂不要与食物混合喂服

10. 体重为 35 kg 的小儿,体表面积为( )。

A. 1.05 m^2 B. 1.18 m^2 C. 1.08 m^2 D. 1.25 m^2 E. 1.15 m^2

11. 小儿用药方法首选( )。

A. 口服法 B. 肌内注射 C. 静脉注射 D. 雾化吸入 E. 局部涂敷

12. 小儿药物剂量计算最合理的方法是( )。

A. 按体重计算 B. 按体表面积计算 C. 按身长计算

D. 按年龄计算 E. 按成人折算

13. 4 岁患儿,因肺炎选用青霉素治疗,剂量为 5 万 IU/(kg·d),分 2 次肌内注射,其每次用药量是( )。

A. 30 万 U B. 40 万 U C. 50 万 U D. 60 万 U E. 80 万 U

14. 有关小儿住院护理的叙述,以下哪些是正确的?( )

A. 室内定时通风,每日 3 次,每次半小时

B. 新入院患儿 3 日内每日测体温、脉搏、呼吸 3 次

C. 一般患儿每日测体温、脉搏、呼吸 2 次

D. 发热、低体温者每 4 h 测 1 次体温

E. 给予退热处理后 2 h 重测体温 1 次

【参考答案】

1. B 2. D 3. C 4. C 5. B 6. D 7. C 8. A 9. A
10. E 11. A 12. B 13. B 14. E

第五章　儿科常见护理技术操作

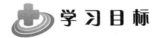

1. 掌握光照疗法。
2. 熟悉儿科一般护理法。
3. 熟悉小儿头皮静脉输液法。

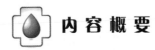

第一节　一般护理法

一、一般测量法

测量体重应在晨起空腹排尿后或进食后 2 h 为佳,每次测量应在同一磅秤、同一时间进行。

(一)体重测量法

1. 婴儿体重测量法　用载重 10~15 kg 的盘式杠杆称测量。将清洁布铺在婴儿的秤盘上,调节指针至零。脱去婴儿衣服及尿布,将婴儿轻放在秤盘中央。当磅秤盘的指标稳定时,准确读数至 10 g。当天气寒冷或体温偏低时或对于病重患儿,不适合脱掉衣服,称完后扣除衣服及尿布重量。

2. 1 岁以上儿童体重测量法

(1)1~3 岁幼儿用载重 20~30 kg 的坐式杠杆称测量,3~7 岁的小儿用载重 50 kg 的坐式杠杆称测量,7 岁以上用载重 100 kg 的站式杠杆称测量。先校正磅秤,小儿脱鞋,只穿内衣裤。

(2)1~3 岁取坐位测,3 岁以上可站立于站板中央,两手自然下垂测量。当磅秤指标稳定时读数,坐位测准确读数至 50 g;立位测准确读数不超过 100 g。可用坐式或成人磅秤测量,待小儿坐稳或站稳后,观察重量并记录。1~3岁坐位测量,准确读数至50 g;3岁以上站立于站板中央,两手自然下垂测量,准确读数不超过100 g。不合作者或病重不能站立的患儿,由护理人员或家长抱着小儿一起称重,称后减去患儿衣服、毛毯重量及成人体重,即得小儿体重。

(二)身长(高)测量法

1.婴幼儿身长测量法 3岁以下小儿卧位测量用身长测量板。婴幼儿脱去鞋、帽,仰卧于铺有清洁布的测量板上。助手将小儿头扶正,面向上,头顶轻贴测量板的顶端,测量者一手按住小儿双膝使双下肢伸直,另一手推动滑板贴于足底,读出身长的数值。婴幼儿易动,推动滑板时动作应轻快,并准确读数。

2.3岁以上儿童身高测量法 3岁以上小儿立位测量用立式测量器。脱去鞋、帽,小儿站立于测量器或有身高量杆的磅秤上,立正姿势(双眼平视正前方,头部保持正直位置,两臂自然下垂,足跟靠拢,足尖分开约60°),足跟、臀部、两肩胛、枕骨粗隆均同时紧贴测量杆。将推板推至头顶,推板与量杆成90°,读出身高的数值。

二、儿童床使用法

儿童床使用法参考教材《基础护理学》第二章(铺床法)。但要注意铺床前先放下床栏,套好枕套后再拉上床栏。

三、臀红护理法

(一)臀红分类

1.轻度 主要为表皮潮红。

2.重度 可分为三度,重Ⅰ度为局部皮肤潮红,伴有皮疹;重Ⅱ度为除以上表现外,出现皮肤溃破、脱皮;重Ⅲ度为局部大片糜烂或表皮剥脱,可继发细菌感染或真菌感染。

(二)臀红护理法

1.清洗臀部 用温水将臀部洗干净,并用小毛巾吸干水分。皮肤溃破或糜烂时禁用肥皂水。

2.暴露或灯光照射臀部 轻度臀红者,在适宜气温和室温下,使臀部暴露于空气或阳光下10~20 min;重度臀红可用红外线灯或鹅颈灯照射臀部,灯泡25~40 W,灯泡距臀部患处30~40 cm,照射10~15 min,应有护士守护患儿,避免烫伤,一般每日2~3次。

3.局部涂药 轻度臀红涂氧化锌软膏或5%鞣酸软膏;重Ⅰ、Ⅱ度臀红涂鱼肝油软膏;重Ⅲ度臀红涂鱼肝油软膏或康复新溶液;继发细菌或真菌感染时,可用0.02%高锰酸钾溶液冲洗吸干,然后涂硝酸咪康唑乳膏(达克灵)。将蘸有油类或药膏的棉签贴在皮肤上轻轻滚动,均匀涂药,不可上下涂刷,以免加剧疼痛或导致脱皮。

四、约束法

约束法的目的是限制患儿活动,以便治疗、护理操作的顺序进行;保护高热、谵妄、昏迷、躁动及危重、意识不清的患儿,以免发生意外。

1.全身约束法 将大单与患儿肩部折齐,置患儿于中间。将大单一边紧裹患儿一侧上肢、躯干和下肢,经胸、腹部至对侧腋窝处,将大单整齐地压于小儿身下。大单另一边紧裹患儿另一侧手臂,经胸压于背下。如患儿活动剧烈,可用布带围绕双臂打活结系好。包裹松紧适宜(一般能伸入1~2根手指为宜)。

2. 手足约束法 在腕部或踝部垫棉垫,将约束带打成双套结套在棉垫外,松紧适宜(以手或足不易脱出且不影响血液循环为宜),然后固定在床边空隙处。随时观察局部皮肤有无损伤,注意局部皮肤颜色、温度,了解有无血液循环障碍,若发现肢体苍白、麻木、冰冷时,应立即放松约束带。保持患儿姿势舒适,每2 h解开、放松一次,并协助患儿翻身,必要时进行局部按摩,以促进血液循环。

第二节 协助治疗的操作

一、小儿头皮静脉输液

小儿头皮静脉输液的目的是纠正水和电解质的失调,维持体内酸碱失衡;输入液体与药物,达到控制感染、治疗疾病的目的。操作方法参考《基础护理学》第十三章(注射给药法)。

二、光照疗法

作为新生儿高胆红素血症的辅助治疗,主要作用是使未结合胆红素转变为水溶性异构体,从而随胆汁、尿液排出体外。适用于未结合胆红素增高的新生儿。操作步骤如下。

1. 光疗箱准备

(1)光疗箱一般采用波长425~475 nm的蓝色荧光灯,光亮度以160~320 W为宜。灯管与患儿皮肤的距离为33~50 cm。

(2)清洁光疗箱,特别是清除灯管及反射板的灰尘;箱内湿化器水箱内加水至2/3满。

(3)接通电源,检查灯管亮度,并使光疗箱升至适宜温度(30~32 ℃),相对湿度达55%~65%。

2. 患儿准备 入箱前清洁患儿皮肤,禁忌在皮肤上涂粉和油类;剪短指甲,防止抓破皮肤。测量患儿体温,必要时测量体重,取血检测血清胆红素水平。

3. 入箱 将患儿全身裸露,用尿片遮盖会阴部,佩戴护眼罩,放入已预热好的光疗箱中,记录入箱时间。

4. 光疗 使患儿皮肤均匀受光。单面光疗箱一般每2 h更换体位1次,仰卧、侧卧、俯卧交替照射;俯卧时要注意防止口鼻受压而影响呼吸。照射时每小时测量体温1次,或根据病情、体温情况随时测量,使体温保持在36~37 ℃,根据体温调节箱温。如体温超过37.8 ℃或低于35 ℃,要暂停光疗。光疗时注意严密观察病情,出现的轻度腹泻、排深绿色多泡沫稀便、小便深黄色、一过性皮疹等副作用,可随病情好转而消失。按医嘱静脉输液,按需喂乳,保证水分及营养供给。

5. 出箱 光照12~24 h才能使血清胆红素下降,血清胆红素<171 μmol/L时可停止光疗。出箱前先将衣服预热,再给患儿穿好,切断电源,除去护眼罩,抱回病房,并做好各项记录。

6. 整理用物 光疗结束后,倒尽湿化器水箱内水,做好整机清洁、消毒。有机玻璃制品忌用乙醇擦洗,可用0.1%苯扎溴铵擦洗消毒。蓝光灯管使用300 h后其能量输出减弱20%,900 h后减弱35%,因此灯管使用1000 h必须更换。光疗箱应放置在干净、湿温度变化较小、无阳光直射的场所。

自测习题

A1/A2型题

1. 对于轻度臀红,下列护理哪项不妥?(　　)
   A. 勤换尿布,保持臀部皮肤清洁干燥
   B. 排便后,可用温水洗净,吸干水分,涂拭消毒植物油
   C. 可用肥皂水洗臀及塑料布或油布包裹尿布
   D. 室温与气温允许,可直接暴露臀部于阳光下
   E. 可用红外线照射臀部以加速炎症吸收

2. 以下哪项不是测量小儿体重的目的?(　　)
   A. 评价体格发育和营养状况　　　　B. 为诊断疾病提供依据
   C. 为临床输液提供依据　　　　　　D. 为临床用药提供依据
   E. 为奶量计算提供依据

3. 7个月小儿因腹泻来诊,臀部发红,伴有皮疹,下列护理措施哪项是错误的?(　　)
   A. 勤换尿布　　　　B. 暴露臀部于阳光下　　　　C. 红外线灯照射
   D. 用塑料布包裹　　E. 每次大便后清洗臀部,吸干,涂油

4. 以下哪项不符合约束法的目的?(　　)
   A. 限制患儿活动,确保医护操作顺利进行
   B. 使住院患儿安稳入睡,不发生意外
   C. 保证高热、谵妄、昏迷、躁动患儿的安全
   D. 避免危重、意识不清的患儿发生意外
   E. 保护伤口及敷料,以免抓伤或感染

5. 测量儿童身高,不妥的方式是(　　)。
   A. 脱去鞋、帽　　　　　　B. 站立于测量器上　　　　C. 足跟靠拢,足尖分开
   D. 推板与量杆成90°　　　E. 足跟和头部枕骨靠于量杆上

6. 关于小儿约束法的注意事项的叙述不正确的是(　　)。
   A. 结扎要紧一些　　　　　B. 局部约束时,仍需满足其他部位肢体活动
   C. 结扎或包裹松紧适宜　　D. 定时松解,观察皮肤情况及血液循环情况
   E. 安抚患儿,减少其恐惧

7. 为两岁以下婴幼儿做肌内注射时,不恰当的是(　　)。
   A. 选择肌肉丰厚的臀大肌　　B. 注射时固定好肢体,以防折针
   C. 切勿把针梗全部刺入　　　D. 注意更换注射部位
   E. 注意药物的配伍禁忌

8. 蓝光疗法的目的是(　　)。
   A. 降低血清胆红素　　　　B. 降低血清间接胆红素　　　C. 降低血清直接胆红素
   D. 减少红细胞破坏　　　　E. 降低血尿素氮

9. 给小儿测量血压时,血压计袖带的宽度应为上臂长度的（　　）。
   A. 1/4　　　B. 1/3　　　C. 1/2　　　D. 2/3　　　E. 2/5

10. 以下哪个是反映小儿生长发育,尤其是反映营养状况的重要指标?（　　）
    A. 身长　　B. 头围　　C. 体重　　D. 胸围　　E. 皮下脂肪

11. 新入院患儿3天内每日测体温、脉搏、呼吸（　　）。
    A. 1次　　B. 2次　　C. 每2 h 1次　　D. 3次　　E. 每4 h 1次

12. 蓝光疗法的适应证为（　　）。
    A. 新生儿硬肿症　　　　　B. 新生儿破伤风　　　　　C. 新生儿颅内出血
    D. 新生儿败血症　　　　　E. 新生儿高胆红素血症

13. 使用蓝光箱时,上灯管与患儿皮肤的距离应为（　　）。
    A. 10～15 cm　　B. 15～20 cm　　C. 30～50 cm　　D. 55～60 cm　　E. 60～70 cm

14. 蓝光疗法的不良反应不包括（　　）。
    A. 呕吐　　B. 绿色稀便　　C. 皮疹　　D. 感染　　E. 发热

15. 患儿,日龄5天。出生后24 h内出现黄疸,进行性加重。在进行蓝光治疗时,下列哪一项措施是错误的?（　　）
    A. 使用前调节好箱内的温、湿度
    B. 将患儿衣服脱光,包好尿布,戴好护眼罩,置入箱中
    C. 保持箱内温、湿度相对恒定,使体温稳定于36.5～37.5 ℃
    D. 进行过程中适当限制液体供给
    E. 严密观察病情,并注意副作用

16. 关于蓝光箱的使用方法,下列叙述哪项是错误的?（　　）
    A. 每日清洗一次　　　　　B. 湿度保持55%～65%　　　　　C. 温度保持在30～32 ℃
    D. 灯管距离患儿33～50 cm　　　E. 单面照射,3 h翻身1次

17. 关于蓝光箱的使用的叙述以下哪项不正确?（　　）
    A. 戴护眼罩　　　　　　　　　　　　　　B. 除尿布遮盖会阴部外全身裸露
    C. 箱温在30～32 ℃　　　　　　　　　　D. 湿度保持55%～65%
    E. 灯管距患儿30～50 cm,以免烫伤

【参考答案】
1. C　　2. B　　3. D　　4. B　　5. E　　6. A　　7. A　　8. B　　9. D
10. C　　11. D　　12. E　　13. C　　14. D　　15. D　　16. E　　17. E

第六章　生长发育

学习目标

1. 掌握生长发育规律。
2. 掌握体格发育指标及临床意义。
3. 熟悉生长发育的影响因素。

内容概要

第一节　生长发育规律及影响因素

(一) 生长

小儿各器官、系统的长大、形态变化,可用测量方式量出。

(二) 发育

机体各结构的分化完善和功能成熟,是质的改变。

(三) 规律

1. 连续性和阶段性

(1) 连续性:各年龄阶段均有不同程度的生长发育。

(2) 阶段性:出生后 1 岁以内(尤其是头 3 个月)为生长发育的第一个高峰,青春期为生长发育的第二个高峰。

2. 各系统器官发育的不平衡性　各系统器官发育速度快慢不一。神经系统最早(脑在出生后 2 年内发育最快),生殖系统发育比较晚,淋巴系统发育先快(幼儿期最快)后退至成人水平,皮下脂肪在年幼时较发达而肌肉则需到学龄期才加速发育。

3. 生长发育的顺序性　由上至下,由近至远,由粗至细,由简单至复杂,由低级至高级。

4. 生长发育的个体差异

(四)影响因素

1. 内在因素

(1)遗传:影响皮肤、毛发颜色,相貌、身高等。

(2)性别:女孩身高体重低于男孩,但是语言、运动和生殖系统的发育早于男孩。

2. 外在因素

(1)环境:居住、家庭、社会环境,生活方式、科学护理、正确教养、锻炼均影响小儿的生长发育。

(2)营养:合理的营养是小儿生长发育的物质基础,年龄越小,受营养影响越大。

(3)疾病:急性感染常使体重减轻,长期慢性疾病则同时影响体重和身高的增长,内分泌疾病引起骨骼生长障碍和神经系统发育迟缓。

(4)体格锻炼:对小儿的生长发育起重要促进作用。

(5)孕母情况:孕母年龄、营养、情绪等影响小儿生长发育。

第二节 体格发育指标及临床意义

一、体重

(一)定义

全身各器官、组织及体液的总重量,是反映小儿体格生长与营养状况的敏感指标,也是临床计算用药量、静脉输液量的依据。

正常小儿出生体重平均3 kg,3个月时体重是出生体重的2倍,1岁时体重是出生体重的3倍,呈现第一个生长高峰。2岁时体重是出生体重的4倍。2岁以后到青春期体重增长缓慢,每年增长2 kg。进入青春期后体格生长再次加快,呈现第二个生长发育高峰。

(二)计算公式

1～6个月:体重(kg)=出生体重(kg)+月龄×0.7。

7～12个月:体重(kg)=6+月龄×0.25。

2～12岁:体重(kg)=年龄×2+8。

二、身长

(一)定义

身长指头顶到足底的全身长度,是反映骨骼发育的重要指标。3岁以下小儿立位测量不易准确,应仰卧位测量,称身长;3岁以后立位测量,称身高。正常小儿出生时身长50 cm,1岁时约75 cm(平均增长25 cm),2岁时约85 cm(平均增长10 cm),2岁后每年增长5～7 cm至青春期。

上部量:头顶到耻骨联合上缘的距离。下部量:耻骨联合上缘到足底的距离。

上、下部量 $\begin{cases} 出生:上>下,中点在脐上 \\ 12\,岁:上=下,中点在脐部 \end{cases}$

(二)计算公式

2～12 岁:身高(长)(cm)=年龄×7+75。

三、坐高

从头顶到坐骨结节的垂直长度,反映头颅与脊柱的发育。

随年龄增加下肢增长速度加快,正常小儿出生时顶臀长占身长的 66%,4 岁时坐高占身长的 60%,14 岁时坐高占身长的 53%。

四、头围

(一)定义

经眉弓上缘、枕后结节绕头一周的长度,反映脑及颅骨的发育程度。

(1)正常小儿出生时头围为 33～34 cm。

(2)1 岁之前增长快,1 岁时为 46 cm,以后逐渐减慢。

(3)15 岁时头围为 54～58 cm,接近成人水平。

(二)临床意义

2 岁前测量有较大价值。

(1)头围小于正常:反映脑发育不良、畸形。

(2)头围大于正常:提示可能脑积水。

五、胸围

(一)定义

沿乳头下缘水平绕胸一周。反映肺、胸廓的发育程度。

(二)临床意义

(正常小儿)出生时胸围为 32 cm,比头围小 1～2 cm。

1 岁:头围=胸围。

2 岁:头围<胸围。

六、囟门

分为后囟门、前囟门。后囟门出生时很小或已闭合,最迟出生后 6～8 周完全闭合。

(一)定义

前囟门指顶骨和额骨所形成的菱形间隙,大小是指对边中点连线的长度。反映颅骨与脑的发育。正常小儿出生时为 1.5～2 cm,闭合时间是 1～1.5 岁。

(二)临床意义

(1)前囟早闭:多见于小头畸形等。

(2)前囟晚闭:常见于甲状腺功能减退、佝偻病。

(3)前囟饱满:常见于颅内压增高,如脑积水、脑膜炎等。
(4)前囟凹陷:常见于脱水、极度消瘦。

七、牙齿

(1)乳牙(20颗):4~10个月萌出,2~2.5岁出齐,2岁以内牙数为月龄减4~6。
(2)恒牙(28~32颗):6~12岁换牙过程中,乳牙按照出牙顺序脱落换以恒牙。

八、脊柱

脊柱的增长反映脊椎骨的发育,1岁以内发育最快。3月抬头:颈前凸形成(第一个生理弯曲);6月坐:胸后凸形成(第二个生理弯曲);1岁走:腰前凸形成(第三个生理弯曲);6~7岁:弯曲被韧带固定。

九、长骨的发育

骨化中心的出现可反映长骨的生长成熟程度。腕骨骨化中心共10个,10岁出齐。1~9岁腕部骨化中心数目约等于年龄加1。因此,判断长骨的生长,婴儿早期可拍摄膝部X线片,年长儿可拍摄腕部X线骨片。骨龄明显落后见于生长激素缺乏症、甲状腺功能减退等,骨龄超前见于中枢性性早熟、先天性肾上腺皮质增生症。

第三节 神经心理发育评价

一、神经系统发育

(1)原始反射:吸吮、拥抱、持握、觅食。
(2)凯尔尼格(Kerning)征、巴宾斯基(Babinski)征可呈阳性。

二、感知觉发育

1. 视感知 新生儿已有视觉感应功能,瞳孔有对光反应,但视野范围小,15~20 cm处视觉最清晰;2~3个月形成头眼协调;4~5个月头眼协调好,开始认识母亲;6个月会辨别陌生人;8~9个月时开始出现视深度的感觉,能看到小物体;18个月能区别形状;2岁可区别垂直线与横线;5岁能区别颜色;6岁视力达1.0。

2. 听感知 新生儿出生数天后听力相当好;3个月对声音有定向反应;6个月时能区别父母的声音;7~9个月时能确定声源,区别语言的意义;1岁时能听懂自己的名字;2岁时能听懂吩咐。

3. 味觉、嗅觉发育 出生时味觉和嗅觉已发育完善。3~4个月能区别好闻和难闻的气味;4~5个月的婴儿对食物味道的微小变化很敏感,为味觉发育关键时期,故应添加各类辅食。

4. 皮肤感觉发育 皮肤感觉包括触觉、痛觉、温度觉和深感觉。新生儿触觉以眼、口周、手掌、足底等部位最为敏感；新生儿已有痛觉，但较迟钝，第 2 个月起才逐渐改善；新生儿温度觉很灵敏，尤其对冷的反应；2～3 岁时小儿通过接触能区别物体的软、硬、冷、热等物体的属性；5 岁时能分辨物体体积的大小和重量。

5. 知觉发育 与感觉能力的发育密切相关。小儿 1 岁末开始有空间和时间知觉，3 岁能辨上下，4 岁辨前后，5 岁辨左右，4～5 岁已有时间概念。

三、运动功能发育

(一) 发育规律

由上到下，由近到远，由不协调到协调，由泛化到集中，由粗动作到细动作，先有正面动作后有反面动作。

(二) 发育过程

1. 大运动 小儿 2 个月时垂直位能抬头，3 个月时抬头较稳，4 个月会翻身，5～7 个月会独坐，8 个月会爬，9～10 个月时会站，1 岁时会走，2 岁左右会跑跳。

2. 精细动作 指手指的精细运动。新生儿两手紧握拳，2 个月逐渐松开，3～4 个月握持反射消失，6～7 个月将物体从一手转换至另一手，9～10 个月可用拇、食指取物，12～15 个月学会用匙，18 个月时能叠 2～3 块方积木，2 岁时可叠 6～7 块方积木，3～4 岁会穿衣，5 岁能学习写字。

四、语言发育

语言为人类特有的高级神经活动，用以表达思维、观念等心理过程，与智能关系密切。

1. 发音阶段 婴儿 1～2 个月能发喉音，3 个月能咿呀学语，7～8 个月能发"baba"、"mama"等拼音，8～9 个月时喜欢模仿成人。

2. 理解语言阶段 婴儿在发音的过程中逐渐理解语言。9 个月左右的婴儿已能听懂简单的词意，如"再见"等，10 个月左右的婴儿已能有意识地叫"爸爸"、"妈妈"。

3. 表达语言阶段 一般 1 岁开始会说单词，后可组成句子。2 岁时能说出自己身体各部分，如手、足等，会说 2～3 个字的词组。3～4 岁能说短语、会唱歌。5～6 岁能讲完整的故事。

五、心理发育

人体的心理行为包括感觉、记忆、想象、思维、性格等多个方面。新生儿无心理现象。条件反射形成就标志着心理活动发育的开始。

1. 注意力发展 注意是人的心理活动对外界事物的指向和集中，可分为无意注意和有意注意。无意注意为自然发生的，有意注意为自觉的有目的的注意。婴儿以无意注意为主，小儿随年龄增长，活动范围扩展，动作语言功能逐渐发育成熟，有意注意就越来越多。5～6 岁后能够较好地控制自己的注意力，集中时间约 15 min，以后逐渐延长，7～10 岁约 20 min，10～12 岁约 25 min，12 岁以后约 30 min。

2. 记忆的发展 婴儿期以机械识记为主导地位，幼儿期则发展为识记。5～6 个月能再认母亲，1 岁以后能重现，3 岁记忆保持几周，4 岁保持几个月，4 岁后保持更长时间，故童年生活的回忆只能追溯到 4～5 岁。

3. 认知能力的发展 认知是指获得和使用知识。

①感知-运动阶段(0～2岁):形成自主协调运动,能区分自我及周围的环境,对空间有一定的概念。

②前运算阶段(2～7岁):小儿能用语言符号、表演游戏来表达内心和外部世界。

③具体运算阶段(7～11岁):学龄儿能够用一个法则解决同类问题,开始建立重量、质量、数量、时间、容积等概念。

④形式运算阶段(12岁以后):进入青春期后的思维能力开始接近成人水平,能思考具体事物和抽象的情景,具有结合性、逻辑推理性。

4. 情绪、情感的发展 新生儿对饥饿、不舒适、寒冷、表现不安、啼哭等消极情绪;2个月时积极情绪多,如看到母亲非常高兴;6个月后能辨认陌生人时,明显表现出依恋母亲及分离的焦虑;9～12个月依恋情绪达到高峰;2岁后情感日渐丰富和复杂,出现喜怒、爱憎等情绪反应。随着年龄的增长,情绪反应逐渐稳定,可有意识地控制情绪。

5. 性格的发展 信任/不信任期(婴儿期)、自主/羞愧期(幼儿期)、主动/内疚期(学龄前期)、勤奋/自卑期(学龄期)、自我认同角色紊乱期(青春期)。

6. 意志的发展 婴幼儿期为意志的萌芽期,随着年龄的增长,语言、思维深入发展,社会交往逐渐增多,在教育的影响下,意志逐渐形成和发展。

知识链接

0～6岁动作、语言、适应能力发展对照表

年龄	运动	语言	适应周围事物的能力
新生儿	无规律,不协调动作,紧握拳	能哭叫	铃声使全身活动减少
2个月	直立位及俯卧位时能抬头	发出和谐的喉音	能微笑,有面部表情,眼随物转动
3个月	仰卧位变侧卧位,用手触摸东西	咿呀发声	头随看到的物品或听到的声音转动180°,注意自己的手
4个月	扶着髋能坐,可在俯卧位时用手支撑抬起胸,手能握持玩具	笑出声	抓面前的物体,自己玩手,见实物表示喜悦,较有意识地哭和笑
5个月	扶腋下能站得直,双手各握一玩具	喃喃发出单音节	伸手取物,能辨人声,望镜中人笑
6个月	自己可独坐,用手摇铃	发辅音	能认识熟人和陌生人,自己拉衣服,自握足玩
7个月	会翻身,自己能独坐很久,将玩具从一手换入另一手	能发"爸爸"、"妈妈"等复音,但无意识	能听懂自己的名字,自握饼干吃
8个月	会爬,会自己坐起来、躺下去,扶栏杆会站起来,会拍手	重复大人所发出的简单音节	注意观察大人的行动,开始认识物体,两手会传递玩具

续表

年龄	运 动	语 言	适应周围事物的能力
9个月	试独站,能从抽屉中取出玩具	能懂几个较复杂词句	看见熟人会伸出手要抱,或与人合作游戏
10~11个月	能独站片刻,扶椅或推车能走几步,会拿东西	开始用单词,一个单词表示很多意义	能模仿成人的动作,招手"再见",抱奶瓶自食
12个月	独走,弯腰拾东西	能叫出物品名字,如灯;指出自己的手眼	对人和事物有喜憎之分,能穿衣合作,用杯喝水
15个月	走得稳,能蹲着玩,能叠一块方木	能说出几个词和自己的名字	能表示同意、不同意
18个月	能爬台阶,有目标地扔皮球	能认识和指出身体各部分	会表示大小便,懂命令,会自己进食
2岁	能双脚跳,手的动作更准确,会用勺子吃饭	能说2~3个字构成的句子	能完成简单的动作,如:拾起地上的物品,表达喜、怒、怕、懂
3岁	能跑,会骑三轮车,会洗手、洗脸、脱穿简单的衣服	能说短歌谣,数几个数	能认识画上的东西,认男女,自称"我",表现自尊心、同情心、怕羞
4岁	能爬梯子,会穿鞋,扣衣扣	能唱歌,认识三种颜色	能画人像;能从两条线中选择较长的一条,初步思考问题,记忆力强
5岁	能单脚跳,快跑,会系鞋带	开始识字	能分辨颜色,数10个数,知道物品用途及性能,能自己穿脱衣服
6岁	会简单的劳动和手工,如:扫地、擦桌子、剪纸、玩泥塑等	说话流利,能讲故事,开始写字	能数十几个数,可做简单加减,喜欢独立自主,形成性格

运动功能发育(口诀):2抬4翻6会坐,7滚8爬周会走。

自测习题

一、选择题

A1/A2型题

1.关于小儿生长发育顺序的规律的叙述,下列哪项正确?(　　)
　A.先下后上　　B.由远到近　　C.由细到粗　　D.先慢后快　　E.由简单到复杂
2.儿童时期哪个系统发育最晚?(　　)
　A.生殖系统　　B.淋巴系统　　C.神经系统　　D.呼吸系统　　E.循环系统

3.小儿出生体重为 3.2 kg,6 个月的正常体重应为(　　)。
A.6 kg　　　　B.6.2 kg　　　　C.6.8 kg　　　　D.7 kg　　　　E.7.4 kg

4.关于小儿各期体重的指标,下列叙述哪项是错误的?(　　)
A.正常足月新生儿出生时体重约为 3 kg
B.出生前半年平均每月增加 0.7 kg,后半年平均每月增加 0.4 kg
C.1 周岁时体重平均约为出生体重的 2 倍
D.2 周岁时体重平均约为出生体重的 4 倍
E.2～12 岁期间的体重推算公式是体重＝年龄×2＋8

5.有关小儿前囟的描述,哪项是错误的?(　　)
A.出生时为 1.5～2.0 cm　　　　　　　　B.出生后数月随头围增大而增大
C.至 1～1.5 岁时闭合　　　　　　　　　D.前囟闭合过迟见于小头畸形
E.前囟饱满、紧张、隆起,表示颅内压增高

6.正常小儿的头围与胸围大致相等的时间是(　　)。
A.出生时　　B.6 个月时　　C.1 岁时　　D.2 岁时　　E.3 岁时

7.一健康小儿体重 18 kg,身长 100 cm。其年龄约为(　　)。
A.3 岁　　　B.4 岁　　　C.5 岁　　　D.6 岁　　　E.7 岁

8.反映骨骼发育的重要指标是(　　)。
A.体重　　　　　　　　B.身长　　　　　　　　C.出牙早迟
D.囟门闭合情况　　　　E.头围与胸围比例

9.2 岁以内小儿乳牙总数可按下列哪个公式推算?(　　)
A.月龄－(2～4)　　　　B.月龄－(2～6)　　　　C.月龄－(2～8)
D.月龄－(4～6)　　　　E.月龄－(6～8)

10.按运动功能的发育规律,小儿开始能坐的时间是(　　)。
A.3～4 个月　B.5～7 个月　C.8～9 个月　D.9～10 个月　E.10～12 个月

11.正常小儿,体重 7.5 kg,身长 66 cm,前囟 1.2 cm×1.2 cm,有乳牙 2 颗。其可能达到的发育水平是(　　)。
A.会爬　　　B.会坐　　　C.会走　　　D.会跳　　　E.会站

12.幼儿期是指(　　)。
A.出生后 29 天至 1 周岁　　B.1～3 岁　　　　　　C.2～5 岁
D.3～5 岁　　　　　　　　　E.4～6 岁

13.新生儿期是指(　　)。
A.从出生到满 30 天　　　　　B.从断脐到出生后满 28 天　　C.从出生到满 2 周
D.从孕期 28 周到出生后 2 周　E.从孕期 28 周到出生后 1 周

14.青春期生长发育最大的特点是(　　)。
A.体格生长　　　　　　　　B.神经发育成熟　　　　　C.内分泌调节稳定
D.生殖系统迅速发育,并渐趋成熟　　　　　　　　　　E.以上都不是

15.小儿从母体获得的抗体从何时起日渐消失(　　)。
A.出生后 1～2 个月　　　B.出生后 3～4 个月　　　C.出生后 5～6 个月
D.出生后 7～8 个月　　　E.出生后 10～12 个月

16.关于小儿生理特点的描述不正确的是(　　)。

A. 小儿生长发育快,对营养物质及能量的需要量绝对比成人多

B. 小儿生长发育快,对营养物质及能量的需要量相对比成人多

C. 胃肠消化功能发育不成熟,极易发生营养不良和消化紊乱

D. 代谢旺盛而肾脏功能较差,易发生水和电解质紊乱

E. 不同年龄小儿生理、生化正常值各不相同

17. 下列新生儿期特点中哪一项是错误的?（   ）

    A. 易发生适应环境不良综合征　　　　B. 常因分娩带来产伤和窒息

    C. 免疫功能差,感染性疾病多见　　　　D. 发病率高,死亡率也高

    E. 生理调节功能比较成熟

18. 幼儿期的特点不包括（   ）。

    A. 体格生长发育速度较婴儿期减慢　　B. 智能发育较婴儿期突出

    C. 语言、动作及心理方面发展较慢　　D. 前囟闭合,乳牙出齐

    E. 能控制大小便

19. 小儿最易发生意外的年龄为（   ）。

    A. 新生儿期　　B. 婴儿期　　C. 幼儿期　　D. 学龄前期　　E. 学龄期

20. 下列学龄前期儿童的特点中哪一项是错误的?（   ）

    A. 体格发育稳步增长,但较前减慢　　B. 脑发育完全成熟

    C. 智力发育增快,知识面迅速扩大,可塑性大　　D. 应该加强学前教育

    E. 共济运动发育良好

21. 小儿第一次生长发育高峰发生于（   ）。

    A. 婴儿期　　B. 幼儿期　　C. 学龄前期　　D. 学龄期　　E. 青春期

22. 小儿体格发育监测的指标中,最重要的是（   ）。

    A. 身长　　B. 体重　　C. 头围　　D. 胸围　　E. 囟门

23. 2岁幼儿的平均身长是（   ）。

    A. 50 cm　　B. 60 cm　　C. 75 cm　　D. 85 cm　　E. 95 cm

24. 身体的下部量指的是（   ）。

    A. 坐骨结节到足底　　B. 耻骨联合上缘至足底　　C. 耻骨联合下缘至足底

    D. 脐部到足底　　E. 脐与耻骨联合中点到足底

25. 婴儿前囟闭合的时间为（   ）。

    A. 0.5~1岁　　B. 1~1.5岁　　C. 1.5~2岁

    D. 2~2.5岁　　E. 2.5~3岁

26. 根据体重计算公式,8月龄小儿的标准体重为（   ）。

    A. 6 kg　　B. 7 kg　　C. 8 kg　　D. 9 kg　　E. 10 kg

27. 乳牙萌出延迟是指（   ）。

    A. 4月龄小儿未萌出乳牙　　B. 6月龄小儿未萌出乳牙

    C. 8月龄小儿未萌出乳牙　　D. 10月龄小儿未萌出乳牙

    E. 12月龄小儿未萌出乳牙

28. 小儿1岁时的头围是（   ）。

    A. 34 cm　　B. 44 cm　　C. 46 cm　　D. 48 cm　　E. 50 cm

29. 下列关于小儿头围的说法正确的是（   ）。

A. 新生儿约 40 cm   B. 婴儿期增长最快   C. 前半年增加 5~8 cm
D. 后半年增加 2~4 cm   E. 1 岁头围达 49 cm

30. 2 岁小儿头围经测量为 52 cm 应考虑下述哪种疾病?(　　)
A. 营养不良　B. 脑积水　C. 脑发育不全　D. 病毒性脑炎　E. 中毒性脑病

31. 婴儿体重 4.5 kg,前囟 1.5 cm×1.5 cm,后囟 0.2 cm,能微笑,头不能竖立,最可能的年龄是(　　)。
A. 7 天内　　B. 1~2 个月　　C. 3~4 个月　　D. 大于 4 个月　　E. 大于 5 个月

32. 上部量和下部量相等;中点恰在耻骨联合上缘的年龄是(　　)。
A. 6 岁　　B. 8 岁　　C. 10 岁　　D. 12 岁　　E. 14 岁

33. 正常小儿头围与胸围相等的年龄是(　　)。
A. 10 个月　　B. 1 岁　　C. 2 岁　　D. 2.5 岁　　E. 3 岁

34. 下列关于小儿动作发育的叙述,哪项是正确的?(　　)
A. 8 个月会爬   B. 4 个月开始抬头   C. 8 个月开始能坐
D. 12 个月试独站   E. 18 个月开始会独走

35. 下列哪一条符合牙齿的一般正常发育?(　　)
A. 乳牙共 24 颗   B. 最晚于 8 个月开始出乳牙
C. 乳牙最晚于 1.5 岁出齐   D. 乳牙数＝月龄－(4~6)
E. 8 岁开始换牙

36. 小儿出生时坐高占身高的比例是(　　)。
A. 47%　　B. 57%　　C. 67%　　D. 77%　　E. 87%

37. 对小儿心理发展起决定性作用的内在因素是(　　)。
A. 神经系统　　B. 环境　　C. 教养　　D. 教育　　E. 营养

38. 小儿神经髓鞘的形成和发育基本完成的年龄是(　　)。
A. 6 个月　　B. 1 岁　　C. 2 岁　　D. 3 岁　　E. 4 岁

39. 按运动功能的发育规律,小儿坐起的年龄一般为(　　)。
A. 3~4 个月　B. 5~7 个月　C. 8~9 个月　D. 9~10 个月　E. 10~12 个月

40. 根据小儿运动功能的发育规律,正常小儿开始会爬的年龄是(　　)。
A. 3~4 个月　B. 5~6 个月　C. 8~9 个月　D. 10~11 个月　E. 11~12 个月

41. 下列小儿运动发育中属正常的一项是(　　)。
A. 4 个月不能抬头   B. 8 个月能坐稳   C. 10 个月不会坐
D. 1 岁不会站   E. 1 岁半不会走

42. 正常小儿能发两个复音(如:mama)的年龄一般为(　　)。
A. 4~5 个月　B. 5~6 个月　C. 7~9 个月　D. 10~12 个月　E. 1~1.5 岁

43. 正常小儿能用简单的语言表达自己需要的年龄是(　　)。
A. 8~9 个月　B. 10~12 个月　C. 1.5~2 岁　D. 3 岁　E. 3.5 岁

44. 根据小儿认知的发展,开始有时间概念的年龄阶段是(　　)。
A. 2~3 岁　　B. 3~4 岁　　C. 4~5 岁　　D. 5~6 岁　　E. 6~7 岁

45. 幼儿期小儿心理发展的特征是(　　)。
A. 物我不分   B. 强烈的自我意识
C. 对周围一切有强烈兴趣   D. 游戏为主要活动方式

E. 学习为主要活动方式

46. 小儿小便训练开始的时间是( )。
    A. 出生后 3 个月　　　B. 出生后 6 个月　　　C. 出生后 9 个月
    D. 出生后 12 个月　　 E. 出生后 3 周岁

47. 3 岁以下小儿测量身长应采取的体位是( )。
    A. 坐位　　B. 立位　　C. 俯卧位　　D. 仰卧位　　E. 侧卧位

48. 儿童开始出恒牙的年龄为( )。
    A. 2 岁左右　　B. 4 岁左右　　C. 6 岁左右　　D. 8 岁左右　　E. 10 岁左右

49. 1～5 岁儿童上臂围小于 12.5 cm,提示( )。
    A. 肥胖症　　B. 营养不良　　C. 营养中等　　D. 营养良好　　E. 营养过剩

50. 婴儿出现颈椎前凸的时间为( )。
    A. 1 个月左右　　　B. 2 个月左右　　　C. 3 个月左右
    D. 4 个月左右　　　E. 5 个月左右

51. 一小儿已经会跑、会讲 2～3 个字组成的句子,而且有了"自我"意识。该小儿所处的时期是( )。
    A. 胎儿期　　B. 新生儿期　　C. 婴儿期　　D. 幼儿期　　E. 学龄期

52. 一小儿已经会唱歌而且好奇、好动、好问、好模仿,具有丰富的想象力和冒险精神。该小儿所处的时期是( )。
    A. 胎儿期　　B. 新生儿期　　C. 婴儿期　　D. 学龄前期　　E. 青春期

53. 小儿身长 95 cm,乳牙 20 个,腕部骨化中心 4 个,该小儿的年龄大约是( )。
    A. 1 岁　　B. 2 岁　　C. 3 岁　　D. 4 岁　　E. 5 岁

54. 母亲带 4 个月婴儿来儿保门诊检查,出现下列哪种情况时应认为发育异常?( )
    A. 前囟 1.5～2 cm　　　B. 乳牙未萌出　　　C. 头尚不能抬起
    D. 不能伸手取物　　　E. 拥抱反射消失

55. 2 岁小儿,身长 60 cm,体重 10 kg,智力发育良好,为了了解其健康状况,以下检查首选的是( )。
    A. 测量皮下脂肪厚度　　　B. 头颅正侧位片　　　C. 头围、胸围比例
    D. 上、下部量比例　　　　E. 腕部 X 线摄片

56. 男婴,4 个月,下列说法哪项不妥?( )
    A. 啼哭应考虑是看见陌生人所致　　　B. 会大笑
    C. 尚未出牙　　　　　　　　　　　　D. 骨缝已闭合
    E. 能抬头与挺胸

57. 男婴,营养发育中等,体重 7.5 kg,身长 65 cm,能伸臂向前撑身稍坐,头围 41 cm,两个下中切牙正在萌出,该男婴最可能的年龄是( )。
    A. 2 个月　　B. 3 个月　　C. 6 个月　　D. 10 个月　　E. 12 个月

58. 一健康儿,前囟约 0.5 cm×0.5 cm,出牙 8 颗,体重 10 kg,开始能独走,学会叫"灯"等名称,其年龄大约是( )。
    A. 10 个月　　B. 12 个月　　C. 16 个月　　D. 18 个月　　E. 20 个月

59. 下列哪项符合 3 个月小儿动作行为发育?( )
    A. 会坐　　　　　　　B. 会爬　　　　　　　C. 扶腋下能站起

D. 用手握持玩具　　　　　E. 直立时能抬头

60. 一小儿会走,会叫"爸爸"、"妈妈",并能听懂大人的简单吩咐,该小儿的年龄是(　　)。

A. 5个月　　B. 6个月　　C. 8个月　　D. 10个月　　E. 18个月

61. 健康小儿能抬头,且头能随看到的物品及听到的声音转动,其最可能的月龄是(　　)。

A. 2个月　　B. 3个月　　C. 4个月　　D. 5个月　　E. 6个月

62. 小儿前囟饱满,体检时首先该检查(　　)。

A. 身高　　B. 体重　　C. 头围　　D. 胸围　　E. 上臂围

63. 根据小儿运动功能发育,开始会爬的年龄是(　　)。

A. 3～4个月　　B. 5～6个月　　C. 8～9个月　　D. 10～11个月　　E. 11～12个月

64. 社区保健门诊护士为一健康婴儿体检,体重7.2 kg,身高65 cm,护士判断其可能月龄是(　　)。

A. 6个月　　B. 9个月　　C. 1岁　　D. 1岁半　　E. 2岁

二、填空题

1. 出生时前囟约为_____ cm,_____个月开始逐渐变小,_____岁闭合。

2. 身高(长)包括_____、_____、_____三部分的长度。

3. 影响生长发育的因素有_____、_____、_____、生活环境、疾病和药物等。

三、名词解释

1. 发育

2. 上部量

3. 体重

4. 头围

四、简答题

1. 简述前囟的临床意义。

2. 简述胸围的测量方法。

【参考答案】

一、选择题

1. E　　2. A　　3. E　　4. C　　5. D　　6. C　　7. D　　8. B　　9. D
10. B　　11. B　　12. B　　13. B　　14. D　　15. C　　16. A　　17. E　　18. C
19. C　　20. B　　21. A　　22. B　　23. C　　24. C　　25. B　　26. C　　27. E
28. C　　29. B　　30. B　　31. B　　32. D　　33. B　　34. A　　35. D　　36. C
37. A　　38. E　　39. B　　40. C　　41. B　　42. C　　43. C　　44. C　　45. B
46. A　　47. D　　48. B　　49. B　　50. C　　51. D　　52. D　　53. C　　54. C
55. D　　56. A　　57. C　　58. C　　59. E　　60. E　　61. B　　62. C　　63. C
64. A

二、填空题

1. 1.5～2.0　6　1～1.5

2. 头部　脊柱　下肢

3. 遗传　孕母情况　营养

三、名词解释

1.细胞、组织、器官的分化完善和功能成熟。

2.从头顶到耻骨联合上缘的距离。

3.全身各器官、组织和体液的总重量。

4.经眉弓上缘、枕后结节绕头一周的长度。

四、简答题

1.(1)前囟早闭或过小见于小头畸形；

(2)晚闭或过大见于佝偻病、先天性甲状腺功能减退症、脑积水；

(3)前囟饱满提示颅内压增高；

(4)前囟凹陷见于脱水或极度营养不良。

2.(1)小儿取卧位或立位，两手自然平放或下垂；

(2)测量者将软尺 0 点固定于一侧乳头下缘；

(3)将软尺紧贴皮肤，经背部两侧肩胛骨下缘回至 0 点；

(4)取平静呼、吸气时的平均值。

第七章 新生儿及新生儿疾病护理

学习目标

1. 掌握正常足月儿与早产儿外观特点。
2. 掌握新生儿生理性黄疸与病理性黄疸的区别。
3. 掌握新生儿寒冷损伤综合征的临床表现及护理措施。
4. 熟悉正常足月儿与早产儿生理特点。
5. 熟悉新生儿颅内出血等疾病。

内容概要

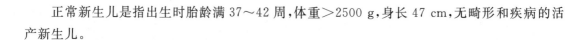

第一节 足月新生儿的特点及护理

正常新生儿是指出生时胎龄满37～42周,体重>2500 g,身长47 cm,无畸形和疾病的活产新生儿。

一、正常新生儿特点

(1)外表特征

①出生时哭声响亮,四肢屈肌张力高。

②皮肤红润,胎毛少,覆盖有胎脂。

③耳廓发育好。

④乳晕明显,可摸到结节。

⑤指甲长过指端,足底皮纹多。

⑥男婴睾丸已降入阴囊,女婴大阴唇完全遮蔽小阴唇。

(2)体温

①中枢发育不完善,调节功能差。

②体表面积大,散热比成人快4倍。

③体温易随外界温度变化。

④新生儿产热主要依靠棕色脂肪的代谢,棕色脂肪分布在中心动脉附近、肩胛间等处。

⑤"适中温度"又称中性温度。指在一种适宜的环境温度下,机体耗氧量少,代谢率低,蒸发散热也少,又能保障政策体温。正常新生儿穿衣、包被,室温维持在24 ℃,便可达到中性温度的要求。

(3)呼吸系统:呼吸中枢不成熟,以腹式呼吸为主,呼吸节律不规律,40～45次/分。

(4)循环系统:心率快,平均120～140次/分。波动较大,范围在100～150次/分。

(5)消化系统:胃呈水平位,贲门松弛,幽门紧张,易发生溢乳,出生后12 h内开始排墨绿色胎粪,3～4天后转为黄色粪便。超过24 h还未见胎粪排出,应检查是否有消化道畸形。

(6)血液系统:血红蛋白含量相对较高。

(7)泌尿系统:肾功能差,易发生水肿或脱水。一般在24 h内排尿。

(8)神经系统:新生儿脑相对较大,大脑皮质发育尚未完善,常出现无意识、不协调的活动。

(9)免疫系统:可由胎盘从母体获得IgG,数月后逐渐消失,而自身免疫功能尚未完善,特别是分泌型IgA缺乏,故新生儿易患各种感染,尤其是呼吸道和消化道感染。

二、新生儿特殊生理状态

(1)生理性体重下降:新生儿在出生后数日内因丢失水分较多,出现体重下降,但一般不超过10%,出生后10天左右,恢复到出生时体重。

(2)生理性黄疸:出生后2～3天出现,5～7天最重,10～14天消退,患儿一般情况良好,食欲正常。

(3)生理性乳腺肿大:足月新生儿出生后3～5天,乳腺可触及蚕豆到鸽蛋大小的肿块,多于2～3周消退,无须处理。

(4)假月经:部分女婴在出生后5～7天可见阴道流出少量的血液,持续1～3天后停止,一般不必处理。

(5)口腔内改变:新生儿上腭中线和齿龈切缘上常有黄白色小斑点,俗称"板牙"或"马牙",无须处理。面颊部的脂肪垫俗称"螳螂嘴",对吸乳有利,不应挑割,以免发生感染。

三、护理

(1)新生儿室条件:病室干净、清洁、整齐,阳光充足,空气流通,温度22～24 ℃,湿度55%～65%。床与床之间的距离为60 cm。

(2)保持呼吸道畅通:出生时清理呼吸道最重要。出生后仰卧,避免颈部前屈或过度后仰,俯卧头偏向一侧。经常检查,清除鼻腔内分泌物。

(3)保持体温稳定。

(4)预防感染:

①接触新生儿前严格洗手,护理操作时严格无菌,工作人员或新生儿患感染性疾病立即隔离。

②脐带未脱落前注意有无渗血,勿污染。脱落后有分泌物用3%过氧化氢溶液清洗,再涂

0.2%~0.5%碘伏；若有肉芽，用硝酸银烧灼。

③头、颈、腋窝、会阴及其他皮肤皱褶处勤洗，大便后温水洗会阴及臀部；衣服宽大、质软、不用纽扣。

(5)皮肤护理：脐部经无菌结扎后，逐渐干燥，残端1~7天内脱落。每日检查脐部，并用75%乙醇溶液消毒。保持局部皮肤干燥，防止感染造成脐炎。

(6)喂养：出生后30 min左右可抱至母亲乳房处给予吸吮，鼓励母乳喂养。母亲无法哺乳时，首先试喂10%葡萄糖溶液，吸吮及吞咽功能良好者，可给予配方奶，每3 h 1次。

(7)预防接种：卡介苗、乙肝疫苗。

(8)新生儿筛查：开展先天性甲状腺功能减退症和苯丙酮尿症的筛查。

第二节　早产儿的特点及护理

一、早产儿的特点

早产儿又称未成熟儿，指胎龄大于28周但不满37周的活产婴儿。

1. 外观特征

①早产儿体重大多在2500 g以下，身长不到47 cm。

②皮肤发亮、水肿、红嫩，胎毛多，头发呈绒毛状。

③耳壳软，耳晕不清楚。

④哭声低弱，颈肌软弱，四肢肌张力低下。

⑤指甲未达到指端，足底纹少。

⑥男婴睾丸未降至阴囊，皱襞少，女婴大阴唇不能遮盖小阴唇。

2. 体温

①早产儿体温中枢调节功能差。

②棕色脂肪少，产热能力不足。

③体表面积相对较大，散热快。

④体温低于正常者多见。

⑤调节能力更差，棕色脂肪少，体表面积大，皮下脂肪薄，散热快易致低体温，甚至硬肿症。环境温度过高时体温又易升高。

3. 呼吸系统　早产儿呼吸中枢发育不成熟，呼吸节律不规则，可发生呼吸暂停。肺部发育不成熟，肺泡表面活性物质少，易发生肺透明膜病。有宫内窘迫史者，易发生吸入性肺炎。

4. 循环系统　安静时，心率较足月儿快，平均120~140次/分，血压也较足月儿低。

5. 消化系统　吸吮能力差，吞咽反射弱，易呛奶，对脂肪消化吸收差。缺氧或喂养不当易引起坏死性小肠结肠炎。肝功能更不完善，生理性黄疸较重且持续时间长，易发生胆红素脑病；同时易发生低蛋白血症、低血糖和出血症。

6.血液系统 维生素K、铁和维生素D储存不足,更易出现出血、贫血和佝偻病。

7.泌尿系统 肾脏功能更不成熟,易发生水肿、低钠血症、代谢性酸中毒。葡萄糖阈值低,易出现糖尿。

8.神经系统 神经系统的功能和胎龄有密切的关系,胎龄越小,反射越差。原始反射不易引出或反射不完全。易发生缺氧缺血性脑病和颅内出血。

9.免疫系统 免疫功能更差,极易发生各种感染。

二、早产儿的护理

(一)护理问题

1.体温过低 与体温调节功能有关。

2.自主呼吸受损 与呼吸中枢和肺发育不成熟有关。

3.营养失调:低于机体需要量 与吸吮、吞咽、消化吸收功能差有关。

4.有感染的危险 与免疫功能低下及皮肤黏膜屏障功能差有关。

(二)环境

室内温度应保持在24~26 ℃,晨间护理时,提高到26~28 ℃,相对湿度55%~65%。

(三)保暖

(1)一般体重小于2000 g者,应尽早置婴儿温箱保暖。

(2)婴儿温箱的温度与患儿的体重有关,体重越轻温度越高。

(3)因头部面积占体表面积较大,散热量大,头部应戴绒布帽,以降低耗氧和散热量。

(4)各种操作集中进行,尽量缩短操作时间,每日测体温6次,发现异常,及时通知医生。

(四)合理喂养的护理

尽早开奶以防止低血糖。提倡母乳喂养,无法母乳喂养者以早产儿配方奶为宜。吸吮力差和吞咽不协调者,可用鼻饲喂养。出生体重在1500 g以上而无发绀的患儿,可在出生后2~4 h喂10%葡萄糖溶液2 mL/kg,无呕吐者,可在6~8 h喂乳。出生体重在1500 g以下或伴有发绀者,可适当延迟喂养时间。出生后第2周加服鱼肝油。

(五)维持有效的呼吸

有缺氧症状者给予氧气吸入,吸入氧气浓度及时间根据缺氧程度及用氧方法而定,常用氧气浓度为30%~40%。若持续吸氧,最好不超过3天,防止氧中毒致视网膜病变。

(六)预防出血

早产儿出生后按医嘱补充维生素K,预防出血。

(七)预防感染

严格执行消毒隔离制度,强化洗手意识。加强皮肤、口腔、脐部护理,预防感染发生。

(八)密切观察病情

监测体温、脉搏、呼吸等生命体征,观察进食、精神、面色、哭声、皮肤颜色、肢体末梢温度等。

第三节 新生儿颅内出血

一、定义

新生儿时期常见的因缺氧或产伤引起的脑损伤所引起的颅内出血病变。早产儿发病率高,死亡率高,预后较差。

二、病因及发病机制

(一)缺氧、缺血

产前、产时、产后一切引起胎儿或新生儿缺氧、缺血的因素。如脐带绕颈、胎盘早剥、窒息等可致缺氧缺血,也可以直接损伤毛细血管,使之通透性增加或破裂出血。早产儿多见。

(二)产伤

以足月儿多见。如胎头过大、头盆不称、急产、使用高位产钳和吸引器助产。

(三)其他

快速输入高渗液体,机械通气不当,血压波动过大。新生儿肝功能不成熟,凝血因子不足,也是引起出血的一个原因;出血性疾病也可引起。

三、临床表现

颅内出血的症状和体征与出血部位和出血量有关。一般出生后1~2天出现症状,少数比较晚。

(一)常见症状

兴奋和抑制交替出现,同时伴有颅内高压。

(1)意识改变:易激惹、过度兴奋或表情淡漠、嗜睡、昏迷等。

(2)眼症状:双眼凝视、斜视、震颤。

(3)颅内高压:脑性尖叫、喷射性呕吐、前囟隆起、惊厥。

(4)呼吸改变:增快、减慢、不规则或暂停。

(5)肌张力改变:先增高,后减低。

(6)瞳孔:不等大,对光反射差。

(7)其他:黄疸、贫血。

(二)常见几种类型颅内出血的特点

(1)脑室管膜下及脑室内出血:多见于小于32周的早产儿。常于24 h内出现症状;神经系统迅速由兴奋转抑制(大量出血),脑脊液呈血性,病情迅速恶化。

(2)蛛网膜下腔出血:少量出血患儿出现激惹、肌张力低下症状,大量出血多出现抽搐、呼吸暂停,病情发展迅速,短期内死亡。

(3)硬脑膜下出血:多因机械性损伤造成大血管破裂引起。大量出血时颅内压增高,出现偏瘫、呼吸暂停、死亡。

四、辅助检查

腰穿脑脊液检查(病情严重或早产儿不宜)、CT、B超、MRI(可对出血部位进行无创检查)。

五、治疗要点

主要对症处理。
(1)镇静、止痉:使用地西泮、苯巴比妥。
(2)降低颅内压:使用地塞米松、甘露醇。
(3)止血:使用维生素K、止血敏。
(4)应用脑代谢激活剂。
(5)其他:脑积水患儿行脑室穿刺引流,7天后不见好转,用脑积水分流术。

六、护理措施

(一)密切观察病情,降低颅内压

(1)体位:绝对静卧,抬高头部。需头偏向一侧时,整个身躯也应取同向侧位。保持头正中位,避免颈动脉受压。
(2)减少噪音和对患儿的刺激,静脉穿刺应用留置针,减少反复穿刺,防止加重颅内高压。注意生命体征变化,遵医嘱应用降颅内压药。

(二)保持呼吸道通畅,维持正常呼吸型态

(1)及时清除呼吸道分泌物,避免窒息。
(2)合理用氧:根据缺氧程度选择用氧方式和浓度,维持氧分压在60~80 mmHg。

(三)保持体温恒定

体温过高,用物理降温;体温过低,用远红外床、温箱。

(四)健康教育

加强孕期保健,避免早产,提高产科技术,减少产伤和窒息发生率。向家长解释病情,减轻其紧张和恐惧心理,对有后遗症者,鼓励、指导家长做好患儿智力开发、肢体功能训练。

第四节 新生儿寒冷损伤综合征

一、定义

主要是在受寒的情况下引起的低体温和多器官功能的损伤,严重者引起皮肤和皮下脂肪变硬与水肿,又称新生儿硬肿症。

二、病因

寒冷、早产、感染、窒息。

三、发病机制

(1)新生儿体温调节中枢不成熟,体表面积相对大,皮下脂肪层薄,易散热。

(2)新生儿在受寒时主要靠棕色脂肪产热,早产儿棕色脂肪少,在感染、窒息和缺氧时产热不足。

(3)新生儿皮下脂肪中饱和脂肪含量大,熔点高,寒冷时易凝固。

(4)新生儿红细胞及血红蛋白含量高,血液黏稠,血流缓慢,易引起微循环障碍,损伤毛细血管,使之通透性增高,造成水肿。严重者可造成弥散性血管内凝血(DIC)。

四、临床表现

一般发生在出生后一周内,以寒冷季节和早产儿多见,夏季主要由重症感染、窒息引起。

(1)低体温:肛温低于35 ℃,甚至30 ℃。

(2)硬肿:由皮下脂肪硬化和水肿形成,发生在全身皮下脂肪积聚的部位,特点为皮下脂肪发硬、水肿、发亮,紧贴皮下组织,不能移动;水肿者压之有凹陷。

①硬肿发生顺序:小腿→大腿外侧→整个下肢→臀部→面颊→上肢→全身。

②硬肿范围:头颈部20%,双上肢18%,前胸及腹部14%,背部及腰骶部14%,臀部8%,双下肢26%。

(3)器官功能损害:反应差,哭声弱,吃奶少。心率、呼吸慢,少尿或无尿,严重者出现休克、心力衰竭、肾衰竭、DIC,临终前有肺出血、消化道出血。

(4)病情分度:新生儿寒冷损伤综合征的病情分度如表7-1所示。

表7-1 新生儿寒冷损伤综合征的病情分度

分度	肛温	肛-腋温差	硬肿范围	器官功能改变
轻度	>35 ℃	正值	<20%	无明显改变
中度	<35 ℃	0或负值	25%~50%	反应差、功能明显低下
重度	<35 ℃或<30 ℃	负值	>50%	休克、DIC、肺出血、急性肾衰竭

五、辅助检查

(1)血常规:感染时白细胞增高,部分血小板减少。

(2)血糖低、血尿素氮高。

(3)心电图:心律不齐、心动过缓、心肌损害。

(4)胸片:必要时了解肺部炎症、水肿及出血改变。

六、治疗要点

(1)复温:低体温儿治疗的关键。原则:逐步复温、循序渐进。

(2)支持疗法:提供足够的营养和热量,经口喂养或静脉输注;必要时输血或血浆,注意控制输液量和速度。

(3)纠正器官功能紊乱:及时处理肺出血、微循环障碍、肾衰竭、DIC。

(4)合理用药:遵医嘱对有感染的患者给予抗生素。

七、护理问题

1.体温过低 与寒冷、早产、感染、窒息等因素有关。

2.营养失调:低于机体需要量 与吸吮无力、热量摄入不足有关。

3.有感染的危险 与免疫功能低下有关。

4.有皮肤完整性受损的危险 与皮肤硬肿、水肿有关。

5.潜在并发症 肺出血、DIC。

6.知识缺乏 与家长缺乏保暖等育儿知识有关。

八、护理措施

(一)积极复温、消除硬肿

监测肛温和腋温,采取相应的复温方法。

(1)轻、中度患儿:表现为肛温>30 ℃,腋-肛温差为正值。足月儿可放入 30 ℃温箱中,根据体温恢复的情况逐渐调整到 30~34 ℃的范围内,6~12 h 恢复正常体温。

(2)重度患儿:表现为肛温<30 ℃,腋-肛温差为负值。先将患儿置于比体温高 1~2 ℃的温箱中开始复温,并逐步提高温箱的温度,每小时温度升高<1 ℃,于 12~24 h 体温达到正常。

(3)无条件者采取怀抱、热水袋、电热毯等,注意温度,防止烫伤。

(4)复温过程中,监测生命体征和尿量变化,监测血糖、电解质、肾功能,注意温箱温度和湿度。

(二)保证热能供给

保证热量供给有助于复温和维持正常体温。能吸吮可经口喂养,吸吮无力用滴管、鼻饲或经静脉给予营养。心、肾功能损害者应严格控制补液速度及液体入量。

(三)预防感染

(1)做好消毒隔离,严格遵守操作规程。

(2)加强皮肤护理,经常更换体位,避免体位性水肿,尽量避免肌内注射,防止皮肤破损引起感染。

(四)密切观察病情

观察体温、呼吸、脉搏、硬肿范围及程度变化;记录尿量;观察有无出血征象,如面色突然青灰、呼吸增快、肺部湿啰音增多提示肺出血。

(五)健康教育

宣传新生儿保暖、喂养、防感染知识,指导为早产儿及寒冷季节出生的新生儿保暖的措施和方法。鼓励母乳喂养,保证热量供给。

第五节 新生儿黄疸

一、定义

由于新生儿时期体内胆红素(大多为未结合胆红素)的累积引起皮肤、巩膜黄染的现象。血中胆红素浓度超过 5～7 mg/L 出现肉眼可见黄疸。可分为病理性、生理性。病理性可导致胆红素脑病(核黄疸)而引起死亡或严重后遗症。

二、胆红素代谢特点

1. 胆红素生成较多
(1)新生儿出生后血氧分压升高,大量红细胞破坏。
(2)新生儿红细胞寿命短,且血红蛋白分解速度快。
(3)其他来源的胆红素生成较多。

2. 联结的胆红素量少 刚娩出的新生儿常有不同程度的酸中毒,可影响胆红素与白蛋白联结;早产儿白蛋白低,运转胆红素的能力不足。

3. 肝功能不成熟 新生儿肝细胞处理胆红素能力差,肝细胞内 Y、Z 蛋白含量少,葡萄糖醛酸基转移酶含量低,导致未结合胆红素水平高。肝细胞排泄胆红素的能力差(尤其是早产儿),易致胆汁淤积。

4. 肠肝循环特点 出生后因肠道有较多葡萄糖醛酸苷酶,且肠道内缺乏正常菌群,导致未结合胆红素产生和重吸收增加。此外,胎粪排泄延迟,亦可导致重吸收增加。

三、临床表现

1. 新生儿生理性黄疸与病理性黄疸的临床表现的比较(表 7-2)。

表 7-2 新生儿生理性黄疸与病理性黄疸的临床表现的比较

	生理性黄疸	病理性黄疸
出现	出生后 2～3 天	出生后 24 h 内
高峰	出生后 4～5 天	不一定
程度	轻	重,胆红素脑病
消退	小于 2 周	大于 2 周(早产儿大于 4 周),退而复现
一般情况	良好	差,常有伴随症状
血清结合胆红素	足月儿<221 μmol/L 早产儿<257 μmol/L	足月儿>221 μmol/L 早产儿>257 μmol/L
原因	新生儿时期胆红素代谢特点	(1)感染性:肝炎、败血症。 (2)非感染性:①母乳性;②胆道闭锁;③溶血

2.新生儿溶血病　为母婴血型不合引起的新生儿同种免疫性溶血,以 ABO 血型不合最常见,其次是 Rh 血型不合。主要由于母体存在与胎儿血型不相容的血型抗体(IgG),这种血型抗体可经胎盘进入胎儿循环,引起胎儿红细胞破坏出现溶血。ABO 溶血病主要发生在母亲 O 型而婴儿 A 型或 B 型,表现为出生后 2~3 天出现黄疸,但贫血和肝脾肿大不明显。Rh 溶血病发生在母亲 Rh 阴性,胎儿 Rh 阳性,表现为出生后 24 h 内出现黄疸并迅速加重,伴有严重贫血、心力衰竭、水肿、肝脾肿大等,易并发胆红素脑病。

其临床分为 4 期:①警告期:表现为嗜睡、反应低下、肌张力下降及各种反射减弱,持续 12~24 h。②痉挛期:出现双眼凝视、尖叫、肌张力高、角弓反张、前囟隆起、惊厥等,持续 12~48 h。③恢复期:反应好转,肌张力逐渐恢复,持续约 2 周。④后遗症期:表现为手足徐动、眼球运动障碍、听力障碍、牙釉质发育不良。

四、治疗要点

(1)生理性黄疸:不需治疗,早开奶,母乳喂养,注意观察,必要时多喝水。

(2)病理性黄疸:找出原因,采取相应的治疗,适当输入血浆和白蛋白,应用蓝光疗法,防止胆红素脑病发生。保护肝脏,禁用对肝脏有损害和可致溶血、黄疸的药物。

五、护理措施

(1)密切观察病情。

①观察皮肤颜色:根据皮肤黄染的部位和深度,估计血清胆红素增高的程度,评价黄疸进展情况。

②观察生命体征,判断有无胆红素脑病发生。

③观察排泄情况。

(2)尽早开始喂养,促进胎便排出,保证患儿营养及热量摄入的需要。

(3)采用光照疗法时按光照疗法护理常规护理。

(4)处理感染灶:观察皮肤有无破损及感染灶,脐部如有脓性分泌物,可用 3% 过氧化氢清洗局部后,涂以碘伏,保持脐部清洁、干燥。

(5)遵医嘱给予补液和白蛋白治疗,纠正酸中毒和防止胆红素脑病的发生。

(6)健康指导。

自测习题

一、选择题

A1/A2 型题

1.新生儿硬肿症皮肤硬肿的特点是(　　)。
　A.以非凹陷性水肿为主　　　　B.以凹陷性水肿为主　　　　C.以暗红色硬肿为主
　D.以鲜红色水肿为主　　　　　E.中间软、周围硬

2.新生儿硬肿症皮肤硬肿发生的顺序是(　　)。
　A.大腿、小腿、上肢、臀部、面颊　　　　B.小腿、大腿、面颊、上肢
　C.小腿、大腿、上肢、臀部、面颊　　　　D.大腿、小腿、上肢、面颊

E.大腿、小腿、面颊、臀部、上肢

3.新生儿败血症的临床表现不包括( )。

A.皮肤可能存在感染灶　　　B.精神萎靡、拒食　　　C.黄疸、肝脾肿大

D.体温一定升高　　　E.白细胞总数增多

4.新生儿患败血症,如果是产前感染,则新生儿发病的时间多在出生后( )。

A.3天内　　　B.4天　　　C.5天　　　D.6天　　　E.7天

5.关于早产儿的护理,应特别注意( )。

A.加强营养　　　B.保暖　　　C.预防感染

D.加强脐部护理　　　E.加强臀部护理

6.关于重症新生儿硬肿症复温的有关说法正确的是( )。

A.快速复温　　　B.用棉被包裹自然复温

C.设置箱温每小时升高 0.5～1 ℃　　　D.设置箱温每小时升高 1～2 ℃

E.使患儿体温在 24～48 h 内恢复正常

7.患儿,男,日龄5天,出生后3天开始出现皮肤黄染。一般情况良好,肝脾未触及,血清胆红素 85.5 μmol/L,最可能的诊断是( )。

A.新生儿溶血　　　B.新生儿肝炎　　　C.新生儿生理性黄疸

D.新生儿败血症　　　E.新生儿胆道闭锁

8.足月臀位产儿,出生后即不安,前囟门饱满,唇微发绀,双肺呼吸音清,心率128次/分,最可能的诊断是( )。

A.新生儿颅内出血　　　B.新生儿败血症　　　C.化脓性脑膜炎

D.感染性肺炎　　　E.维生素D缺乏性手足搐搦症

9.早产儿,出生体重为 2.2 kg,皮肤红嫩,体温 35 ℃,下列哪项措施不正确?( )

A.置于温箱中保温　　　B.及早使用抗生素预防感染

C.母乳缺乏时可用 1∶1 牛奶哺喂　　　D.7～10 天后加用维生素 D

E.实行保护性隔离

10.新生儿排出胎便的正常时间是( )。

A.12 h 内　　　B.18 h 内　　　C.24 h 内　　　D.36 h 内　　　E.48 h 内

11.新生儿,女,出生1周,发现尿布上有少量血丝,无其他异常表现,出血的原因最可能的是( )。

A.血尿　　　B.下消化道出血　　　C.假月经

D.肛裂　　　E.痔疮

12.正常新生儿的呼吸频率是( )。

A.16～18 次/分　　　B.18～24 次/分　　　C.24～30 次/分

D.30～40 次/分　　　E.40～45 次/分

13.新生儿出生后超过多长时间无胎粪排出应检查是否存在消化道畸形?( )

A.24 h　　　B.48 h　　　C.96 h　　　D.72 h　　　E.12 h

14.以下哪项是早产儿的特点?( )

A.头发分条清楚　　　B.四肢肌张力可　　　C.胎毛少

D.足底纹多　　　E.女婴大阴唇不能覆盖小阴唇

15.早产儿主要的护理诊断不包括( )。

A. 体温调节无效   B. 婴儿喂养无效   C. 有感染的危险

D. 不能维持自主呼吸   E. 体液不足

16. 一新生儿，胎龄35周，出生体重2.6 kg，身长47 cm，皮肤红嫩，胎毛多，头发细软，足底前1/3有纹路，该新生儿为(　　)。

A. 足月小样儿   B. 足月儿   C. 过渡足月儿

D. 早产儿   E. 低出生体重儿

17. 新生儿出现生理性黄疸主要是因为(　　)。

A. 新生儿胆道狭窄   B. 新生儿胆汁黏稠   C. 新生儿胆囊较小

D. 出生后过多的红细胞破坏   E. 肝脏形成胆红素能力强

18. 早产儿，生后2天，胎龄34周。因发绀给予氧气吸入，为预防其氧中毒，正确的做法是(　　)。

A. 维持动脉血氧分压在80～90 mmHg   B. 维持经皮血氧饱和度85%～93%

C. 连续吸氧时间不超过7天   D. 吸氧浓度在70%～80%

E. 给予机械正压通气

19. 胆红素脑病的早期征象不包括(　　)。

A. 喂养困难   B. 肌张力减退   C. 拥抱反射减弱

D. 嗜睡   E. 腹泻

20. 一女婴，出生后第4天起出现皮肤轻度黄染，一般情况良好，血清胆红素205 μmol/L，停母乳2天后黄疸消退。该女婴可能患(　　)。

A. 新生儿败血症   B. 新生儿溶血症   C. 先天性胆道闭锁

D. 新生儿肝炎   E. 母乳性黄疸

21. 新生儿败血症的主要感染途径是(　　)。

A. 宫内   B. 产道   C. 泌尿道   D. 消化道   E. 脐部

22. 一新生儿硬肿症患儿用温箱复温，温箱的起始温度应为(　　)。

A. 26 ℃   B. 29 ℃   C. 30 ℃   D. 32 ℃   E. 34 ℃

23. 重症新生儿硬肿症的常见死亡病因是(　　)。

A. 肾出血   B. 肺出血   C. 硬肿部位出血

D. 颅内出血   E. 消化道出血

24. 新生儿硬肿症复温的原则是(　　)。

A. 逐步升温，循序渐进   B. 供给足够液量，帮助复温

C. 立即升温，使体温迅速达到正常   D. 立即放入34 ℃温箱中，逐步升温

E. 保证体温每小时升高1 ℃

25. 治疗与护理新生儿硬肿症的首要措施是(　　)。

A. 供给足够的热量   B. 供给足够的液体   C. 逐渐复温

D. 预防各种感染   E. 加强皮肤护理

26. 与新生儿硬肿症发生无关的是(　　)。

A. 早产与窒息   B. 寒冷   C. 溶血   D. 感染   E. 摄入量少

27. 关于生理性黄疸的叙述不正确的是(　　)。

A. 出生后2～3天开始出现黄疸   B. 表现为食欲下降，哭声低弱

C. 一般7～14天自然消退   D. 早产儿可延迟3周消退

E. 血清胆红素浓度<205.2 μmol/L

28. 下述母子血型关系可能发生新生儿溶血症的是( )。
  A. 母亲 A 型,新生儿 O 型	B. 母亲 B 型,新生儿 O 型
  C. 母亲 AB 型,新生儿 O 型	D. 母亲 AB 型,新生儿 A 型
  E. 母亲 O 型,新生儿 A 型

29. 新生儿败血症发病率及病死率较高,其最常见的病原菌是( )。
  A. 厌氧菌	B. 葡萄球菌	C. 大肠埃希氏菌
  D. 溶血性链球菌	E. 肺炎球菌

30. 新生儿体温调节的特点不包括( )。
  A. 皮下脂肪少,易散热	B. 体温调节功能差	C. 体表面积小,散热少
  D. 棕色脂肪产热	E. 能通过出汗散热

31. 新生儿生理性体重下降的幅度为( )。
  A. 大于出生体重的 5%	B. 小于出生体重的 10%	C. 大于出生体重的 10%
  D. 小于出生体重的 15%	E. 小于出生体重的 20%

32. 早产儿容易发生出血的原因之一是缺乏( )。
  A. 维生素 A	B. 维生素 B	C. 维生素 C	D. 维生素 D	E. 维生素 K

33. 关于足月新生儿的特点的叙述不正确的是( )。
  A. 皮肤红润,胎毛少	B. 乳晕明显,有结节	C. 耳壳软骨发育好
  D. 足底光滑,纹理少	E. 指甲长过指端

34. 引起新生儿颅内出血的主要原因为( )。
  A. 血清胆红素浓度增高	B. 感染	C. 缺氧或产伤
  D. 寒冷损伤	E. 过期产儿

35. 正常新生儿的心率为( )。
  A. 100～120 次/分	B. 120～140 次/分	C. 120～150 次/分
  D. 140～150 次/分	E. 140～160 次/分

36. 患儿,女,胎龄 37 周。出生体重 2600 g,身长 47 cm,体检结果均正常。该婴儿属于( )。
  A. 足月儿	B. 早产儿	C. 过期产儿
  D. 足月小样儿	E. 极低出生体重儿

37. 蓝光疗法的目的是( )。
  A. 降低血清胆绿素	B. 降低血清间接胆红素	C. 降低血清直接胆红素
  D. 减少血红细胞破坏	E. 降低血尿素氮

38. 为降低高胆红素血症,防止或减轻胆红素脑病,最常用的物理方法是( )。
  A. 静脉滴注清蛋白	B. 口服激素	C. 口服苯巴比妥
  D. 换血疗法	E. 蓝光治疗

39. 护理新生儿颅内出血时不适宜的措施是( )。
  A. 保持安静,尽量避免惊扰	B. 早期使用甘露醇以降低颅内压
  C. 烦躁不安、惊厥时可用镇静剂	D. 可使用维生素 K_1 控制出血
  E. 使用神经细胞营养药

40. 下列对于新生儿败血症最有诊断意义的是( )。

A. 末梢血白细胞增高 B. 高热 C. 血清胆红素增高
D. 皮肤有感染病灶 E. 血培养细菌阳性

41. 新生儿黄疸在出生后 24 h 内出现应首先考虑（　　）。
    A. 新生儿溶血症 B. 新生儿败血症 C. 新生儿肝炎
    D. 新生儿硬肿症 E. 先天性胆道闭锁

42. 新生儿败血症体温过高时应选择（　　）。
    A. 按医嘱给予退热剂 B. 调节室内温度、湿度，松开包被
    C. 冰敷大血管 D. 使用乙醇溶液擦浴
    E. 冷盐水灌肠

43. 患儿，日龄 8 天，孕 8 个月早产。出生后第 3 天出现黄疸，第 7 天最重。精神和吃奶正常。血白细胞 $12\times10^9/L$，中性粒细胞 40%。血清谷丙转氨酶 30 U，总胆红素 205 μmol/L，患儿血型 A，母亲血型 AB。最可能的诊断是（　　）。
    A. 新生儿肝炎 B. 新生儿败血症 C. 新生儿溶血症
    D. 生理性黄疸 E. 先天性胆道闭锁

44. 患儿，男，足月新生儿，臀位产，出生后 24 h 突发惊厥，烦躁不安。体格检查：体温 37 ℃，前囟饱满，双眼凝视，肌张力高，四肢抽搐，心率 140 次/分，肺部体征阴性，血常规正常。该患儿最可能的诊断为（　　）。
    A. 维生素 D 缺乏性手足搐搦症 B. 新生儿颅内出血
    C. 新生儿化脓性脑膜炎 D. 新生儿败血症
    E. 新生儿破伤风

45. 患儿，8 天，足月顺产。2 天来皮肤黄染、反应差、不吃奶。查体：体温不升，面色发灰，脐部少量脓性分泌物。血白细胞 $20\times10^{12}/L$，中性粒细胞 65%。最可能的诊断是（　　）。
    A. 新生儿溶血症 B. 新生儿败血症 C. 新生儿肝炎
    D. 新生儿硬肿症 E. 先天性胆道闭锁

46. 足月新生儿，出生 6 天，出生后第 3 天出现皮肤黄染，无发热，精神状态好，心肺（－），脐（－），血清胆红素 154 μmol/L，正确的处理为（　　）。
    A. 光照疗法 B. 给予苯巴比妥 C. 输白蛋白
    D. 应用抗生素 E. 暂不需要治疗

47. 患儿，女，出生后 4 天，出现精神萎靡，拒乳，不哭，伴发热，对该患儿不正确的处理是（　　）。
    A. 使用退热药 B. 使用抗生素 C. 静脉营养
    D. 打开包被 E. 脐部护理

48. 为未成熟儿护理时，下列哪项措施错误？（　　）
    A. 母乳喂养 B. 注意保暖，防止烫伤
    C. 保持呼吸道通畅，以防窒息 D. 持续高浓度氧气吸入，维持有效呼吸
    E. 严格执行消毒隔离制度，防止交叉感染

49. 新生儿寒冷损伤综合征复温的原则是（　　）。
    A. 逐步升温，循序渐进 B. 供给足够液量，帮助复温
    C. 立即升温，使体温迅速达正常 D. 立即放入 34 ℃ 温箱，逐步升温
    E. 保证体温每小时升高 1 ℃

50.新生儿败血症的典型表现是（　　）。
   A.高热　　　　　　　　　B.血白细胞总数增高　　　　C.皮肤有感染灶
   D.黄疸、肝脾肿大　　　　E.无特征性
51.早产儿病房的平均室温应保持在（　　）。
   A.19 ℃　　　B.21 ℃　　　C.23 ℃　　　D.25 ℃　　　E.27 ℃
52.早产儿首要的护理措施是（　　）。
   A.保暖　　　　　　　　　B.合理喂养　　　　　　　　C.预防感染
   D.密切观察病情　　　　　E.健康教育
53.预防早产儿感染的护理措施中最重要的是（　　）。
   A.工作人员衣着清洁　　　B.强化洗手意识　　　　　　C.诊疗用具严格消毒
   D.定期进行健康检查　　　E.早产儿室空气净化
54.新生儿颅内出血的早期症状是（　　）。
   A.烦躁不安　　　　　　　B.呼吸急促　　　　　　　　C.面颊青紫
   D.不吃不哭　　　　　　　E.神经反射消失
55.新生儿败血症最常见的并发症是（　　）。
   A.化脓性脑膜炎　　　　　B.肝脓肿　　　　　　　　　C.肾小球肾炎
   D.肺炎　　　　　　　　　E.脑脓肿
56.新生儿硬肿症的主要临床表现是（　　）。
   A.全身冰冷、皮肤硬肿　　　　　　　　B.纳差、少动、嗜睡
   C.不吃、不哭、体温不升　　　　　　　D.皮肤黄染、少尿
   E.易激惹
57.以下关于新生儿败血症的叙述不正确的是（　　）。
   A.精神欠佳　　B.嗜睡　　　C.均有高热　　D.拒乳　　　E.黄疸加重
58.早产儿,出生后3天,食欲差,哭声低,体温34.5 ℃,下肢出现硬肿,皮肤发凉,心音低钝,心率100次/分。其首优护理诊断为（　　）。
   A.营养失调　　　　　　　B.体温过低　　　　　　　　C.有感染的危险
   D.有窒息的危险　　　　　E.有出血的危险
59.某新生儿,出生5天。面部黄染,血清胆红素5 mg/dL,吃奶好,大小便正常。家属询问出现黄疸的原因,护士正确的回答是（　　）。
   A.生理性黄疸　　　　　　B.新生儿肝炎　　　　　　　C.新生儿败血症
   D.新生儿溶血症　　　　　E.新生儿胆道闭锁
60.某新生儿出生时全身青紫,四肢伸展,无呼吸,心率80次/分,为其用洗耳球插鼻时有皱眉动作,该新生儿Apgar评分是（　　）。
   A.0分　　　　B.1分　　　　C.2分　　　　D.3分　　　　E.4分
61.某患儿因"新生儿硬肿症"入院,家长可能出现的心理反应中不包括（　　）。
   A.焦虑不安　　B.否认疾病　　C.角色紊乱　　D.害怕、担忧　　E.自我责怪
62.某新生儿,日龄5天,出生体重3 kg,目前体重2.8 kg,母亲很担心孩子的体重会继续下降,护士向母亲解释孩子的体重将恢复正常,下列解释正确的是（　　）。
   A.1天内恢复正常　　　　B.7天内恢复正常　　　　　　C.10天内恢复正常
   D.2周内恢复正常　　　　E.3周内恢复正常

63. 某新生儿出生时无呼吸,心率<90次/分,全身苍白,四肢瘫软,经清理呼吸道后的下一步抢救措施是( )。
   A. 药物治疗   B. 胸外按压   C. 保暖
   D. 建立呼吸通道,增加通气   E. 建立静脉通道

64. 患儿,女,足月儿,出生后1 min评估患儿情况:躯干皮肤色红,四肢较紫,心率120次/分,哭声响亮,肌张力好,呼吸45次/分。该足月儿最终的Apgar评分是( )。
   A. 6分   B. 7分   C. 8分   D. 9分   E. 10分

65. 患儿,女,足月儿,因脐带绕颈,出生后1 min Apgar评分为1分。经窒息复苏后,目前患儿仍嗜睡,反应差,呕吐。此时对该患儿不恰当的护理是( )。
   A. 头罩吸氧   B. 监测生命体征   C. 立即开奶
   D. 配合亚低温治疗   E. 注意保暖

66. 某患儿,出生1天,诊断为"新生儿窒息",入暖箱治疗。该新生儿室的湿度波动范围应为( )。
   A. 20%～30%   B. 30%～40%   C. 40%～50%   D. 50%～60%   E. 60%～70%

67. 以下属于新生儿病理性黄疸的是( )。
   A. 血清总胆红素逐渐加重,每日上升2 mg/dL   B. 生后24 h内出现黄疸
   C. 足月儿黄疸持续时间>1周   D. 母亲血型A型,患儿血型B型
   E. 母亲血型A型,患儿血型O型

68. 产妇,28岁。刚生下一足月儿,助产士观察其外观。下列哪项不是足月儿外观特征?( )
   A. 四肢屈肌张力高   B. 皮肤红润,胎毛少   C. 耳廓软,紧贴颅骨
   D. 乳晕明显   E. 整个足底有较深的足纹

69. 下列哪项是属于新生儿生后具有,数月自然消失的神经反射?( )
   A. 角膜反射   B. 结膜反射   C. 拥抱反射
   D. 瞳孔反射   E. 吞咽反射

70. 某新生儿,出生5天。面部黄染,血清胆红素5 mg/dL,吃奶好,大小便正常,符合该患儿的处理是( )。
   A. 口服茵栀黄口服液   B. 静脉输入白蛋白   C. 静脉输入血浆
   D. 无需处理   E. 蓝光照射

71. 属于新生儿病态反应的是( )。
   A. 生后5天,体重下降8%   B. 生后1天出现黄疸,并逐渐加重
   C. 生后5天,女婴出现乳腺肿大   D. 生后1天,口腔齿龈切缘上有黄白色斑点
   E. 生后5天,女婴阴道流出少量血液

72. 早产的新生儿,住儿科病房,病房温度为( )。
   A. 18～22 ℃   B. 18～24 ℃   C. 22～26 ℃   D. 24～26 ℃   E. 28～30 ℃

73. 新生儿缺氧缺血性脑病惊厥发作时,首选的治疗药物是( )。
   A. 苯巴比妥钠   B. 吗啡   C. 水合氯醛   D. 地西泮   E. 苯妥英钠

74. 早产儿,32周,出现神经系统症状,诊断为新生儿颅内出血,护理措施正确的是( )。
   A. 保持头低足高位   B. 惊厥时晃动患儿   C. 每小时测1次体温
   D. 每2 h喂奶一次   E. 避免搬动患儿

75. 早产儿,不吃,不哭,反应差,哭声尖细,阵发性青紫,脑脊液外观红,可诊断为( )。
   A. 新生儿脑膜炎　　　　　B. 新生儿颅内出血　　　　C. 新生儿败血症
   D. 新生儿寒冷损伤综合征　E. 吸入性肺炎

76. 某新生儿,生后 16 h 出现黄疸,血清胆红素浓度 260 μmol/L,此时寻找病因,应重点评估的是( )。
   A. 有无产伤　　　　　　　B. 有无感染　　　　　　　C. 有无窒息
   D. 有无母婴血型不合　　　E. 有无胆道闭锁

77. 关于光照疗法的操作方法,错误的叙述是( )。
   A. 每 4 h 翻身一次　　　　　　　　　B. 光疗同时补充核黄素
   C. 体温高于 37.8 ℃时应暂停光疗　　 D. 2~4 h 测量体温 1 次
   E. 用遮光物品遮盖患儿会阴部及眼部

78. 新生儿一旦发生寒冷损伤综合征,首选的治疗措施是( )。
   A. 保证热量供给　　　　　B. 纠正器官功能紊乱　　　C. 复温
   D. 控制感染　　　　　　　E. 观察病情,预防体温继续下降

A3/A4 型题

(79~81 题共用题干)

患儿,女,胎龄 33 周,日龄 3 天。出生体重 2200 g。心率 120 次/分,呼吸佳,四肢能活动,全身皮肤红润。其余均正常。

79. 根据体重分类,该患儿属于( )。
   A. 低出生体重儿　　　　　B. 正常出生体重儿　　　　C. 极低出生体重儿
   D. 高出生体重儿　　　　　E. 巨大儿

80. 与该患儿外观特征不符的内容是( )。
   A. 皮肤薄嫩,胎毛多　　　B. 头发细如绒毛　　　　　C. 耳廓不清楚
   D. 乳房无结节　　　　　　E. 足底布满纹路

81. 下列该患儿的护理措施中错误的一项是( )。
   A. 与足月儿分开,实施保护性隔离
   B. 晨间护理时室温调到 27~28 ℃,相对湿度 55%~65%
   C. 给予合适的体位,常采取侧卧位
   D. 喂养时首选早产儿配方奶
   E. 密切观察患儿病情,及时报告医生

(82~84 题共用题干)

患儿,女,足月顺产。出生后第 3 天,面部皮肤发黄,精神尚佳,食欲好。体温 36.7 ℃。血白细胞 $12×10^9$/L,中性粒细胞 55%,血清胆红素 144 μmol/L。

82. 该患儿最可能的病情是( )。
   A. 新生儿生理性黄疸　　　B. 新生儿病理性黄疸　　　C. 新生儿败血症
   D. 新生儿胆红素脑病　　　E. 新生儿颅内出血

83. 下列针对该患儿的护理措施中错误的一项是( )。
   A. 加强保暖　　　　　　　B. 按医嘱进行光照疗法　　C. 合理喂养
   D. 密切观察病情　　　　　E. 按医嘱静脉滴注抗生素

84. 患儿出生后第 4 天,皮肤、巩膜明显黄染,嗜睡,吸吮反射减弱,肌张力降低,拥抱反射

消失,血清胆红素升至 428 μmol/L。此时最可能发生的情况是(　　)。
　　A.新生儿胆红素脑病早期　　　　　　B.新生儿颅内出血早期
　　C.新生儿胆红素脑病痉愈期　　　　　D.新生儿败血症
　　E.新生儿低血糖

(85～87题共用题干)
　　患儿,男,日龄2天。母乳喂养,吃奶少,反应差,体温不升,皮肤巩膜中度黄染,两下肢轻度水肿,脐周红肿,脐窝有少许分泌物,腹软,肝肋下3 cm,脾肋下2 cm。
　85.最可能的诊断是(　　)。
　　A.母乳性黄疸　　　　　B.溶血症　　　　　　C.败血症
　　D.病毒性肝炎　　　　　E.硬肿症
　86.最根本的治疗措施是(　　)。
　　A.蓝光治疗　　　　　　B.输新鲜血　　　　　C.应用敏感抗生素
　　D.静脉补充营养　　　　E.复温
　87.除对症护理外,目前最主要的护理措施是(　　)。
　　A.温箱保暖　　　　　　B.复温　　　　　　　C.饮食管理
　　D.脐部护理　　　　　　E.蓝光治疗护理

(88～90题共用题干)
　　患儿,女,出生后4天,入院时拒乳,反应差,哭声低。体检:心音低钝,双下肢红肿如象皮,测肛温29.8 ℃。
　88.患儿可能的诊断为(　　)。
　　A.新生儿败血症　　　　B.新生儿黄疸　　　　C.新生儿颅内出血
　　D.新生儿寒冷损伤综合征　E.肢体坏疽
　89.对该患儿的处理不恰当的是(　　)。
　　A.积极复温　　　　　　B.提供能量与水分　　C.尽早输血
　　D.控制补液速度　　　　E.加强消毒管理
　90.下列护理措施正确的是(　　)。
　　A.将患儿放入34 ℃温箱复温　　　　　B.6 h内将患儿体温恢复至正常
　　C.60 ℃热水袋保暖　　　　　　　　　D.放入比肛温高1～2 ℃的温箱中复温
　　E.每小时箱温调高2 ℃

二、填空题

1.新生儿根据胎龄分类,分为_____、_____、_____。
2.出生体重不足_____称为低出生体重儿;不足_____称为极低出生体重儿;不足_____称为超低出生体重儿。
3.新生儿一般于生后_____小时内排出胎粪,_____天排完。
4.足月儿出生时已具备的原始反射有觅食反射、_____、_____、_____。
5.新生儿Apgar评分_____分为轻度窒息,_____分为重度窒息。
6.我国新生儿败血症最常见的病原菌是_____,其次是_____。

三、名词解释

1.围生期
2.早产儿

3. 高危儿

4. 足月小样儿

5. 生理性黄疸

6. 生理性体重下降

7. 新生儿败血症

8. 新生儿缺血缺氧性脑病

四、简答题

1. 简述 Apgar 评分标准包括的体征。

2. 简述新生儿窒息复苏方案。

3. 新生儿胆红素代谢特点。

4. 试述生理性黄疸与病理性黄疸的区别。

5. 试述新生儿败血症的临床表现。

【参考答案】

一、选择题

1. C	2. B	3. D	4. A	5. B	6. C	7. C	8. A	9. B
10. A	11. C	12. E	13. A	14. E	15. E	16. D	17. D	18. B
19. E	20. E	21. E	22. C	23. B	24. A	25. C	26. C	27. B
28. E	29. B	30. C	31. B	32. E	33. D	34. C	35. B	36. A
37. B	38. E	39. B	40. E	41. A	42. B	43. D	44. E	45. B
46. E	47. A	48. D	49. A	50. E	51. D	52. A	53. E	54. A
55. A	56. A	57. C	58. B	59. A	60. C	61. B	62. C	63. D
64. D	65. C	66. D	67. B	68. C	69. C	70. D	71. C	72. C
73. A	74. E	75. B	76. D	77. A	78. C	79. A	80. E	81. D
82. A	83. E	84. A	85. C	86. C	87. D	88. D	89. C	90. D

二、填空题

1. 足月儿　早产儿　过期产儿

2. 2500 g　1500 g　1000 g

3. 12　3～4

4. 吸吮反射　握持反应　拥抱反射

5. 4～7　0～3

6. 葡萄球菌　大肠杆菌

三、名词解释

1. 妊娠 28 周至生后 7 天。

2. 胎龄≥28 周但小于 37 周的活产婴儿。

3. 已经发生或可能发生危重疾病而需要特殊监护的新生儿。

4. 胎龄已足月而出生体重＜2500 g 的新生儿。

5. 足月儿一般在生后 2～3 天出现黄疸,4～5 天达高峰,10～14 天消退,早产儿可延迟至 3～4 周；一般情况良好,肝功能正常。

6. 新生儿生后头几天,因进奶少、水分丢失、排出胎粪而出现体重下降,一般不超过出生体重的10%,在生后10天左右恢复到出生体重。

7.各种致病菌侵入新生儿血液循环并在其中生长繁殖,产生毒素而造成的全身性感染,是新生儿期常见的严重感染性疾病,发病率和死亡率较高。

8.因各种围生期高危因素所致新生儿窒息,进而使中枢神经系统受损。

四、简答题

1.(1)皮肤颜色;

(2)心率;

(3)刺激后的反应;

(4)肌张力;

(5)呼吸。

2.(1)A——清理呼吸道;

(2)B——建立呼吸;

(3)C——维持正常循环;

(4)D——药物治疗;

(5)E——评估。

3.(1)胆红素生成较多;

(2)肝功能不成熟;

(3)肠肝循环增加。

4.(1)出现时间;

(2)黄疸程度;

(3)黄疸进展情况;

(4)持续时间;

(5)结合胆红素的浓度。

5.(1)早期症状、体征不明显,缺乏典型症状;

(2)黄疸;

(3)肝脾大;

(4)出血倾向;

(5)休克征象;

(6)并发症。

第八章 小儿营养与喂养

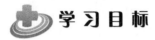

1. 掌握小儿能量需要。
2. 掌握母乳喂养的优点及护理。
3. 掌握人工喂养的护理要点。
4. 熟悉辅食添加的顺序。

第一节 能量与营养素的需要

一、小儿对能量的需要

小儿对能量的需要：
①基础代谢。
②食物的特殊动力作用。
③活动。
④排泄丢失。
⑤生长发育所需。

二、小儿总能量的需要

婴儿需要的总能量为 418 kJ(100 kcal)/(kg·d)，以后每增长 3 岁，减去 42 kJ(10 kcal)/(kg·d)，至 15 岁时为 250 kJ(60 kcal)/(kg·d)。

三、营养素的需要

(一)产能营养素

①蛋白质:15％。
②脂肪:35％。
③碳水化合物:50％。

(二)非产能营养素

①维生素:脂溶性、水溶性。
②矿物质:钙、铁、锌、铜。
③水:婴儿每日需水量为 150 mL/kg,以后每增加 3 岁,减去 25 mL/kg,至成人每日需水量为 45～50 mL/kg。

第二节　婴儿喂养

婴儿喂养方式有母乳喂养、混合喂养、人工喂养三种方式。

一、母乳喂养

母乳是婴儿最理想和必需的食品,一般健康母亲的乳汁分泌量可满足 4～6 个月内婴儿的营养需要。

(一)母乳成分

(1)初乳:产后 4～5 天内的乳汁,量少,蛋白质(免疫球蛋白)、维生素 A、矿物质含量高,脂肪含量少。
(2)过渡乳:产后第 6～10 天的乳汁,总量增多,脂肪含量高,蛋白质和矿物质逐渐减少。
(3)成熟乳:产后第 11 天至 10 个月的乳汁,总量达到高峰,每天可达 700～1000 mL,但蛋白质含量更少。
(4)晚乳:10 个月以后的乳汁。总量及营养成分均少。

(二)母乳喂养优点

(1)营养丰富、比例合适。蛋白质、脂肪、碳水化合物的比例为 1∶3∶6,比例合适,容易消化吸收,含有神经系统发育所必需的氨基酸和脂肪酸,能够促进婴儿体格和神经系统的发育。
①蛋白质:含量较牛乳少,但以乳清蛋白为主,容易消化吸收。
②脂肪:含量与牛乳接近,主要含不饱和脂肪酸,富含脂肪酶,容易消化吸收。
③碳水化合物:主要为乙型乳糖,不仅有利于脑的发育,还可以促进双歧杆菌和乳酸杆菌的生长,抑制大肠杆菌繁殖,减少腹泻发生。
④维生素:含量多。
⑤矿物质:含量少,钙磷比例合适(2∶1),吸收率高,所以婴儿不易患佝偻病。

(2)免疫成分:含量多,尤其是sIgA、巨噬细胞、乳铁蛋白、溶菌酶、双歧因子等在预防肠道或全身感染中均起一定作用。

(3)哺喂方便易行。母乳的温度适宜,不易污染,省时、方便、经济。

(4)促进感情交流:哺乳过程是一种潜在的母子心灵的沟通,可增加相互了解和信任,促进婴儿心理健康与社会适应性的发育。

(5)利于母亲恢复:母亲在哺乳过程中可加快子宫复原,促进母亲产后恢复,减少乳腺癌、卵巢癌的发生。

(三)母乳喂养的护理

(1)鼓励母乳喂养:大力宣传母乳喂养的优点。

(2)维护乳母的健康:保证哺乳母亲营养合理、活动适量、睡眠充足、精神愉快。

(3)指导哺乳:

①产后1 h内尽早开奶,2个月以内"按需哺乳",2个月后"按时哺乳",2~3 h喂1次。每次哺乳时间一般为15~20 min。

②哺乳前清洁双手及乳头,热敷并轻柔地按摩乳房,最好取坐位;哺乳时应吸空一侧乳房后,再吸另一侧;哺乳后将婴儿竖直抱起,轻拍其背,以排出咽下的空气,片刻后安置婴儿于右侧卧位,防止溢乳。

③每次哺乳时听到婴儿的咽乳声,哺喂后婴儿安静入睡,每天有1次量多或多次少量的软便,数次小便,体重按正常速度增加,表示奶量足够。

(4)把握断奶时机:婴儿出生后4~6个月开始添加辅食,逐渐减少哺乳次数,增加辅助食物。一般于生后10~12个月完全断奶,遇炎热季节或患病可适当延迟,最迟不超过1岁半。

二、混合喂养

指同时采用母乳与兽乳或配方奶喂养婴儿的方法。分为补授法和代授法。

(1)补授法:指补充母乳量不足的方法。即母乳哺喂次数不变,每次先喂母乳,将两侧乳房吸空后,再根据小儿需要补充兽乳或配方奶,适于4~6个月内的婴儿。

(2)代授法:指用兽乳或配方奶1次或数次代替母乳的方法。母乳喂养婴儿至4~6个月时,为断母乳开始引入兽乳或配方奶时宜采用的方法。

三、人工喂养

人工喂养指4~6个月以内的婴儿由于各种原因不能进行母乳喂养时,完全用其他乳品或配方奶喂养婴儿的方法。

(一)乳品及代乳品

1.鲜牛奶 是最常用的乳品。缺点、纠正方法及目的如表8-1所示。

表8-1 鲜牛奶的缺点、纠正方法及目的

缺 点	纠正方法	目 的
酪蛋白和矿物质含量高	稀释:2周内用2∶1奶(2份奶加1份水),满月后可用全奶	降低酪蛋白和矿物质的浓度
易被污染	煮沸:时间不宜太长,一般3 min	消毒,蛋白质变性
乳糖含量少	加糖:补充乳糖功能的不足,改善口感	使三大供能物质比例适宜

2. 牛乳制品

(1)全脂奶粉：用鲜牛奶加工处理后制得，易消化。按重量1∶8(1 g 奶粉加8 g 水)或按容积1∶4(1 匙奶粉加4 匙水)冲调而成。

(2)配方奶粉：将全脂奶粉用现代工艺加工使其营养成分尽可能接近于"人乳"。在不能进行母乳喂养时，配方奶为有限选择的乳类来源。

(3)羊奶：叶酸及维生素 B_{12} 含量少，长期羊奶喂养易致巨幼细胞贫血。

(4)其他：豆浆、豆奶、米汤等，不推荐4个月以下婴儿食用米汤。

(二)乳量的计算

婴儿每日需总能量418 kJ/kg(100 kcal/kg)，需水量为150 mL/kg。

(三)人工喂养注意事项

(1)选用合适的奶嘴：奶嘴孔大小以奶瓶倒置时液体呈滴状连续滴出为宜。

(2)测试乳液的温度：哺喂前先将乳汁滴在成人手腕掌侧测试温度，若无过热感，则表明温度适宜。

(3)避免空气吸入：持奶瓶呈斜位使奶嘴及奶瓶的前半部充满乳液，防止小儿吸入空气，哺喂后轻拍小儿后背。

(4)加强食具卫生：奶具应洗净消毒。

(5)及时调整乳量：根据小儿食欲、体重及粪便的性状，随时调整乳量。

四、辅食的添加

(1)添加目的：补充乳类营养的不足，为断奶做准备，促进小儿生长发育。

(2)添加原则：由少到多，由稀到稠，由细到粗，由一种到多种；在小儿身体健康时添加，添加的食品应单独制作，添加新食品后要观察大便有无异常。

(3)添加顺序：辅食的添加顺序如表8-2所示。

表8-2 辅食的添加顺序

月　　龄	添　加　辅　食
出生15天后	给浓缩鱼肝油滴剂或维生素 D 制剂
3～4周	水状食物为主，供给富含维生素 C 的液体
4～6个月	泥状食物为主，米糊、稀粥、蛋黄、鱼泥、豆腐、菜泥
7～9个月	末状食物为主，烂面、饼干、蛋、鱼、肝、肉末
10～12个月	碎食物为主，稠粥、软饭、面条、豆制品、碎菜、碎肉

自测习题

A1/A2 型题

1.人体热量最主要的来源是(　　)。
A. 蛋白质　　B. 脂肪　　C. 糖类　　D. 维生素　　E. 矿物质

2.小儿时期一项特有的能量需要是(　　)。
A. 基础代谢　　　　B. 食物的特殊动力作用　　　　C. 生长发育需要

D. 活动需要　　　　　　　　　　E. 排泄损失

3. 关于小儿能量与营养素需要的特点的叙述错误的是(　　)。

A. 婴幼儿时期基础代谢所需能量相对较高

B. 生长发育是小儿一项特有的能量需要

C. 婴儿期食物特殊动力作用所需能量较年长儿多

D. 年龄越小,活动所需的能量越多

E. 排泄损失的能量指未被消化吸收而排出体外的食物

4. 一正常健康婴儿,每日能量与水的需要量分别是(　　)。

A. 377 kJ(90 kcal)、100 mL/kg　　　　　　B. 418 kJ(100 kcal)、150 mL/kg

C. 439 kJ(105 kcal)、120 mL/kg　　　　　　D. 460 kJ(110 kcal)、150 mL/kg

E. 502 kJ(120 kcal)、160 mL/kg

5. 婴儿期合理膳食中蛋白质、脂肪、糖类功能比例应是(　　)。

A. 15%、50%、35%　　　　B. 35%、15%、50%　　　　C. 50%、35%、15%

D. 35%、50%、15%　　　　E. 15%、35%、50%

6. 婴儿蛋白质需要量相对较成人多是因为(　　)。

A. 婴儿以流质饮食为主食　　B. 婴儿吸收差　　　　C. 生长发育需要

D. 配方奶粉　　　　　　　　E. 营养米粉

7. 6个月以内小儿最理想的食品是(　　)。

A. 母乳　　　B. 牛乳　　　C. 羊乳　　　D. 全脂奶粉　　　E. 乳儿糕

8. 初乳是指(　　)。

A. 产后1天以内的乳汁　　B. 产后4天以内的乳汁　　C. 产后2周以内的乳汁

D. 产后4个月以内的乳汁　　E. 产后6个月以内的乳汁

9. 初乳的特点是(　　)。

A. 分泌量较多　　　　　　B. 脂肪含量较多　　　　C. 免疫球蛋白含量多

D. 蛋白质含量少　　　　　E. 缺乏矿物质

10. 初乳适合于新生儿哺喂的主要原因是(　　)。

A. 乳白蛋白多　　　　　　B. 不饱和脂肪酸多　　　C. 免疫物质含量高

D. 铁含量高　　　　　　　E. 钙磷比例适宜

11. 母乳喂养的优点是(　　)。

A. 含饱和脂肪酸多　　　　B. 含矿物质多　　　　　C. 含甲型乳糖多

D. 含酪蛋白多　　　　　　E. 免疫物质丰富

12. 母乳与牛奶相比其优点是(　　)。

A. 蛋白质多　　　　　　　B. 乳糖少　　　　　　　C. 矿物质多

D. 脂肪酶多　　　　　　　E. 饱和脂肪酸多

13. 与母乳增强免疫力无关的一项是(　　)。

A. 分泌型IgA　B. 乳铁蛋白　C. 双歧因子　D. 免疫细胞　E. 酪蛋白

14. 母乳的钙磷比例是(　　)。

A. 1∶1　　　B. 2∶1　　　C. 3∶1　　　D. 1∶2　　　E. 1∶3

15. 不属于牛乳特点的一项是(　　)。

A. 蛋白质含量多,且以酪蛋白为主　　　　B. 含饱和脂肪酸较多,而脂肪颗粒大

C. 乳糖含量丰富,且以乙型乳糖为主　　　　　　D. 铁吸收率低

E. 钙磷比例为 1.2∶1

16. 正常足月儿出生后开奶的时间是(　　)。

A. 出生后 30 min　　　　B. 出生后 1~2 h　　　　C. 出生后 3~4 h

D. 出生后 6 h　　　　　　E. 出生后 12 h

17. 1~2 个月婴儿喂养的原则是(　　)。

A. 按需哺喂　　B. 按时哺喂　　C. 按量哺喂　　D. 定点哺喂　　E. 随意哺喂

18. 下列关于母乳喂养的护理措施中正确的是(　　)。

A. 出生后 2 h 开始喂奶　　　　　　　　　　B. 新生儿定时喂奶

C. 2 个月后夜间停止喂奶　　　　　　　　　D. 每次哺乳 15~20 min

E. 每天喂奶 3~4 次

19. 下列关于母乳喂养的方法中,不正确的是(　　)。

A. 母亲一般采用坐位　　　　　　　　　　　B. 吸空一侧乳房再吸另一侧

C. 先换婴儿尿布,再洗母亲双手和乳房　　　D. 将乳头放入婴儿口中吸吮

E. 哺乳完毕将小儿竖抱,轻拍其背

20. 正常婴儿断奶的年龄是(　　)。

A. 4~6 个月　　　　　　B. 7~9 个月　　　　　　C. 10~12 个月

D. 12~15 个月　　　　　E. 15~18 个月

21. 小儿断奶的时间最迟不超过(　　)。

A. 10 个月　　B. 12 个月　　C. 16 个月　　D. 18 个月　　E. 20 个月

22. 人工喂养最常用的乳品是(　　)。

A. 牛乳　　　B. 羊乳　　　C. 马乳　　　D. 米粉　　　E. 豆浆

23. 将牛奶稀释的主要目的是(　　)。

A. 调整热量　　　　　　　B. 降低脂肪浓度　　　　　C. 降低酪蛋白浓度

D. 调整钙磷比例　　　　　E. 降低乳糖的浓度

24. 出生后 1~2 周采用鲜牛奶喂养的新生儿,其鲜牛奶与水比例应是(　　)。

A. 1∶1　　　B. 2∶1　　　C. 3∶1　　　D. 4∶1　　　E. 1∶2

25. 将全脂奶粉调制成全奶,按容量配制,标准的比例是(　　)。

A. 1∶1　　　B. 1∶3　　　C. 1∶4　　　D. 1∶5　　　E. 1∶8

26. 羊乳的主要缺点是(　　)。

A. 蛋白质含量多,且以酪蛋白为主　　　　　B. 含饱和脂肪酸较多,而脂肪颗粒大

C. 乳糖含量低于母乳,且以甲型乳糖为主　　D. 钙磷比例为 1∶1

E. 叶酸和维生素 B_{12} 含量低

27. 下列关于人工喂养的护理措施中不正确的是(　　)。

A. 配制乳液时注意浓度和量　　　　　　　　B. 乳汁温度与体温相近

C. 喂奶时奶头里应充满乳汁　　　　　　　　D. 食具定期消毒

E. 奶头孔的大小以奶瓶倒置时呈直线流出为宜

28. 小儿添加辅食最主要的目的是(　　)。

A. 为断奶做好准备　　　　B. 补充乳类营养的不足　　C. 促进智力的发育

D. 促进情绪的发育　　　　E. 培养自理能力

29.正常足月儿开始添加辅食的年龄是(　　)。
A.1个月　　　　　　　B.4～6个月　　　　　　C.7～9个月
D.10～12个月　　　　 E.出生后第二年

30.小儿辅食添加的原则是(　　)。
A.由粗到细　　　　　　B.由少到多　　　　　　C.由多种到一种
D.由稠到稀　　　　　　E.在夏季添加

31.下列辅食添加的原则中错误的一项是(　　)。
A.循序渐进　　B.由少到多　　C.由稀到稠　　D.由粗到细　　E.由一种到多种

32.婴儿开始添加蛋黄的年龄是(　　)。
A.1～2个月　　B.2～3个月　　C.4～6个月　　D.7～9个月　　E.10～12个月

33.婴儿为了补充铁剂,最早需要添加辅食是(　　)。
A.新鲜水果　　B.蔬菜　　C.含铁米粉　　D.蛋黄　　E.牛奶

34.婴儿开始添加淀粉类食物的月龄是(　　)。
A.2个月　　　　B.3个月　　　C.4个月　　　D.5个月　　　E.6个月

35.为利于牙齿的发育,小儿添加固体食物(如饼干、馒头)的月龄是(　　)。
A.3个月起　　B.6个月起　　C.7个月起　　D.10个月起　　E.12个月起

36.体重5 kg的婴儿每日所需8%糖牛奶的量为(　　)。
A.200～250 mL　　　　B.300～350 mL　　　　C.400～450 mL
D.500～550 mL　　　　E.600～650 mL

37.母亲带5个月婴儿来儿童保健门诊进行营养咨询,该婴儿除母乳外应添加的辅食是(　　)。
A.果汁、鱼肝油　　　　B.鱼泥、蛋黄　　　　　C.碎菜、肉末
D.带馅食品　　　　　　E.馒头、软饭

38.7个月小儿可以选择的辅食是(　　)。
A.果汁和鱼肝油　　　　B.肉末和饼干　　　　　C.鱼泥和蛋黄
D.碎肉和软饭　　　　　E.带馅的食品

39.婴儿每日每千克体重需水量为(　　)。
A.100 mL　　B.150 mL　　C.175 mL　　D.200 mL　　E.250 mL

40.有关母乳喂养的叙述,以下哪一项是不正确的?(　　)
A.母乳营养丰富,比例适当,易于消化吸收
B.母乳喂养的婴儿不需添加辅食
C.母乳中含有能够增强婴儿免疫力的多种物质
D.哺喂方便,不需加温消毒
E.有利于促进母子间感情的联结

41.母乳能增强婴儿的免疫力,下列哪项是错误的?(　　)
A.母乳中含有抗体　　　　　　　　　　B.母乳中不含有 sIgA
C.母乳中有T、B淋巴细胞　　　　　　 D.母乳中含有较多的乳铁蛋白
E.母乳中含有双歧因子

42.牛奶的成分和特点不包括(　　)。
A.以酪蛋白为主　　　　B.含饱和脂肪酸多　　　　C.含甲型乳糖多

D. 含免疫因子多　　　　　E. 钙磷比例不适宜

43. 用全脂奶粉配制乳液,奶粉与水的比例按容量计算一般是( )。
A.1∶2　　　B.1∶4　　　C.1∶5　　　D.1∶6　　　E.1∶8

44. 4个月婴儿应开始添加的辅食是( )。
A. 果汁　　　B. 鱼肝油　　　C. 蛋黄　　　D. 菜泥、稀粥　　　E. 馒头、饼干

45. 5月龄最适合添加的辅食是( )。
A. 牛肉末　　　B. 蔬菜泥　　　C. 饼干　　　D. 米饭　　　E. 猪肉

46. 某新生儿,6个月。已添加菜汁、米汤,母亲带其到儿保门诊进行咨询,此时应指导家长给予小儿的辅食是( )。
A. 蛋黄　　　B. 馒头　　　C. 肉末　　　D. 饼干　　　E. 软饭

【参考答案】

1. C　　2. C　　3. E　　4. B　　5. E　　6. C　　7. A　　8. C　　9. C
10. C　　11. E　　12. A　　13. E　　14. B　　15. C　　16. A　　17. A　　18. D
19. C　　20. C　　21. D　　22. A　　23. C　　24. B　　25. C　　26. E　　27. E
28. B　　29. B　　30. B　　31. D　　32. D　　33. D　　34. C　　35. C　　36. C
37. B　　38. B　　39. B　　40. B　　41. B　　42. D　　43. B　　44. C　　45. B
46. A

第九章 营养障碍性疾病患儿的护理

第一节 营养不良

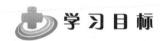 学习目标

1. 掌握营养不良的病因、临床表现、辅助检查及护理措施。
2. 熟悉营养不良的健康教育、治疗方法。

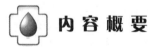 内容概要

一、定义

因缺乏能量和(或)蛋白质引起的一种慢性营养缺乏症。多见于3岁以下的婴幼儿。主要表现为体重减轻,皮下脂肪减少或水肿,伴各器官功能紊乱。

二、病因

(一)喂养不当

(1)母乳不足,突然断奶。

(2)奶粉配制过稀,长期喂淀粉食物(长期以谷类为主食是造成婴儿营养不良的主要原因)。

(3)较大儿童:挑食、偏食。

(二)消化吸收障碍

(1)消化系统解剖异常:先天畸形,如幽门梗阻、唇裂。

(2)消化系统功能异常:迁延性腹泻、过敏性肠炎、吸收不良。

(三)需要量增多

(1)急、慢性传染病的恢复期。

(2)生长发育快速阶段。

(3)双胎、早产儿。

(四)消耗量过大

糖尿病、甲亢、恶性肿瘤、长期发热等致消耗量过大。

三、临床表现

(1)体重不增(最初症状)到体重下降。

(2)皮下脂肪减少至消失的顺序:腹部—躯干、臀部、四肢—面部。

(3)皮肤干燥、苍白、失去弹性。

(4)肌肉松弛、萎缩,"皮包骨"。

(5)并发症:

①营养性贫血:最常见并发症。

②维生素缺乏:最常见的是维生素 A 缺乏。

③感染:上呼吸道感染、鹅口疮、腹泻。

④自发性低血糖:不及时救治可致呼吸衰竭死亡。

(6)营养不良分度

①轻度:15%～25%,腹部皮褶厚度 0.8～0.4 cm,消瘦不明显,皮肤干燥、身高、肌张力、精神状态正常。

②中度:25%～40%,腹部皮褶厚度小于 0.4 cm,消瘦明显,肌张力、身高明显低,烦躁不安。

③重度:大于 40%,皮褶消失,身高明显低于正常,"皮包骨"样,皮肤可有淤点,肌肉萎缩,神情萎靡。

四、辅助检查

(1)血清白蛋白浓度降低是最突出的指标。

(2)胰岛素样生长因子 1 降低:较敏感,作为诊断的较好指标。

五、治疗要点

早发现,早治疗。综合治疗,调整饮食,补充营养物质;去除病因;控制继发感染;促进消化;治疗并发症。

六、护理措施

(一)饮食调整

原则:由少到多、由稀到稠、循序渐进,逐渐添加,直到恢复正常。

(1)轻度营养不良:

①能量:60～80 kcal/(kg·d)至 140 kcal/(kg·d),逐渐增加。

②蛋白质:3 g/(kg·d)至(3.5～4)g/(kg·d),逐渐增加。

(2)中重度营养不良:

①能量:45～55 kcal/(kg·d)至 120～170 kcal/(kg·d),逐渐增加。

②蛋白质:2 g/(kg·d)至(3~4)g/(kg·d),逐渐增加。

(3)维生素及矿物质:多吃蔬菜、水果。

(4)鼓励母乳喂养。

(5)注意观察效果。

(二)促进消化,改善食欲

(1)补充消化酶和B族维生素。

(2)苯丙酸诺龙肌内注射。

(3)皮下注射胰岛素2~3 U/d(之前先注射葡萄糖20~30 g)。

(三)预防感染

(1)预防呼吸道、消化道、皮肤感染。

(2)重度营养不良患儿:输新鲜血浆或球蛋白。

(四)观察病情

(1)预防并发症:预防低血糖、维生素A缺乏等。

(2)观察治疗效果:观察进食及食物耐受情况,小儿体重、身高等情况。

(五)健康教育

(1)介绍营养不良的原因,强调饮食调整原则。

(2)讲述、示范婴儿喂养方法。

(3)加强小儿体格锻炼,按时免疫接种和监测生长发育。

第二节　维生素D缺乏性佝偻病

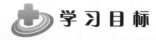

学习目标

1.掌握维生素D缺乏的原因,佝偻病的主要临床表现、治疗方法、护理措施。
2.掌握维生素D缺乏性手足搐搦症的临床表现。
3.熟悉维生素D的来源及转化机制。

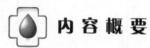

内容概要

一、概述

(1)定义:由于维生素D缺乏导致钙磷代谢失常,导致的一种以骨骼病变为特征的全身慢性营养性疾病。

(2)特征:正在生长的骨骺端软骨板不能正常钙化,造成骨骼病变的一种慢性营养性疾病。主要见于2岁以下的婴幼儿。北方发病率高于南方。我国儿科重点防治的"四病"(肺炎、贫血、腹泻、佝偻病)之一。

二、维生素 D 来源、转化和生理功能

(一)来源

(1)内源性:皮肤内的7-脱氢胆固醇经紫外线照射转变为胆骨化醇,即内源性维生素 D_3,它是人类维生素 D 的主要来源。

(2)外源性:食物中维生素 D、鱼肝油。

(二)转化

在肝细胞和肾脏中转化成1,25-二羟胆骨化醇,具有强生物活性。

(三)生理功能

促进小肠黏膜合成钙结合蛋白,增加肠道对钙的吸收。促进骨骼钙化,增加肾小管对钙、磷的重吸收。

三、病因

(1)日光照射不足:内源性维生素 D 是主要来源。日光照射不足是维生素 D 缺乏的主要原因。

(2)维生素 D 摄入不足,钙磷比例不当。

(3)生长过速:婴儿期,早产、双胎。

(4)疾病与药物的影响:胃肠道疾病、肝肾损害,抗惊厥药、糖皮质激素。

四、发病机制

佝偻病可认为是机体试图维持正常血钙水平而对骨骼损害的结果。

维生素 D 缺乏→肠道吸收钙磷减少→血钙含量降低→(刺激)甲状旁腺(分泌增加)→(加速)旧骨溶解→释放骨钙入血→维持血钙正常水平。

五、临床表现及辅助检查

好发于3个月到2岁的小儿,主要表现为生长中的骨骼改变、肌肉松弛,非特异性神经、精神症状。

(一)初期

出生后3个月起病,主要表现为非特异性神经、精神症状:易激惹、烦躁、睡眠不安、夜间啼哭、多汗,头部多汗刺激头皮,导致婴儿摇头擦枕,出现枕秃。无明显骨骼改变,血磷、血钙降低,碱性磷酸酶正常或增高,X 片钙化带模糊。

(二)激期

主要表现为:骨骼改变,运动功能和智力发育迟缓。

(1)骨骼改变:

①头部:颅骨软化,乒乓球样感觉,方颅,前囟增宽或闭合延迟。

②胸部肋骨串珠（肋骨与肋软骨交界处呈圆形隆起，第7～9肋较明显）、肋膈沟、鸡胸或漏斗胸。

③四肢手镯、脚镯（腕、踝部肥厚的骨骺形成圆形环状隆起），膝内、外翻。

④脊柱后凸、侧弯。

⑤骨盆畸形。

(2)运动功能发育迟缓：肌张力下降，坐、立、行等运动功能落后，腹部肌张力低，腹部膨隆如蛙腹。

(3)神经、精神发育迟缓：表情淡漠、语言迟缓。

(4)辅助检查：血钙、血磷低，碱性磷酸酶增高。X线检查示骨骺端临时钙化带消失，呈毛刷样、杯口状改变，骨骺软骨带明显增宽，骨密度减低，可有骨干弯曲或青枝骨折。

(三)恢复期

症状体征减轻，碱性磷酸酶开始下降。

(四)后遗症期

临床症状消失，骨骼留有不同程度畸形，多见于2岁以后儿童。

六、治疗要点

(1)目的：控制活动期，防止畸形。

(2)口服维生素D 2000～4000 IU/d，1个月后改预防量400 IU/d。

(3)饮食调整，坚持户外活动。

七、护理措施

(一)增加户外活动

出生后2～3周即可开始户外活动，直接受阳光照射。

(二)补充维生素D

母乳喂养，按时添加辅食；遵医嘱供给维生素D制剂，防止过量中毒。

(三)预防骨骼畸形和骨折

避免早坐、早走等，预防"X"形腿、"O"形腿。

(四)预防感染

(五)健康教育

(1)预防和护理知识：

①孕后期(7～9个月)：多晒太阳，食用富含维生素D、钙、磷和蛋白质的食品。

②新生儿期：母乳喂养，尽早开始晒太阳，早产儿、双胎出生后1～2周口服维生素D 800～1000 IU/d，3个月后改为400～800 IU/d。

③婴儿期：坚持户外活动，补充预防量维生素D和钙剂，及时添加辅食。

(2)预防感染，防治骨骼畸形和后遗症。

(3)预防中毒。

第三节 维生素D缺乏性手足搐搦症

一、概述

(1) 定义：本病又称佝偻病性手足搐搦症或佝偻病性低钙惊厥，多见于6个月内小儿。

(2) 直接原因：血钙降低。当血钙低于1.88 mmol/L或离子钙低于1 mmol/L时，可发生惊厥或手足搐搦。

二、临床表现

(一) 典型症状

(1) 惊厥：为婴儿期最常见的症状。四肢抽动、两眼上翻、面肌抽动、神志不清。

(2) 手足搐搦：幼儿和较大儿童多见。

(3) 喉痉挛：多见于2岁以下小儿，喉部肌肉、声门突发痉挛，出现呼吸困难，可突发窒息猝死，应予重视。

(二) 隐性体征

(1) 面神经征：叩颧弓与口角间面颊部，口角或眼睑抽动。

(2) 腓神经征：叩击膝下外侧腓神经，可见足背屈外翻。

(3) 手搐搦征：血压计袖带包裹上臂充气，让血压维持在收缩压和舒张压间，5 min内出现手抽搐。

三、护理措施

(一) 预防窒息的急救护理

(1) 惊厥发作时：就地抢救，松衣领，头偏向一侧，清除分泌物，拉出舌头，放牙垫，必要时行气管插管。

(2) 控制惊厥、喉痉挛：立即吸氧，喉痉挛者须立即将舌头拉出口外，头偏向一侧，清除口鼻分泌物，并进行口对口呼吸或加压给氧，必要时行气管插管。遵医嘱使用镇静剂（地西泮静注或10%水合氯醛灌肠）。

(3) 钙剂：稀释后缓慢推注10 min，防药液外渗造成局部组织坏死。

(二) 定期户外活动，补充维生素D

(三) 健康教育

向家长宣教佝偻病的预防措施及惊厥发作时的正确处理方法。

自测习题

一、选择题

A1/A2 型题

1. 婴儿营养不良最常见的原因是（　　）。
   A. 铁缺乏　　B. 缺乏锻炼　　C. 喂养不当　　D. 疾病影响　　E. 免疫缺陷
2. 营养不良主要是指机体缺乏下列哪项？（　　）
   A. 热量和（或）脂肪　　　　B. 热量和（或）糖　　　　C. 热量和（或）维生素
   D. 热量和（或）水　　　　　E. 热量和（或）蛋白质
3. 人类维生素 D 的主要来源是（　　）。
   A. 胎儿从母体获得　　　　　　　　B. 猪肝提供的维生素 D_2
   C. 植物提供的维生素 D_2　　　　　D. 母乳中获得
   E. 日光中紫外线照射皮肤产生的维生素 D_3
4. 下列哪项是引起维生素 D 缺乏性佝偻病的最主要因素？（　　）
   A. 食物中维生素 D 摄入不足　　B. 日光照射不足　　C. 食物中钙含量过低
   D. 未及时添加鱼肝油　　　　　E. 婴儿生长过速
5. 母乳喂养较人工喂养儿患佝偻病概率低的原因是母乳中（　　）。
   A. 钙、磷比例适宜　　　　B. 含磷多　　　　C. 含维生素 D 多
   D. 含钙多　　　　　　　　E. 含维生素 A 多
6. 患维生素 D 缺乏性手足搐搦症易发生喉痉挛的时期是（　　）。
   A. 2 岁以下　　B. 幼儿期　　C. 学龄前期　　D. 学龄期　　E. 新生儿期
7. 下列哪项与佝偻病发病有关？（　　）
   A. 水质污染　　B. 食物污染　　C. 空气污染　　D. 卫生习惯　　E. 睡眠习惯
8. 患儿,6 个月,有低热、轻咳,惊厥 3~4 次,发作后患儿意识清楚,枕部压之有乒乓球感,肺部可听到少量湿啰音,发生惊厥的原因是（　　）。
   A. 上呼吸道感染　　　　　B. 癫痫　　　　　C. 支气管肺炎
   D. 维生素 D 缺乏性手足搐搦症　　E. 低血糖
9. 小儿维生素 D 缺乏性手足搐搦症发作时,血清钙离子浓度一般低于（　　）。
   A. 1.0 mmol/L　　　　B. 1.75 mmol/L　　　　C. 1.88 mmol/L
   D. 2.25 mmol/L　　　E. 2.75 mmol/L
10. 营养不良患儿的饮食原则是（　　）。
    A. 高蛋白、高糖、低脂肪饮食　　　　B. 低蛋白、低糖、高脂肪饮食
    C. 低蛋白、低糖、高脂肪饮食　　　　D. 高蛋白、低糖、低脂肪饮食
    E. 高蛋白、高能量、含丰富维生素和矿物质的饮食
11. 维生素 D 缺乏性佝偻病治疗时除补充维生素 D 外还需同时补充（　　）。
    A. 锌　　B. 铁　　C. 钙　　D. 镁　　E. 钠
12. 口服维生素 D 治疗佝偻病时,一般持续多久改为预防量？（　　）
    A. 1 个月　　　　　B. 2 个月　　　　　C. 3 个月
    D. 6 个月　　　　　E. 持续到骨骼体征消失

13. 维生素 D 缺乏性手足搐搦症惊厥发作时正确的处理是(　　)。
   A. 静脉快速推注 10‰ 葡萄糖酸钙溶液　　B. 立即肌内注射维生素 D_3
   C. 静脉缓慢注射 10% 葡萄糖酸钙溶液　　D. 迅速口服大剂量维生素 D
   E. 大量维生素 D 和钙剂同时使用

14. 为轻度营养不良患儿调整饮食时,开始供给的热量为(　　)。
   A. 40～60 kcal/kg　　　　B. 60～80 kcal/kg　　　　C. 80～100 kcal/kg
   D. 100～120 kcal/kg　　　E. 120～140 kcal/kg

15. 维生素 D 缺乏性佝偻病的实验室检查示(　　)。
   A. 血钙磷乘积降低　　　　B. 血清蛋白降低　　　　C. 血碱性磷酸酶降低
   D. 血糖降低　　　　　　　E. 血胆红素降低

16. 维生素 D 缺乏性手足搐搦症最重要的诊断依据是(　　)。
   A. 足痉挛时状似"芭蕾舞足"　　　　B. 意识正常时有面部抽搐
   C. 喉痉挛　　　　　　　　　　　　D. 惊厥、抽搐
   E. 1 岁以内无热惊厥,血清钙低于 1.88 mmol/L

17. 维生素 D 缺乏性佝偻病激期口服维生素 D 剂量为(　　)。
   A. 肌内注射 30 万 IU,连续 2～3 次　　　B. 每日口服 400 IU,连续 1 个月
   C. 每日口服 400～800 IU,连续 1 个月　　D. 每日口服 2000～4000 IU,连续 1 个月
   E. 每日口服 10000～20000 IU,连续 1 个月

18. 患儿,4 岁,曾患佝偻病。查体见:鸡胸,严重的"X"形腿。该患儿的治疗原则是(　　)。
   A. 多做户外活动　　　　B. 可考虑矫形手术治疗　　　　C. 多晒太阳
   D. 给予预防量维生素 D　　E. 给予治疗量维生素 D

19. 患儿,8 个月,因"患佝偻病、中度等渗性脱水"入院,经输液治疗后脱水纠正,但患儿出现面肌抽动,首先考虑(　　)。
   A. 低钾血症　B. 低血糖症　C. 低钙血症　D. 低钠血症　E. 低镁血症

20. 患儿,7 个月,人工喂养,平时多汗,睡眠不安,突然出现惊厥,查血钙 1.3 mmol/L。应采取的紧急处理是(　　)。
   A. 静脉补钙　　　　B. 做人工呼吸　　　　C. 肌内注射维生素 D_3
   D. 肌内注射地西泮　　E. 使用脱水剂

21. 营养不良患儿最初的临床表现为(　　)。
   A. 消瘦　　　　　B. 皮下脂肪减少　　　　C. 体重不增
   D. 体重下降　　　E. 运动和智力发育落后

22. 营养不良患儿皮下脂肪最早消耗的部位是(　　)。
   A. 躯干　　B. 面部　　C. 腹部　　D. 臀部　　E. 下肢

23. 营养不良患儿常见下列哪项维生素缺乏?(　　)
   A. 维生素 K　B. 维生素 A　C. 维生素 C　D. 维生素 D　E. 维生素 E

24. 关于营养不良的护理措施,下列哪项不妥?(　　)
   A. 重度营养不良患儿应早期供给足够的热量
   B. 注意补充热量和蛋白质,数量应由低到高渐增
   C. 输液时速度要稍慢

D. 不应过快地改换原有饮食

E. 改善营养,调整饮食

25. 下列哪项不符合轻度营养不良的临床特点?( )

A. 体重低于正常均值的 15%~25%　　B. 身长尚正常

C. 无明显消瘦　　D. 腹壁皮脂厚度在 0.4 cm 以下

E. 肌张力基本正常

26. 测量儿童皮下脂肪厚度时常选用的部位是( )。

A. 臀部　　B. 腹部　　C. 上臂　　D. 大腿　　E. 面部

27. 患儿,男,4 岁,长期食欲不振,如图所示,判断患儿营养程度为( )。

A. 轻度营养不良　　B. 中度营养不良

C. 重度营养不良　　D. 营养良好

E. 营养过剩

28. 维生素 D 缺乏性佝偻病的预防应强调( )。

A. 及早服用钙剂　　B. 及早服用鱼肝油　　C. 经常晒太阳

D. 母乳喂养　　E. 及早添加辅食

29. 维生素 D 缺乏性佝偻病初期的主要表现为( )。

A. 骨骼改变　　B. 遗留不同程度的骨骼畸形　　C. 精神神经症状

D. 肌肉关节松弛　　E. 运动功能发育迟缓

30. 维生素 D 缺乏性佝偻病激期的主要表现是( )。

A. 抽搐　　B. 睡眠不安、夜惊　　C. 烦躁好哭、多汗

D. 动作、语言发育迟缓　　E. 骨骼改变

31. 下列哪项不是维生素 D 缺乏性佝偻病激期患儿的骨骼改变?( )

A. 手镯、脚镯征　　B. "X"形腿和"O"形腿　　C. 骨折

D. 方颅　　E. 乒乓颅

32. 维生素 D 缺乏性手足搐搦症的主要死亡原因是( )。

A. 全身惊厥　　B. 手足搐搦　　C. 喉痉挛　　D. 低血钙　　E. 低血糖

33. 小儿惊厥发作时,应首先选下列哪项护理?( )

A. 在上下磨牙之间放置牙垫　　B. 立即送入抢救室

C. 立即松解衣领,平卧,头偏向一侧　　D. 将舌头拉出口外

E. 手心和腋下放置纱布

34. 护士凌晨巡视发现一迁延不愈的营养不良患儿面色苍白、神志不清、四肢厥冷、脉搏减慢、呼吸暂停。应先想到( )。

A. 感染性休克　　B. 低血糖症　　C. 低钙血症　　D. 呼吸衰竭　　E. 心力衰竭

35. 1 岁小儿,站立不稳,诊断为佝偻病激期,下列处理措施哪项不妥?( )

A. 肌内注射维生素 D 治疗　　B. 加强站立和行走锻炼

C. 增加富含维生素 D 及矿物质的食物　　D. 鼓励母亲抱患儿到户外多晒太阳

E. 维生素 D 治疗

36. 人体维生素 D 主要来源于( )。

A. 蔬菜中的维生素 D　　　　　　B. 蛋黄中的维生素 D　　　　　　C. 猪肝中的维生素 D
D. 水果中的维生素 D　　　　　　E. 皮肤合成的内源性维生素 D

37. 判断佝偻病是否处于活动期的可靠依据是(　　)。
A. 神经、精神症状　　　　　　　B. 骨骼体征的改变　　　　　　　C. 运动技能发育迟缓
D. 肌肉、韧带松弛表现　　　　　E. 血液生化和 X 线长骨检查

38. 维生素 D 缺乏性手足搐搦症最常见的症状是(　　)。
A. 喉痉挛　　　　　　　　　　　B. 面神经征　　　　　　　　　　C. 手足搐搦
D. 无热惊厥　　　　　　　　　　E. 有佝偻病的症状和体征

39. 4 个月佝偻病患儿可有下列哪项表现?(　　)
A. 鸡胸　　　B. 漏斗胸　　　C. "O"形腿　　　D. "X"形腿　　　E. 颅骨软化

40. 下列哪项是维生素 D 缺乏性佝偻病骨样组织堆积的表现?(　　)
A. 鸡胸　　　　　　　　　　　　B. "O"形腿　　　　　　　　　　C. 手镯征
D. 肋缘外翻　　　　　　　　　　E. 颅骨有乒乓球感

41. 维生素 D 缺乏性佝偻病颅骨软化常见发生在(　　)。
A. 3~6 个月　　　　　　　　　　B. 8~9 个月　　　　　　　　　　C. 10~12 个月
D. 1 岁以上　　　　　　　　　　E. 2 岁以上

42. 维生素 D 的预防剂量一般为每日(　　)。
A. 100~200 IU　　　　　　　　　B. 400~800 IU　　　　　　　　　C. 1000~2000 IU
D. 5000~10000 IU　　　　　　　 E. 10000~20000 IU

43. 有关佝偻病的发病机制,正确的是(　　)。
A. 旧骨脱钙减少　　　　　　　　B. 肠道吸收钙增加　　　　　　　C. 肠道吸收磷减少
D. 肾小管重吸收钙增加　　　　　E. 肾小管重吸收磷增加

44. 关于维生素 D 缺乏性佝偻病的骨骼改变,不正确的是(　　)。
A. 颅骨软化多见于 3~6 个月婴儿　　　　　　B. 腕踝畸形多见于 6 个月以上小儿
C. 肋膈沟多见于 6~8 个月小儿　　　　　　　D. 方颅多见于 8~9 个月小儿
E. 1 岁半后前囟仍未闭

45. 佝偻病患儿给予维生素 D 治疗期间出现食欲不振、烦躁、呕吐、便秘,应警惕(　　)。
A. 肠炎　　　　　　　　　　　　B. 钙剂过量　　　　　　　　　　C. 消化功能紊乱
D. 维生素 D 过量中毒　　　　　　E. 维生素 D 治疗的正常反应

46. 4 个月男婴,因母乳不足需辅以动物乳类,其家自产羊乳,为保证婴儿健康成长还应给该患儿添加(　　)。
A. 维生素 C 及维生素 B_1　　　　B. 维生素 B_1 及铁剂　　　　　C. 维生素 B_{12} 及叶酸
D. 维生素 B_{12} 及铁剂　　　　　E. 维生素 B_{12} 及叶酸

47. 5 个月小儿,人工喂养,体重 4.5 kg,腹部皮下脂肪 0.3 cm,皮肤弹性差,两眼近角膜外侧缘有结膜干燥斑,其最可能的诊断是(　　)。
A. Ⅰ度营养不良伴维生素 C 缺乏　　　　　　B. Ⅱ度营养不良伴维生素 A 缺乏
C. Ⅲ度营养不良伴维生素 B 缺乏　　　　　　D. Ⅲ度营养不良伴维生素 A 缺乏
E. Ⅱ度营养不良伴维生素 C 缺乏

48. 患儿,1 岁,老人貌,皮下脂肪消失,因迁延性腹泻住院治疗,今晨突然神志不清,面色灰白,多汗,脉搏细弱,呼吸浅表。首先应采取的紧急措施是(　　)。

A. 静脉注射新福林   B. 静脉注射葡萄糖酸钙   C. 静脉注射洛贝林
D. 静脉注射葡萄糖   E. 静脉注射甘露醇

49. 1 岁 10 个月小儿,反应灵敏,多汗,易惊,烦躁,前囟未闭,鸡胸,"X"形腿,该患儿可能是(　　)。
  A. 呆小病   B. 软骨营养不良   C. 佝偻病激期
  D. 佝偻病初期   E. 佝偻病后遗症期

50. 男孩,12 个月,因"消瘦,近 3 个月体重不增"而来门诊,体重 6 kg,腹壁皮下脂肪消失,头发干枯,心肺(一),腹软,诊断为营养不良。在估计出现并发症时,下列哪一项是最严重的并发症？(　　)
  A. 营养性贫血   B. 维生素缺乏症   C. 支气管性肺炎
  D. 自发性低血糖症   E. 腹泻病

51. 为重度蛋白质-能量营养不良患儿进行饮食调整治疗,热量应从什么水平开始给予(单位:kcal/(kg·d))？(　　)
  A. 40～60   B. 60～80   C. 80～100   D. 100～120   E. 120～150

52. 患儿,女,1 岁。诊断为营养不良。近日,其母亲发现患儿经常眨眼,可能是由于缺乏(　　)。
  A. 维生素 A   B. 维生素 B   C. 维生素 C   D. 维生素 D   E. 维生素 E

A3/A4 型题

(53、54 题共用题干)

患儿,6 个月,常在睡眠时烦躁哭闹,入睡难。体重 7 kg,T 37.9 ℃,有枕秃及颅骨软化,诊断为佝偻病。给予维生素 D_3 30 万 IU 肌内注射后,患儿突然发生全身抽搐 4 次,每次持续 10～60 s,发作停止后精神如常。查血清总钙浓度为 1.68 mmol/L。

53. 患儿现在抽搐最可能的原因是(　　)。
  A. 血清钠降低   B. 缺乏维生素 D   C. 血清钙减少
  D. 热性惊厥   E. 癫痫发作

54. 对患儿首选的护理措施是(　　)。
  A. 使用氧气   B. 继续补充维生素 D   C. 降低患儿体温
  D. 在病床两侧加床档   E. 尽快给予葡萄糖酸钙

(55、56 题共用题干)

患儿,10 个月,因惊厥发生 3 次来院诊治。患儿系牛乳喂养,平时体质较差,昨日起突然发生惊厥,表现为两眼上翻、面肌抽动、四肢抽动、神志不清,每次发作时间大约持续 1 min,缓解后活动如常,其他无异常。

55. 对患儿的诊断首先考虑为(　　)。
  A. 癫痫   B. 营养不良   C. 低血钠
  D. 维生素 D 缺乏性佝偻病   E. 维生素 D 缺乏性手足搐搦症

56. 对患儿的治疗原则是(　　)。
  A. 先用维生素 D 后用钙剂治疗   B. 先用钙剂再用维生素 D 治疗   C. 反复使用止惊剂
  D. 维生素 D 和钙剂同时使用   E. 立即使用大量的维生素 D 治疗

(57～59 题共用题干)

一新生儿,出生后第 14 天,足月顺产,出生体重为 3.3 kg,母乳喂养。护士进行新生儿访视并对家长进行预防小儿佝偻病知识宣教。

57.下列的指导中哪项不正确?( )
　　A.坚持母乳喂养　　　　B.早期补充钙剂　　　　C.及时补充维生素 D
　　D.坚持日光浴　　　　　E.及时添加辅食,4 个月左右开始加蛋黄、鱼泥

58.家长发现患儿有下列哪项表现时应考虑佝偻病的早期症状?( )
　　A.有多汗、易惊、睡眠不安　　B.有精神萎靡　　　　C.有手足搐搦
　　D.有肋膈沟　　　　　　　　　E.有方颅

59.为防止患儿患佝偻病,应指导家长( )。
　　A.出生后 1 个月起肌内注射维生素 D 30 万 IU,每月 1 次
　　B.出生后 2 周起每日口服维生素 D 400 IU
　　C.出生后 1 个月起每日口服维生素 D 5000 IU
　　D.出生后 4 个月起每日口服维生素 D 5000～10000 IU
　　E.出生后 6 个月起每日口服维生素 D 1 万～2 万 IU

(60～62 题共用题干)

患儿,1 岁 2 个月,人工喂养,平时多汗、烦躁易惊。体格检查有枕秃、方枕、鸡胸,血钙磷乘积<30,碱性磷酸酶增高。X 线检查:临时钙化带消失。临床诊断为维生素 D 缺乏性佝偻病。

60.该患儿的临床分期为( )。
　　A.初期　　　B.激期　　　C.恢复期　　　D.后遗症期　　　E.缓解期

61.对患儿的护理措施下列哪项不妥?( )
　　A.护理动作要轻柔　　　　　B.尽快加强站、立、行训练以促进运动发育
　　C.应多晒太阳　　　　　　　D.多添加富含维生素 D 的食物
　　E.遵医嘱肌内注射维生素 D 30 万 IU

62.以下对患儿家长进行的健康指导中哪项不妥?( )
　　A.让患儿多晒太阳　　　　　　　　B.介绍佝偻病的病因及预防方法
　　C.供给富含维生素 D 及钙的饮食　　D.让患儿多做俯卧位抬头展胸运动
　　E.肌内注射维生素 D_3 后,应立即用预防量的维生素 D

(63～66 题共用题干)

患儿,女,1 岁,牛奶喂养,未添加辅食。近 4 个月来食欲差,面色苍白,皮肤弹性差,精神不振,体重 6 kg,皮下脂肪 0.2 cm。

63.该患儿最主要的护理问题为( )。
　　A.自我形象紊乱　　　　　　　　B.有感染的危险
　　C.营养失调:低于机体需要量　　　D.知识缺乏
　　E.生长发育的改变

64.该患儿目前最主要的护理措施是( )。
　　A.口服胃蛋白酶帮助消化　　B.饮食管理　　　　C.增加户外活动
　　D.预防低血糖　　　　　　　E.预防感染

65.为该患儿调整饮食时,开始供给的能量为( )。
　　A.40～60 kcal/kg　　　　B.60～80 kcal/kg　　　　C.90～110 kcal/kg
　　D.120～140 kcal/kg　　　E.150～170 kcal/kg

66. 一日凌晨护士巡视病房时发现该患儿面色苍白,出冷汗,呼吸浅促,脉搏减弱,此时首先考虑的是( )。
　　A. 心力衰竭　　B. 呼吸衰竭　　C. 严重感染　　D. 低钾血症　　E. 低血糖症
(67~69题共用题干)
　　患儿,4个月,主因"夜惊、夜啼睡眠不安,烦躁易激惹"到门诊就诊。初步诊断为维生素D缺乏性佝偻病。
67. 初期给予维生素D( )。
　　A. 每日400~800 IU　　　　B. 每日1000~2000 IU　　　　C. 每日2000~3000 IU
　　D. 每日2000~4000 IU　　　　E. 每日4000~5000 IU
68. 连服1个月后改为预防量,为( )。
　　A. 每日400~800 IU　　　　B. 每日1000~2000 IU　　　　C. 每日2000~3000 IU
　　D. 每日2000~4000 IU　　　　E. 每日4000~5000 IU
69. 口服预防量至少应至小儿( )。
　　A. 1岁　　　B. 2岁　　　C. 3岁　　　D. 4岁　　　E. 5岁
(70、71题共用题干)
　　患儿,男,6个月,突然发生四肢的搐动,查体:体温37.5 ℃,颈软,前囟2 cm×2 cm,枕部按压有乒乓球感,神经系统检查(一)。该患儿为人工喂养,未加辅食。
70. 该患儿的初步诊断为( )。
　　A. 化脓性脑炎　　　　　　　B. 癫痫　　　　　　　　C. 高热惊厥
　　D. 低血糖症　　　　　　　　E. 维生素D缺乏性手足搐搦症
71. 首选的处理方法为( )。
　　A. 立即用10%葡萄糖酸钙5~10 mL加10%葡萄糖溶液稀释后缓慢静脉注射
　　B. 立即静脉注射地西泮,再用10%葡萄糖酸钙5~10 mL加10%葡萄糖溶液稀释后缓慢静脉注射
　　C. 立即肌内注射维生素D_3 20万IU
　　D. 给予20%甘露醇
　　E. 给予敏感抗生素

二、填空题
1. 母乳中蛋白质、脂肪、糖的比例为_____,钙磷比例为_____。
2. 维生素D缺乏性佝偻病临床上分为_____、_____、_____、后遗症期四个时期。
3. 小儿能量的需要包括基础代谢、_____、_____、_____、排泄等五个方面。
4. 婴儿每日需要能量为_____,需要水量为_____。
5. 维生素D缺乏性佝偻病在胸部的骨骼畸形常见的有鸡胸、_____、_____、_____。

三、名词解释
1. 基础代谢
2. 人工喂养
3. 补授法
4. 代授法
5. 维生素D缺乏性佝偻病

6. 陶瑟征

四、简答题

1. 试述母乳喂养的优点。
2. 简述添加辅食的原则。
3. 维生素 D 缺乏性佝偻病的病因有哪些？
4. 简述维生素 D 缺乏性佝偻病初期的临床表现。
5. 如何给维生素 D 缺乏性佝偻病患儿家长进行健康教育？

【参考答案】

一、选择题

1. C	2. E	3. E	4. B	5. A	6. A	7. C	8. D	9. A
10. E	11. C	12. A	13. C	14. C	15. A	16. E	17. D	18. B
19. C	20. D	21. C	22. C	23. B	24. A	25. D	26. B	27. C
28. C	29. C	30. E	31. C	32. C	33. C	34. B	35. B	36. E
37. E	38. D	39. E	40. C	41. A	42. B	43. C	44. C	45. D
46. E	47. B	48. D	49. C	50. D	51. A	52. A	53. C	54. D
55. E	56. B	57. B	58. A	59. B	60. B	61. B	62. D	63. C
64. B	65. A	66. E	67. D	68. A	69. B	70. E	71. B	

二、填空题

1. 1∶3　62∶1
2. 初期　激期　恢复期
3. 食物的特殊动力作用　活动　生长发育
4. 100 kcal/kg　150 mL/kg
5. 漏斗胸　肋骨串珠　肋膈沟

三、名词解释

1. 在清醒、安静、空腹状态下，处于18～25 ℃环境中，人体维持基本生理活动所需的最低能量。
2. 母亲因某种原因不能给婴儿哺喂，以其他代乳品完全代替母乳喂养。
3. 因母乳不足，在每次喂母乳后补充牛、羊乳或其他代乳品。
4. 一日内有数次完全喂牛、羊乳代替母乳。
5. 小儿体内维生素 D 不足，引起钙、磷代谢紊乱，导致以骨骼病变为特征的全身慢性营养性疾病。
6. 用血压计的袖带包裹上臂，打气使压力保持在收缩压和舒张压之间，5 min 内出现手搐搦为阳性。

四、简答题

1. (1)营养丰富,比例合适；
(2)增强婴儿免疫力；
(3)有利于婴儿脑的发育；
(4)使婴儿有良好的心理-社会反应；
(5)喂哺简便；

(6)对母亲有利。

2.(1)由少到多；

(2)由稀到稠；

(3)由细到粗；

(4)由一种到多种。

3.(1)日光照射不足；

(2)维生素 D 摄入不足；

(3)生长发育迅速；

(4)疾病和药物的影响。

4.(1)多于 3 个月左右开始发病；

(2)神经精神症状；

(3)枕秃。

5.(1)介绍佝偻病的预防及护理知识；

(2)多晒太阳；

(3)补充维生素 D 丰富的食物；

(4)预防感染；

(5)防止骨骼畸形；

(6)后遗症的护理；

(7)预防维生素中毒。

第十章　循环系统疾病患儿的护理

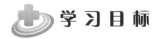

1. 掌握小儿循环系统解剖生理特点。
2. 掌握先天性心脏病临床分类及各类特点。
3. 熟悉先天性心脏病治疗及护理措施。

第一节　小儿循环系统解剖生理特点

一、心脏

1. 心脏的胚胎发育　原始心脏于胚胎第 2 周开始形成,第 8 周,房、室中隔形成具有四腔的心脏。所以,胚胎发育第 2～8 周为心脏形成的关键期,也是形成先天性心脏病的主要时期。

2. 心脏的位置　出生后心脏位置随年龄变化,2 岁以前心脏位置较高并呈横位,心尖搏动在左侧第 4 肋间锁骨中线外,右心室形成心尖部;2 岁后,小儿心脏由横位逐渐转成斜位,3～7 岁心尖搏动位于第 5 肋间锁骨中线处,7 岁以后心尖位置逐渐移至锁骨中线内 0.5～1 cm,左心室形成心尖部。正常心尖搏动范围不超过 3 cm。

二、心率

新生儿心率为 120～140 次/分,1 岁以内小儿为 110～130 次/分,2～3 岁为 100～120 次/分,4～7 岁为 80～100 次/分,8～14 岁为 70～90 次/分。(规律:8 岁以前,年龄每增加 1 岁,心率减慢 10 次/分。)

三、血压

小儿由于心排血量少,动脉壁弹性较好,血管口径相对较大,引起血压偏低。1 岁以内的婴儿收缩压小于 80 mmHg(10.67 kPa),2 岁以后小儿收缩压可用收缩压(mmHg)＝年龄×2＋80 或收缩压(kPa)＝年龄×0.27＋10.67 公式计算,小儿舒张压＝收缩压×2/3。

第二节　先天性心脏病患儿的护理

一、病因

病因 $\begin{cases} 遗传因素:特别是染色体畸变 \\ 环境因素:重要的原因是宫内风疹病毒感染 \end{cases}$

二、临床分类

1. 左向右分流型(潜伏青紫型)　在左右心之间或主动脉与肺动脉之间具有异常通路,平时不出现青紫,当剧烈哭闹或任何原因使肺动脉或右心压力增高并超过左心时,血液自右向左分流,可出现暂时性青紫。常见房间隔缺损、室间隔缺损和动脉导管未闭。

2. 右向左分流型(青紫型)　因心脏结构的异常,静脉血流入右心后不能全部流入肺循环达到氧合,直接进入体循环,出现持续性青紫。常见法洛四联症。

3. 无分流型(无青紫型)　心脏左、右两侧或动、静脉之间无异常通路或分流。常见主动脉缩窄和肺动脉狭窄。

三、常见先天性心脏病的特点

(一)房间隔缺损

1. 分型　按缺损部位可分为原发孔未闭(一孔型)和继发孔未闭(二孔型)。出生后随着肺循环血量的增加,左心房压力超过右心房压力,分流自左向右,造成右心房和右心室负荷过重而导致右心房和右心室增大,肺循环血量增多和体循环血量减少。

2. 临床表现　缺损小者可无症状,仅在体检时发现胸骨左缘第 2～3 肋间有收缩期杂音。缺损大者,由于体循环血量减少而表现为气促、乏力、喂养困难,当哭闹、患肺炎或心力衰竭时,出现暂时性青紫。查体可见生长发育落后,心前区隆起,心尖搏动弥散,心浊音界扩大,胸骨左缘 2～3 肋间可闻及Ⅱ～Ⅲ级收缩期喷射性杂音,肺动脉瓣区第二心音增强或亢进,并呈固定分裂。

3. 辅助检查　心电图检查见右心房和右心室肥大。X 线检查见心脏外形呈现轻、中度扩大,以右心房、右心室增大为主,肺动脉段突出,肺野充血,主动脉心影缩小。可见"肺门舞蹈"征。

4. 治疗要点

(1)内科治疗:对症治疗,预防呼吸道感染,防止心力衰竭等并发症。

(2)外科治疗:一般在 3～5 岁进行介入治疗或手术。禁忌证:艾森门格综合征。

(二)室间隔缺损

室间隔缺损为最常见的先天性心脏畸形。由于左、右心室之间有一异常通道,当左心室压力高于右心室时,血流自左向右分流,造成肺循环血量增多和体循环血量减少,并且出现右心室、左心室和左心房负荷过重而产生右心室、左心室和左心房增厚。

1. 临床表现 分流量较小,患儿可无明显症状,生长发育不受影响。大、中型缺损,左向右分流多,体循环血流量减少,影响生长发育,患儿多有乏力、气短、多汗、生长发育缓慢,易患肺部感染,婴幼儿常出现心力衰竭。当出现肺动脉高压,右向左分流时,可出现青紫。查体可见心前区隆起,胸骨左缘3～4肋间可闻Ⅲ～Ⅴ级全收缩期反流性杂音,第二心音(P2)增强,伴有肺动脉高压者P2亢进。

2. 并发症 易合并气管炎、支气管肺炎、充血性心力衰竭、肺水肿和亚急性细菌性心内膜炎。

3. 辅助检查 心电图左心室轻、中度肥厚。X线检查:小、中型缺损者心影大致正常或左心房、左心室轻增大。大型缺损者,肺纹理明显增粗增多,左心室、右心室均增大。中度肺动脉高压时,以右心室增大为主,肺动脉段明显凸出,肺野明显充血。

4. 治疗原则

(1)内科治疗:预防并发症,出现症状时给予强心、利尿、抗感染、扩张血管等对症治疗。

(2)外科治疗:中、大型室间隔缺损可介入治疗或手术治疗。禁忌证:形成艾森门格综合征。

(三)动脉导管未闭

动脉导管未闭是指出生后动脉导管持续开放,血流从主动脉经导管分流至肺动脉,进入左心,并产生病理生理改变。出生后动脉导管持续开放,血液自主动脉经导管分流至肺动脉,使肺循环血量增多,左心房、左心室容量负荷加重,导致左心房、左心室增大。由于左心室排血量较大,使主动脉收缩压增高,但血液很快分流到肺动脉,使舒张压降低,故出现脉压增大。

1. 临床表现 动脉导管较细者症状较轻或无症状。导管粗大者,分流量大,表现为气急、咳嗽、乏力、多汗、生长发育落后等。偶见扩大的肺动脉压迫喉返神经而引起声音嘶哑。婴儿期发生心力衰竭。严重肺动脉高压时,产生差异性发绀,下肢青紫明显,出现杵状指。查体可见胸骨左缘第2肋间有响亮的连续性机器样杂音,占据整个收缩期和舒张期,伴震颤,传导广泛。分流量大时,心尖部可闻及高流量舒张期杂音。第二心音亢进。脉压增大,周围血管征阳性,可见毛细血管搏动,触到水冲脉;可闻及股动脉枪击音等。常见并发症为感染性动脉炎、呼吸系统感染、充血性心力衰竭、感染性心内膜炎等。

2. 辅助检查 心电图见左心室肥大、肺动脉压力高时,左、右心室肥厚。X线检查见分流量小时正常;分流量大时左心房、左心室增大;肺动脉段突出,肺野充血。

3. 治疗要点

(1)内科治疗:出生后1周用吲哚美辛(消炎痛)以促进导管关闭;也可用前列腺素抑制剂,给予强心、利尿、抗感染等治疗。

(2)外科治疗:手术结扎,适宜年龄为1～6岁;动脉导管的介入治疗或手术治疗效果良好。禁忌证:艾森门格综合征。

(四)法洛四联症

法洛四联症以肺动脉狭窄、室间隔缺损、主动脉骑跨和右心室肥厚为主要临床特征。其中以肺动脉狭窄为重要畸形。

1. 临床表现 青紫,其程度和出现早晚与肺动脉狭窄程度有关。多于出生后3～6个月出现,见于毛细血管丰富的部位,如唇、指(趾)、甲床、球结膜等处。青紫持续6个月以上者,可见杵状指。患儿有蹲踞现象,即患儿活动后,常主动蹲踞片刻,使右向左分流减少,缺氧症状暂时得到缓解。有些患儿可有缺氧发作,表现为呼吸急促、烦躁不安、发绀加重,重者发生晕厥、抽搐、意识丧失,甚至死亡。发作可持续数分钟或数小时。哭闹、排便、感染、贫血或睡眠苏醒后均可诱发。查体可见患儿发育落后,有青紫,舌色发暗,杵状指。心前区略隆起,胸骨左缘2～4肋间有Ⅱ～Ⅲ级收缩期喷射性杂音。杂音响度与狭窄程度成反比;第二心音减弱。常见并发症为脑血栓、脑脓肿、感染性心内膜炎、红细胞增多症。

2. 辅助检查 血液检查见红细胞计数和血红蛋白量明显增多。心电图见电轴右偏,右心室肥大;X线检查见心影呈"靴形",即心尖上翘,心腰凹陷,两侧肺纹理减少、透亮度增加。

3. 治疗要点

(1)缺氧发作:立即予以膝胸卧位;吸氧、镇静;吗啡 0.1～0.2 mg/kg,皮下或肌内注射;用β受体阻滞剂普萘洛尔加入10%葡萄糖溶液稀释后缓慢静脉注射;纠正代谢性酸中毒,给予碳酸氢钠,缓慢静脉注射;严重意识丧失、血压不稳定者尽早行气管插管。

(2)外科治疗:绝大多数患儿可施行根治术。轻症患儿的手术年龄以5～9岁为宜。

四、护理问题

1. 活动无耐力 与心排血量、供氧不足有关。

2. 营养失调:低于机体需要量 与喂养困难、食欲不振有关。

3. 生长发育迟缓 与体循环血量减少或血氧含量降低有关。

4. 有感染的危险 与肺循环充血、心内缺损致心内膜损伤有关。

5. 潜在并发症 心力衰竭、感染性心内膜炎、脑血栓。

五、护理措施

(一)休息

休息是恢复心脏功能的重要条件。应建立适合儿童的合理的生活作息时间,保证睡眠,根据病情安排适宜的活动量,以免加重心脏负荷。

(二)饮食护理

以清淡易消化、少量多餐为宜。注意控制水及钠盐摄入,根据病情,采用无盐或低盐饮食。注意营养搭配,供给充足的能量、蛋白质和维生素,保证营养需要。对喂养困难的患儿要耐心喂养,可少量多餐,避免呛咳和呼吸困难。

(三)对症护理

(1)患儿出现呼吸困难、青紫等症状时,取半坐卧位,护理人员给予生活护理。患儿烦躁不安,出现三凹征或点头呼吸,口周青紫时,给予氧气吸入,烦躁者遵医嘱给予镇静剂。

(2)患儿水肿时,给予无盐或低盐饮食;尿少时,遵医嘱给予利尿剂;每周测量体重2次,严重水肿者,每日测体重1次;每日做皮肤护理2次,动作要轻柔,毛巾要柔软,定时翻身,预防压疮的发生。

(3)咳嗽咯血时,必须绝对卧床休息。

(4)保证大便畅通,防止便秘。

(四)药物治疗护理

(五)防止并发症

(1)注意气候变化,少去公共场所,避免呼吸道感染。患儿行小手术如拔牙,应给予抗生素预防感染,防止发生感染性心内膜炎,一旦发生,应积极治疗。

(2)防止法洛四联症患儿因活动、哭闹、便秘等引发缺氧,若发生应予以膝胸卧位、吸氧,给予普萘洛尔、吗啡,以及静脉注射碳酸氢钠纠正酸中毒。

(3)观察患儿有无呼吸困难、心率增快、肝肿大、水肿等心力衰竭症状,若出现,应立即置患儿半坐卧位,给予氧气吸入,并及时通知医生。

(六)心理护理

六、健康教育

指导家长掌握先天性心脏病的日常护理,建立合理的生活制度,合理用药,预防感染和其他并发症。定期复查,调整心功能到最佳状态,使患儿能安全达到手术年龄。小于3 mm的房间隔缺损多能自然关闭,分流量较大的一般在3～5岁时进行手术治疗;室间隔缺损有自然闭合的可能,中小缺损可随访至学龄前期,中大型缺损和难以控制的心力衰竭者应及时行手术修补;动脉导管未闭者均可行手术结扎或切断导管治疗,但对动脉导管未闭的早产儿可于出生后1周内用吲哚美辛(消炎痛);法洛四联症以根治手术治疗为主,手术年龄一般在2岁以上。

自测习题

一、选择题

A1/A2型题

1.先天性心脏畸形主要发生在(   )。
 A.胚胎第1周 B.胚胎第2～8周 C.胚胎第12～15周
 D.胚胎第15～20周 E.胚胎第20～28周

2.2岁以下小儿心脏位置较高,多呈(   )。
 A.横位 B.左前横位 C.右前横位 D.斜位 E.左前斜位

3.一个5岁小儿体检心脏大小,下列心尖部位置哪个是正常的?(   )
 A.左第4肋间锁骨中线外2 cm B.左第4肋间锁骨中线外1 cm
 C.左第5肋间锁骨中线处 D.左第5肋间锁骨中线内0.5 cm
 E.左第5肋间锁骨中线内1 cm

4.关于小儿血压及测量方法,以下说法哪项是错误的?(   )
 A.小儿血压较成人低 B.下肢血压比上肢高
 C.舒张压为收缩压的2/3 D.血压与搏出量及外周血管有关
 E.测量血压袖带的宽度应为上臂长度的1/3

5.患儿,男,3岁。门诊就诊时医务人员为其测量血压,表明此患儿收缩压正常的测量值是(   )。
 A.45 mmHg B.65 mmHg C.85 mmHg D.105 mmHg E.115 mmHg

6. 患儿,男,3岁。门诊测量血压收缩压为84 mmHg,推算其舒张压应为(   )。
   A. 40 mmHg   B. 45 mmHg   C. 50 mmHg   D. 55 mmHg   E. 60 mmHg
7. 先天性心脏病最常见的是(   )。
   A. 房间隔缺损   B. 室间隔缺损   C. 动脉导管未闭
   D. 法洛四联症   E. 肺动脉狭窄
8. 以下哪种先天性心脏病属右向左分流型?(   )
   A. 房间隔缺损   B. 室间隔缺损   C. 动脉导管未闭
   D. 法洛四联症   E. 肺动脉狭窄
9. 先天性心脏病右向左分流型最明显的外观特征是(   )。
   A. 心脏杂音   B. 发育迟缓   C. 持续发绀   D. 心前区隆起   E. 活动耐力下降
10. 左向右分流型先天性心脏病最易并发(   )。
    A. 脑脓肿   B. 肺炎   C. 体格发育障碍
    D. 脑血栓形成   E. 细菌性心内膜炎
11. 下列不符合室间隔缺损的说法的是(   )。
    A. 可闻及胸骨左缘3~4肋间收缩期杂音
    B. 杵状指
    C. 小型缺损能自然关闭
    D. 护理中应避免患儿过度激动和剧烈哭闹
    E. 常发生心力衰竭
12. 下列属于肺循环血量减少而体循环血量增多的先天性心脏病是(   )。
    A. 房间隔缺损   B. 法洛四联症   C. 室间隔缺损   D. 主动脉狭窄   E. 肺动脉狭窄
13. 下列先天性心脏病中,哪种属于无分流型?(   )
    A. 房间隔缺损   B. 室间隔缺损   C. 动脉导管未闭
    D. 法洛四联症   E. 右位心
14. 以下哪种先天性心脏病属于右向左分流型?(   )
    A. 房间隔缺损   B. 室间隔缺损   C. 动脉导管未闭
    D. 法洛四联症   E. 肺动脉狭窄
15. 法洛四联症患儿脑缺氧发作时,应采取的体位是(   )。
    A. 俯卧位   B. 平卧位   C. 半坐卧位   D. 膝胸卧位   E. 侧卧位
16. 下列疾病中,最早出现青紫的是(   )。
    A. 房间隔缺损   B. 室间隔缺损   C. 动脉导管未闭
    D. 法洛四联症   E. 肺动脉狭窄
17. 患儿,5岁,自幼口唇发绀,生长发育落后,活动后喜蹲踞。今日突然发生意识障碍、惊厥,可能发生了(   )。
    A. 颅内出血   B. 化脓性脑膜炎   C. 高血压脑病
    D. 法洛四联症脑缺氧发作   E. 低血糖
18. 患儿,男,2岁,诊断为室间隔缺损,分流量大。护士对家长的健康教育可除外(   )。
    A. 预防肺炎   B. 加强体育锻炼   C. 进一步诊断检查
    D. 增加营养,增强体质   E. 改善心功能,近期手术
19. 患儿,男,2岁。出生后青紫逐渐加重,有杵状指,胸骨左缘第3肋间可闻及Ⅲ级收缩

期杂音。诊断为法洛四联症,其X线检查心脏呈现( )。
  A.右心房、右心室肥厚   B.左心房、左心室肥厚
  C.右心室肥厚,呈"靴形"心   D.左心室、右心室肥厚
  E.左心房、右心房肥厚

20.与先天性心脏病患儿不相符的饮食护理是( )。
  A.给予蛋白质、维生素丰富且易消化的食物   B.经常调换品种增进食欲
  C.鼓励小儿每餐多进食以纠正营养失调   D.适当限制食盐的摄入
  E.供给适量的蔬菜、水果

21.婴幼儿出现以下症状可考虑患有先天性心脏病,除外( )。
  A.发育落后、消瘦   B.反复肺炎   C.持续青紫
  D.嗜睡   E.声音嘶哑

22.脉压差增大的先天性心脏病是( )。
  A.房间隔缺损   B.动脉导管未闭   C.室间隔缺损
  D.法洛四联症   E.右位心

23.目前认为先天性心脏病的病因主要是( )。
  A.宫内细菌感染   B.宫内病毒感染   C.宫内支原体感染
  D.母体妊娠毒血症   E.胎盘早剥

24.房间隔缺损患儿如需手术,手术时间一般选择在( )。
  A.<1岁   B.1～3岁   C.1～5岁
  D.3～5岁   E.出现持续青紫后

25.新生儿心肺复苏过程与成人相似,但其按压通气比为( )。
  A.1∶1   B.2∶1   C.3∶1   D.4∶1   E.5∶1

26.先天性心脏病在活产婴儿中的发病率为( )。
  A.1‰～2‰ B.3‰～4‰ C.5‰～6‰ D.7‰～8‰ E.9‰～10‰

27.胎儿期血氧含量最高的器官是( )。
  A.心   B.脑   C.肺   D.肝   E.肾

28.关于胎儿血液循环,正确的是( )。
  A.脐动脉血氧含量最高   B.下腔静脉血全部流向右心室
  C.胎儿左、右心室均向全身供血   D.主动脉压力大于肺动脉压力
  E.胎儿有2根脐静脉、1根脐动脉

29.房间隔缺损的血流动力学改变常引起( )。
  A.左心房、左心室扩大   B.右心房、右心室扩大
  C.右心房、右心室、左心室扩大   D.左心房、左心室、右心室扩大
  E.左心房、右心房、右心室扩大

30.易发生脑血栓的先天性心脏病是( )。
  A.室间隔缺损   B.房间隔缺损   C.法洛四联症
  D.肺动脉狭窄   E.动脉导管未闭

31.患儿,2岁,室间隔缺损,发热、咳嗽、呼吸困难1天,以"肺炎"收住院。查体:患儿全身发绀、精神差。其发绀的主要原因是( )。
  A.肺炎致气体交换受损   B.体循环血流量减少

C. 肺炎致肺循环血流量增多 D. 肺动脉高压致血液右向左分流

E. 室间隔缺损致血液左向右分流

32. 患儿,女,4岁,患轻度室间隔缺损,未行手术治疗。体检发现右下第一乳磨牙为龋齿,需拔除,结合该患儿的先天性心脏病史,拔牙前需给予抗生素治疗,其目的是防止(　　)。

  A. 呼吸道感染　　　　　　B. 牙龈炎　　　　　　C. 感染性心内膜炎

  D. 淋巴炎　　　　　　　　E. 败血症

33. 患儿,男,7岁,诊断为先天性心脏病并发充血性心力衰竭。患儿拟服地高辛维持治疗,护士给患儿服用地高辛前,必须监测(　　)。

  A. 体温　　　B. 脉搏　　　C. 瞳孔　　　D. 血压　　　E. 意识

34. 患儿,2岁,因反复上呼吸道感染、发绀、发育落后就诊,诊断为"房间隔缺损"。对该患儿的健康指导,错误的是(　　)。

  A. 建立合理的生活制度　　　　　　B. 加强活动,增强体质

  C. 保证充足的营养,促进生长　　　　D. 合理用药,防止各种感染

  E. 指导掌握观察病情变化的知识

35. 患儿,女,4岁,室间隔缺损。一周前患儿因感冒诱发急性心力衰竭,按医嘱用西地兰(毛花苷C)。今日患儿出现恶心、呕吐、视物模糊。此临床表现的原因是(　　)。

  A. 感冒加重　　　　　　B. 胃肠感染　　　　　　C. 急性心力衰竭加重

  D. 强心苷中毒的反应　　E. 室间隔缺损的表现

36. 患儿,男,1岁,诊断为室间隔缺损8个月,3天前出现发热、咳嗽,近1天来,咳嗽、呼吸急促,三凹征明显,尿少,急诊入院。查体:体温38℃,心率160次/分,呼吸55次/分,肝肋下5 cm。诊断为室间隔缺损合并心力衰竭,服用强心苷时,循环系统中毒反应有(　　)。

  A. 室性早搏　　　　　　B. 视物模糊　　　　　　C. 恶心、呕吐

  D. 腹胀明显　　　　　　E. 复视、黄绿视

37. 患儿,2岁,出生后3个月出现发绀、哭闹,活动后发绀加重,该患儿生长发育落后,有杵状指,胸骨左缘第2肋间有连续性杂音,该患儿可能是(　　)。

  A. 房间隔缺损　　　　　　B. 室间隔缺损　　　　　　C. 动脉导管未闭

  D. 肺动脉狭窄　　　　　　E. 法洛四联症

38. 患儿,男,2岁。诊断为法洛四联症,下列对该患儿的护理措施中正确的是(　　)。

  A. 无须限制食盐摄入　　　　　　B. 缺氧发作时将小儿置于平卧位

  C. 为避免加重心脏负担,应少饮水　　D. 钙类和洋地黄类药物同时使用

  E. 若超过2日无大便,应禁止患儿下地独自排便

39. 患儿,男,1岁。诊断为室间隔缺损8个月。3天前出现发热、咳嗽,近1天来,咳嗽、呼吸急促,"三凹征"明显,尿少,急诊入院。查体:体温38℃,心率160次/分,呼吸35次/分,肝肋下5 cm。此时首选的治疗药物为(　　)。

  A. 抗生素　　　B. 强心苷　　　C. 激素　　　D. 保肝药物　　　E. 退热剂

40. 不属于法洛四联症畸形的是(　　)。

  A. 右心室肥厚　　　　　　B. 室间隔缺损　　　　　　C. 主动脉骑跨

  D. 肺动脉狭窄　　　　　　E. 主动脉缩窄

41. 室间隔缺损患儿在剧烈哭闹屏气时,可出现暂时性青紫的原因是(　　)。

  A. 右心衰　　　　　　　　B. 主动脉高压　　　　　　C. 左心衰

D. 肺动脉高压　　　　　　　E. 肺动脉狭窄

42. 杵状指出现在(　　)。
   A. 法洛四联症　　　　　B. 室间隔缺损　　　　　C. 房间隔缺损
   D. 动脉导管未闭　　　　E. 肺动脉狭窄

43. 患儿,3岁。出生4个月后出现发绀,剧烈哭闹时有抽搐史。发育比同龄儿童稍差,平时经常感冒。查体:杵状指,嘴唇发绀明显;心前区闻及Ⅲ级收缩期喷射样杂音。X线胸片提示肺血少,右心室增大。最可能的临床诊断是(　　)。
   A. 房间隔缺损　　　　　B. 室间隔缺损　　　　　C. 动脉导管未闭
   D. 法洛四联症　　　　　E. 肺动脉狭窄

A3/A4型题
(44～46题共用题干)

患儿,女,3岁。自幼发现心脏杂音,经常患肺炎。查体:胸骨左缘第3～4肋间闻及Ⅳ级粗糙的收缩期杂音。心电图左心室及右心室均肥大。X线检查示肺血增多。

44. 该患儿的诊断可能是(　　)。
   A. 室间隔缺损　　　　　B. 房间隔缺损　　　　　C. 动脉导管未闭
   D. 法洛四联症　　　　　E. 肺动脉狭窄

45. 此病最常见的并发症是(　　)。
   A. 脑出血　　B. 脑栓塞　　C. 脑脓肿　　D. 呼吸衰竭　　E. 呼吸道感染

46. 患儿出现心力衰竭时正确的饮食指导是(　　)。
   A. 低脂饮食　　B. 低盐饮食　　C. 半流质饮食　　D. 普通饮食　　E. 无渣饮食

(47、48题共用题干)

患儿,男,10月龄。出生以来喂养困难,哭闹时青紫明显,现患儿体温38.5℃,咳嗽。体检肺部闻及少量湿啰音,胸骨左缘2～3肋间可闻Ⅱ～Ⅲ级收缩期喷射性杂音,第二心音亢进并呈固定分裂。

47. 此患儿最可能的原发病为(　　)。
   A. 室间隔缺损　　　　　B. 房间隔缺损　　　　　C. 动脉导管未闭
   D. 法洛四联症　　　　　E. 病毒性心肌炎

48. 目前患儿出现的并发症为(　　)。
   A. 支气管炎　　　　　　B. 支气管肺炎　　　　　C. 充血性心力衰竭
   D. 肺水肿　　　　　　　E. 亚急性细菌性心内膜炎

(49、50题共用题干)

患儿,2岁,曾多次患肺炎,平时无发绀。胸骨左缘第2肋间听到Ⅲ级连续性机器样杂音,伴有水冲脉。

49. 患儿最可能的诊断为(　　)。
   A. 房间隔缺损　　　　　B. 室间隔缺损　　　　　C. 动脉导管未闭
   D. 法洛四联症　　　　　E. 右位心

50. 该患儿的治疗方案为(　　)。
   A. 等待动脉导管自行关闭　　　　　B. 等待出现肺动脉高压时行手术治疗
   C. 介入或手术治疗效果良好　　　　D. 长期用地高辛治疗
   E. 观察随访

(51～52题共用题干)

患儿,女,3岁,自幼青紫,发热、咳嗽2天,今晨哭闹后突然出现抽搐入院。体温39 ℃,咽充血,心前区隆起,胸骨左缘闻及心杂音,双肺无干湿啰音,指(趾)端发绀明显。X线检查呈"靴形"心影。

51. 患儿最可能的诊断为(　　)。
　A. 房间隔缺损　　　　　　　B. 室间隔缺损　　　　　　　C. 动脉导管未闭
　D. 法洛四联症　　　　　　　E. 右位心

52. 护理该患儿要注意供给充足液体,其目的是(　　)。
　A. 防止心力衰竭　　　　　　B. 防止肾功能衰竭　　　　　C. 防止休克
　D. 防止血栓栓塞　　　　　　E. 防止便秘

(53～56题共用题干)

患儿,4岁,室间隔缺损,发育落后,病情较重,平时需服用地高辛维持心功能。现患儿因上呼吸道感染后诱发急性心力衰竭,按医嘱用西地兰。

53. 关于使用洋地黄类药物的注意事项,下列哪项叙述是错误的?(　　)
　A. 准确计算洋地黄类药物剂量　　　　　　B. 用药前测心率
　C. 观察有无恶心、呕吐及心律不齐　　　　D. 可同时服用氯化钙
　E. 可同时服用氯化钾

54. 与该病不相符的饮食护理是(　　)。
　A. 给予蛋白质、维生素丰富的易消化饮食　　B. 经常调换品种增进食欲
　C. 鼓励患儿每餐多进食以纠正营养失调　　　D. 限制食盐摄入
　E. 供给适量蔬菜、水果

55. 该患儿第二天出现恶心、呕吐、视物模糊,最大可能是(　　)。
　A. 上呼吸道感染加重　　　　B. 胃肠感染　　　　　　　　C. 急性心力衰竭加重
　D. 强心苷中毒反应　　　　　E. 呼吸衰竭

56. 此时应采取的处理措施是(　　)。
　A. 调慢输液速度　　　　　　　　　　　　　B. 禁食
　C. 给予患儿吸入乙醇湿化的氧气　　　　　　D. 暂停使用强心苷并通知医生
　E. 密切观察患儿心率变化

二、填空题

1. 胎儿期血液循环的特殊通道为_____、_____、_____。
2. 左向右分流型先天性心脏病常见为_____、_____、_____。
3. 法洛四联症常见的并发症为_____、_____、_____。

三、名词解释

1. 差异性青紫
2. 艾森曼格综合征

四、简答题

1. 试述小儿先天性心脏病的分类。
2. 简述法洛四联症的临床表现。
3. 应如何为先天性心脏病患儿建立合理的生活制度?

【参考答案】

一、选择题

1.B	2.A	3.C	4.E	5.C	6.D	7.B	8.D	9.C
10.B	11.B	12.B	13.E	14.D	15.D	16.D	17.D	18.B
19.C	20.C	21.C	22.B	23.B	24.D	25.C	26.D	27.D
28.C	29.B	30.C	31.A	32.C	33.B	34.B	35.D	36.A
37.C	38.E	39.B	40.E	41.D	42.A	43.D	44.A	45.E
46.B	47.B	48.B	49.C	50.C	51.D	52.D	53.D	54.C
55.D	56.D							

二、填空题

1. 静脉导管 卵圆孔 动脉导管
2. 房间隔缺损 室间隔缺损 动脉导管未闭
3. 脑血栓 脑脓肿 亚急性细菌性心内膜炎

三、名词解释

1. 动脉导管未闭患儿,当肺动脉压力超过主动脉压力时,导管处发生右向左分流,使肺动脉的静脉血分流入降主动脉,下肢青紫明显,左上肢轻度青紫。

2. 左向右分流型先天性心脏病晚期发生梗阻性肺动脉高压,血液自右向左分流,出现持续性青紫。

四、简答题

1. (1)左向右分流型:常见的有室间隔缺损、房间隔缺损、动脉导管未闭等;
(2)右向左分流型:常见的有法洛四联症、大动脉错位等;
(3)无分流型:如肺动脉狭窄、主动脉缩窄等。

2. (1)青紫;
(2)活动耐力下降;
(3)蹲踞;
(4)阵发性缺氧发作;
(5)杵状指(趾)。

3. (1)注意休息,减少氧耗;
(2)保证患儿舒适,避免哭闹;
(3)安排适当活动。

第十一章 消化系统疾病患儿的护理

学习目标

1. 掌握小儿消化系统解剖生理特点。
2. 掌握轻型腹泻与重型腹泻的区别。
3. 掌握不同病原体引起腹泻的区别。
4. 掌握小儿液体疗法。
5. 熟悉小儿腹泻的护理措施、口炎的特点。

内容概要

第一节 小儿消化系统解剖生理特点

一、口腔

(一) 吸吮和吞咽功能

1. 足月儿 良好,因其两颊部脂肪垫发育良好。

2. 早产儿 较差。

(二) 唾液腺

发育不完善,分泌唾液少,口腔干燥,易受损致感染。唾液中淀粉酶含量少,3个月以前不宜喂淀粉类食物。3~4个月唾液分泌增多,5~6个月明显增多,但吞咽功能差,出现生理性流涎。

二、食管、胃

1. 食管 婴儿食管呈漏斗状,黏膜纤弱,腺体缺乏,弹力组织及肌层不发达,食管下端贲门括约肌不成熟,易发生胃食管反流,小儿长至8~10个月时此症状消失。

2. 胃 水平位。幽门良好,贲门括约肌不发达,易呕吐、溢奶。胃液中胃酸和消化酶分泌少、活性低,消化功能弱,易出现消化不良。胃容量在新生儿期为 30～60 mL,1～3 个月时为 90～150 mL,1 岁时为 250～300 mL。胃排空时间随食物种类而不同,水为 1.5～2 h,母乳为 2～3 h,牛奶为 3～4 h。早产儿胃排空慢,易发生胃潴留。

三、肠

肠道长,吸收面积大,有利于消化和吸收。
(1)肠系膜长,活动度大导致儿童容易出现肠套叠和肠扭转。
(2)肠蠕动差,容易出现粪便滞留。
(3)肠道通透性高,肠道内的毒素容易进入血液导致全身感染。
(4)乳糖酶活性低,容易出现乳糖吸收不良。

四、肝

(1)6 岁以前儿童肝脏相对较大,可在肋弓下和剑突下触及。
(2)肝脏发育不成熟,功能不完善,解毒性较差,在感染、缺氧、中毒等情况下容易出现肝脏充血肿大;对胆红素的结合能力差,容易造成黄疸。
(3)胆汁分泌少:对脂肪的消化吸收功能差。

五、胰腺

胰液分泌胰岛素和胰液量少,且受天气和疾病的影响大,容易出现消化不良。

六、肠道细菌

(1)胎儿:肠道内无细菌。
(2)出生后:细菌聚集在结肠和直肠内形成正常菌群,以拮抗入侵肠道的致病菌。
①母乳喂养儿童肠道内正常菌群主要为双歧杆菌。
②人工喂养儿童肠道内正常菌群主要为大肠杆菌。
(3)消化功能紊乱:肠道内细菌进入小肠形成肠炎,细菌进入胃内形成胃炎。

七、粪便

(1)胎粪:出生后 12 h 内排出,呈深墨绿色,无臭味。2～3 天恢复。若 24 h 内无胎粪,疑肛门闭锁。
(2)母乳喂养儿粪便呈金黄色、均匀糊状,有酸味,无臭味。
(3)人工喂养儿粪便呈淡黄色,成形,臭。易便秘。

第二节 口 炎

口炎是指口腔黏膜的炎症;婴幼儿多见,单独发生或继发于全身性疾病如急性感染、腹泻、营养不良等。

一、病因

(1)病毒、细菌、真菌、螺旋体。

(2)儿童口腔黏膜嫩,擦拭不当、食物刺激造成黏膜损伤。

(3)奶瓶消毒不严格。

二、常见口炎

1. 鹅口疮 又名雪口病,为白色念珠菌感染引起。多见于新生儿和营养不良、长期服用广谱抗生素的患儿。

(1)症状:无疼痛,无全身症状。

(2)体征:口腔黏膜呈白色乳凝块,若强行剥落,可出血。以颊黏膜最常见,其次是舌、牙龈、上腭,甚至可蔓延到咽。

(3)辅助检查:真菌菌丝和孢子。

2. 疱疹性口炎 由单纯疱疹病毒引起,传染性强,易引起小流行。

(1)症状:起病时发热,体温38～40 ℃,因疼痛出现拒食、流涎、哭闹。

(2)体征:口腔黏膜上出现水疱,破溃后成为溃疡,其上覆盖黄白色膜样渗出物,绕红晕。颌下淋巴结肿大。

(3)辅助检查:疱疹病毒。

3. 溃疡性口炎 由链球菌、金黄色葡萄球菌、肺炎双球菌等感染所致。

(1)症状:局部疼痛、流涎、拒食、烦躁、发热(39～40 ℃)。

(2)体征:口腔黏膜充血水肿、糜烂或溃疡、表面覆盖灰白色假膜,淋巴结肿大。

(3)辅助检查:白细胞数增高。

三、治疗要点

控制感染;清洁口腔及局部处理;对症处理,如退热、补充足够营养和液体。

四、护理问题

1. 口腔黏膜受损 与感染有关。

2. 体温过高 与口腔感染有关。

3. 疼痛 与口腔黏膜损伤及炎症刺激有关。

五、护理措施

口炎的护理措施如表11-1所示。

表11-1 口炎的护理措施

护理要点	具体措施
1.保持口腔清洁	①鼓励患儿多饮水以清洁口腔。 ②用3%过氧化氢溶液或0.1%利凡诺溶液清洗溃疡面,清除分泌物和腐败组织。 ③鹅口疮可用2%的碳酸氢钠溶液清洗,以饭后1 h清洗为宜

续表

护理要点	具体措施
2. 局部涂药	①鹅口疮:局部涂抹10万～20万U/mL制霉菌素鱼肝油混悬液,每日2～3次。 ②疱疹性口炎及溃疡性口炎:局部涂2.5%～5%金霉素鱼肝油,每日2～3次,亦可用碘苷、西瓜霜、锡类散或冰硼散涂患处。 ③涂药方法:清洗口腔→将纱布或干棉球垫于颊黏膜腮腺管口或舌系带两侧→用干棉球吸干病变表面的水分→涂药→患儿闭口10 min→取出纱布或棉球,嘱勿立即漱口、饮水或进食
3. 防止继发感染及交叉感染	①护理人员为患儿护理口腔前后要洗手。 ②患儿的食具、玩具、毛巾等都要及时消毒。 ③鹅口疮患儿使用过的奶瓶、水瓶及奶头应放于5%碳酸氢钠溶液浸泡30 min后洗净再煮沸消毒。 ④哺乳妇女的内衣要每天更换并清洗,疱疹性口炎患儿应注意隔离
4. 饮食护理	①以温凉流质饮食为宜,避免摄入刺激性食物。 ②对疼痛较重者可按医嘱在进食前局部涂2%利多卡因

第三节 小儿腹泻护理

一、概述

(一)定义

小儿腹泻是一组由各种病原体、多因素引起的以大便次数增多、性状改变为主要表现的消化道综合征。6个月至2岁发病率高,夏秋季多见,是小儿时期重点防治的"四病"之一。

(二)分类

1. 按病因 感染性、非感染性。

2. 按病程 急性(2周以内)、迁延性(2周～2个月)、慢性(超过2个月)。

3. 按病情 轻型、重型。

二、致病因素

1. 易感因素

(1)小儿消化系统特点:婴幼儿消化系统发育不完善。

(2)胃肠道防御功能差。

(3)小儿生长发育快。

(4)肠道菌群失调,尤其是人工喂养小儿易发生。

2. 外在因素——感染

(1)肠内感染:病毒、细菌感染,如轮状病毒多发生在秋冬季节,致病性大肠埃希氏菌多发生在夏季。

(2)肠外感染:中耳炎、肺炎、上呼吸道感染等疾病引起,可由于发热及病原体毒素作用而导致腹泻。

3. 非感染因素

(1)饮食因素:喂养不定时,食物量和成分不宜,导致食饵性腹泻、过敏性腹泻。

(2)气候因素:腹部着凉。

三、临床表现

1. 轻型腹泻 以胃肠道症状为主,表现为食欲不振,腹泻,恶心或呕吐,大便日解十次左右,量少,呈蛋花汤样。

2. 重型腹泻

(1)胃肠道症状:呕吐,严重者吐咖啡样液体;腹泻频繁,十次至数十次。

(2)全身中毒症状:高热烦躁、嗜睡,甚至昏迷,水、电解质和酸碱平衡紊乱症状。

不同性质脱水的临床特点如表11-2所示。脱水的分度如表11-3所示。

表11-2 不同性质脱水的临床特点

项　　目	低渗性	等渗性	高渗性
血钠(mmol/L)	<130	130~150	>150
口渴	不明显	明显	极明显
皮肤弹性	极差	稍差	尚可
血压	明显下降	下降	正常/稍低
意识	嗜睡/昏迷	萎靡	烦躁/惊厥

表11-3 脱水的分度

项　　目	轻　度	中　度	重　度
体重减少	<5%	5%~10%	>10%
精神	稍差	烦躁或萎靡	表情淡漠、昏睡或昏迷
皮肤	干、弹性可	干、弹性差	干、弹性极差
前囟、眼窝	稍凹	明显凹	极凹,眼闭不合
黏膜	稍干	干燥	干裂
眼泪	少	明显减少	无
尿量	稍减	明显减少	极少或无
末梢循环	正常	四肢微凉	四肢厥冷
心率	正常	快	快、弱
血压	正常	正常或稍低	下降

(3)代谢性酸中毒:表现为呼吸加快、精神萎靡或烦躁不安、嗜睡或昏迷,口唇呈樱桃红色。
(4)低钾血症:腹胀,肠鸣音减弱或消失。
(5)低钙和低镁血症:抽搐或惊厥。

四、辅助检查

1. 血常规 白细胞增多提示细菌感染,白细胞减少提示病毒感染;嗜酸性粒细胞增多提示过敏性肠炎或寄生虫引起的肠炎。

2. 大便常规 轻型腹泻可检出大量脂肪球;中、重型腹泻可见大量白细胞。

3. 血生化检查 血钠测定可判断脱水性质;血钾测定可判断有无低钾血症;血气分析了解体内酸碱平衡程度及性质。

五、护理问题

1. 腹泻 与喂养不当、感染有关。
2. 体液不足 与腹泻、呕吐丢失体液过多、摄入不足有关。
3. 体温过高 与感染有关。
4. 皮肤完整性受损 与大便次数增多刺激肛周皮肤有关。

六、护理措施

(一)控制腹泻,防止继续失水

(1)调整饮食:严重呕吐者暂禁食(4~6 h);母乳喂养者继续哺乳,停辅食;人工喂养者稀释牛奶或用米汤代替;严重者全静脉营养。
(2)控制感染:消毒隔离,防止交叉感染,遵医嘱给予抗生素。
(3)观察排便。

(二)补充液体,纠正紊乱

脱水常是急性腹泻死亡的主要原因。
(1)口服补液。
(2)静脉补液。

(三)维持皮肤完整性

肛门周围皮肤发生糜烂溃疡感染。需勤换尿布,温水清洁臀部,并涂药按摩。溃疡局部用灯泡照射。女婴注意预防尿路上行感染。

(四)严密观察病情

(1)宣传母乳喂养的优点,避免夏季断奶。
(2)指导家长配制和使用口服补液盐(ORS)。
(3)注意保证食物新鲜、清洁,餐具消毒,防止肠内感染。
(4)及时治疗营养不良、佝偻病。
(5)防止受凉、过热,夏天多喝水。
(6)避免长期滥用广谱抗生素。

第四节 小儿液体疗法及护理

一、小儿体液特点

(1)总量与分布:儿童越小,体液占体重百分百越高。
(2)水交换:越小,每日水交换越多。
(3)体液调节差。

二、常用溶液及配制

(一)非电解质溶液

5%葡萄糖溶液为等渗性溶液,无张力。

(二)电解质溶液

(1)氯化钠溶液:0.9%的氯化钠溶液为等渗性溶液,常用于补充钠盐。
(2)碳酸氢钠:1.4%的碳酸氢钠溶液为等渗性溶液,是儿科纠正酸中毒的首选。
(3)氯化钾:用于纠正低钾血症,静脉补钾的原则是见尿补钾,浓度为 0.15%～0.3%,切忌静脉推注,静脉滴注时间不少于 8 h。

(三)混合溶液及张力计算

几种常用混合溶液的组成如表 11-4 所示。

表 11-4　几种常用混合溶液的组成

混合溶液	0.9%氯化钠溶液	5%～10%葡萄糖溶液	1.4%碳酸氢钠溶液	张力	应用
1∶1	1	1	—	1/2	轻、中度等渗脱水
2∶1	2	—	1	1	循环衰竭的脱水患儿的快速扩容
2∶3∶1	2	3	1	1/2	轻、中度等渗脱水
4∶3∶2	4	3	2	2/3	中度低渗脱水
1∶2	1	2	—	1/3	高渗脱水
1∶4	1	4	—	1/5	生理需要

(四)口服补液盐

适用于能口服的轻、中度脱水患儿,传统张力为 2/3。

三、液体疗法

原则:定输液量、定输液种类、定输液速度;先快后慢、先盐后糖、先浓后淡;见尿补钾、见酸补碱、见惊补钙(图11-1)。

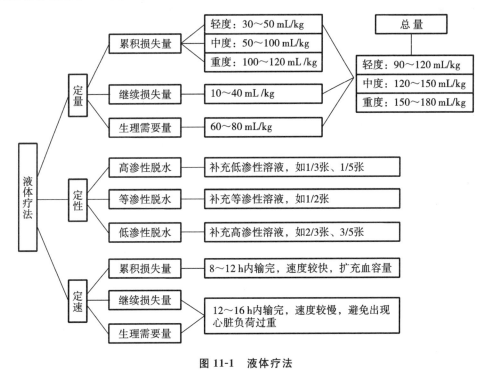

图11-1 液体疗法

四、液体疗法注意事项

(1)实际应用时,累积损失量先按上述的2/3给予,学龄前儿童及学龄儿童酌情减1/4～1/3。

(2)如临床判断脱水性质有困难,可先按等渗性脱水处理。

(3)重度脱水或有周围循环衰竭者应首先静脉推注或静脉快速滴入2∶1等张含钠溶液20 mL/kg,总量不超过300 mL,于30～60 min内输完。

自 测 习 题

一、选择题

A1/A2型题

1.小儿生理性流涎常发生于出生后(　　)。

　A.1～2个月　　　　　　　B.2～3个月　　　　　　　C.4～6个月

　D.6～8个月　　　　　　　E.8～10个月

2.婴儿易发生溢乳的原因是(　　)。

　A.胃呈垂直位　　　　　　B.胃排空时间短　　　　　C.胃肠逆蠕动

　D.贲门松弛,幽门紧　　　E.胃容量小

3.关于婴幼儿肠道的特点,下列哪项正确?(　　)

　A.长度长、面积大　　　　B.人工喂养者肠道内以致病性大肠埃希氏菌为主

　C.直肠较长,易发生肠套叠　D.母乳喂养儿肠道内以双歧杆菌为主

E. 肠系膜相对较长,致脱肛发生较多

4. 胎粪的性状是(　　)。
   A. 淡黄色、干　　　　　　B. 金黄色、软膏状　　　　C. 墨绿色、黏稠状
   D. 暗褐色、糊状　　　　　E. 陶土色、软膏状

5. 牛、羊乳喂养的婴儿粪便颜色呈(　　)。
   A. 黄色　　B. 淡黄色　　C. 浅绿色　　D. 黄绿色　　E. 深黄色

6. 疱疹性口炎的病原体是(　　)。
   A. 白色念珠菌　　　　　　B. 埃可病毒　　　　　　　C. 柯萨奇病毒
   D. 金黄色葡萄球菌　　　　E. 单纯疱疹病毒

7. 引起小儿鹅口疮的病原体是(　　)。
   A. 腺病毒　　　　　　　　B. 单纯疱疹病毒　　　　　C. 链球菌
   D. 金黄色葡萄球菌　　　　E. 白色念珠菌

8. 引起夏季腹泻最常见的病原体是(　　)。
   A. 沙门氏菌　　　　　　　B. 大肠埃希氏菌　　　　　C. 空肠弯曲菌
   D. 金黄色葡萄球菌　　　　E. 耶尔森菌

9. 引起秋季腹泻最常见的病原体是(　　)。
   A. 柯萨奇病毒　　　　　　B. 诺沃克病毒　　　　　　C. 轮状病毒
   D. 致病性大肠埃希氏菌　　E. 金黄色葡萄球菌

10. 10个月大的患儿,10月份患腹泻,大便呈水样或蛋花样,无腥臭,有少量黏液但无脓血,有脱水征,考虑引起的病因是(　　)。
    A. 致病性大肠埃希氏菌　　B. 金黄色葡萄球菌　　　　C. 白色念珠菌
    D. 副大肠埃希氏菌　　　　E. 肠道或呼吸道病毒

11. 婴儿体内较年长者含水相对多,主要增加部分为(　　)。
    A. 细胞外液、细胞内液　　B. 细胞外液、血浆　　　　C. 细胞外液、间质液
    D. 细胞内液、间质液　　　E. 细胞内液、血浆

12. 5个月大的婴儿,体重7 kg,有湿疹,出生后不久即开始腹泻,5~7次/日,进乳良好,精神良好,大便检查未见异常,应考虑为(　　)。
    A. 婴儿腹泻(轻型)　　　　B. 迁延性腹泻　　　　　　C. 生理性腹泻
    D. 病毒性肠炎　　　　　　E. 真菌性肠炎

13. 8个月大的男婴,腹泻、发热2天,大便每日10次以上,为黄色稀水便,量较多,偶有呕吐,尿量较少。查体:T 39 ℃,烦躁,哭无泪,皮肤弹性差。还应做哪些检查?(　　)
    A. 粪常规+血常规+血电解质测定　　　　B. 粪常规+血气分析+血电解质测定
    C. 粪常规+血常规+粪病毒分析　　　　　D. 粪常规+血常规+粪培养
    E. 粪常规+血培养+血电解质测定

14. 迁延性腹泻的治疗原则是(　　)。
    A. 抗病毒治疗　　　　　　　　　　　　B. 长期使用抗生素
    C. 禁食时间要长,有利于消化功能的恢复　D. 应长期应用脱脂奶
    E. 寻找并解除引起病程迁延的原因,即积极治疗并发症

15. 婴儿腹泻的治疗原则不包括哪一项?(　　)
    A. 加强护理,防止并发症　　　　　　　B. 严格禁食

C.调整饮食和早期进食　　　　　　　　　　D.合理用药

E.纠正水、电解质紊乱

16.11个月大的婴儿,呕吐、腹泻4天,近12 h无尿,体检发现:精神萎靡,意识模糊,呼吸深快,面色苍白,前囟、眼窝明显凹陷,哭时无泪,皮肤弹性极差,脉细弱,四肢厥冷。首先应给予的治疗为(　　)。

A.4∶2∶3液 50 mL/kg 静脉滴注　　　　　B.1.4%碳酸氢钠 40 mL/kg 静脉推注

C.2∶1等张含钠液 20 mL/kg 快速静脉滴注　D.3∶2∶1液 40 mL/kg 静脉滴注

E.4∶3∶2液 180 mL/kg 静脉滴注

17.等渗性脱水的血清钠浓度是(　　)。

A.70～100 mmol/L　　　　B.100～130 mmol/L　　　　C.130～150 mmol/L

D.150～180 mmol/L　　　　E.180～200 mmol/L

18.血钾低于哪项数值时称低血钾?(　　)

A.1.5 mmol/L　　　　　　B.2.5 mmol/L　　　　　　C.3.5 mmol/L

D.4.5 mmol/L　　　　　　E.5.5 mmol/L

19.脱水患儿,经补液治疗后排尿,需静脉补钾,其液体中钾的浓度不应超过(　　)。

A.0.3%　　　B.0.4%　　　C.0.5%　　　D.0.6%　　　E.0.7%

20.口服补液盐(ORS)溶液的张力是(　　)。

A.1/4张　　　B.1/3张　　　C.1/2张　　　D.2/3张　　　E.等张

21.小儿腹泻,其脱水性质不明时,第一天补液可选用(　　)。

A.1/4张　　　B.1/3张　　　C.1/2张　　　D.2/3张　　　E.等张

22.当补液纠正脱水和酸中毒时,患儿突然发生惊厥,应首先考虑(　　)。

A.低血钾　　　B.低血钠　　　C.低血钙　　　D.低血镁　　　E.低血糖

23.下列哪种溶液是等渗性溶液?(　　)

A.5%碳酸氢钠溶液　　　　B.1.4%碳酸氢钠溶液　　　　C.11.2%乳酸钠溶液

D.10%葡萄糖溶液　　　　E.口服补液盐溶液

24.下列混合溶液是1/3张含钠溶液的是(　　)。

A.2份0.9%氯化钠,1份5%葡萄糖,6份11.2%乳酸钠

B.2份0.9%氯化钠,1份5%葡萄糖,1份1.4%碳酸氢钠

C.2份0.9%氯化钠,1份5%葡萄糖,1份11.2%乳酸钠

D.2份0.9%氯化钠,6份5%葡萄糖,1份1.4%碳酸氢钠

E.1份0.9%氯化钠,2份5%葡萄糖,6份1.4%碳酸氢钠

25.疱疹性口炎与鹅口疮的共同表现特点是(　　)。

A.淋巴结肿大　　　　　　B.口腔黏膜损伤　　　　　　C.疼痛、流涎

D.发热　　　　　　　　　E.进食困难

26.关于溃疡性口炎的护理措施,下列哪项错误?(　　)

A.口腔护理用2%的碳酸氢钠溶液　　　　B.进餐前可局部涂2%利多卡因

C.清洗后涂1%复方甲紫　　　　　　　　D.患儿的奶具、玩具应煮沸消毒

E.患儿宜进食温凉的流质饮食

27.哪种口炎的患儿应注意与健康儿隔离?(　　)

A.溃疡性口炎　　　　　　B.鹅口疮　　　　　　　　　C.疱疹性口炎

D. 单纯性口炎 E. 口角炎

28. 下列说法中,不是轮状病毒肠炎特点的是(　　)。
A. 多见于6个月~2岁的小儿 B. 多见于秋季
C. 常伴有上呼吸道感染 D. 全身中毒症状不明显
E. 大便有腥臭味

29. 重型腹泻与轻型腹泻的主要区别是(　　)。
A. 有恶心、呕吐 B. 每日大便次数达10余次 C. 体温高达39 ℃
D. 有水、电解质紊乱 E. 粪便呈蛋花汤样或水样

30. 下列哪项是重度脱水的表现?(　　)
A. 尿量减少 B. 烦躁或萎靡 C. 昏睡或昏迷
D. 眼窝凹陷 E. 皮肤黏膜弹性下降

31. 当脱水量占体重12%时可出现(　　)。
A. 烦躁不安 B. 精神萎靡 C. 轻度脱水 D. 中度脱水 E. 重度脱水

32. 低钾血症的表现是(　　)。
A. 腱反射亢进 B. 震颤 C. 手足搐搦
D. 惊厥 E. 肌肉的收缩性降低

33. 患儿,4岁,体温37.8 ℃,腹泻8次/日,口渴,烦躁不安,皮肤黏膜干燥,查血钠140 mmol/L,应考虑脱水性质是(　　)。
A. 腹泻伴中度高渗性脱水 B. 腹泻伴中度低渗性脱水
C. 腹泻伴中度等渗性脱水 D. 轻型腹泻伴等渗性脱水
E. 轻型腹泻伴低渗性脱水

34. 小儿腹泻伴有低钾血症时,下列说法不正确的是(　　)。
A. 腹泻导致排钾增多,引起缺钾 B. 酸中毒时易致低钾血症
C. 血钾低于3.0 mmol/L时,出现临床症状 D. 补液后钾随着尿液排出而引起缺钾
E. 补液后血液稀释,血钾相对减少

35. 关于腹泻患儿的饮食护理的叙述哪项正确?(　　)
A. 禁食12 h B. 静脉补充营养 C. 继续母乳喂养
D. 继续病前膳食 E. 无法进食者用鼻胃管喂养

36. 患儿因腹泻2天就诊,体检发现肛门周围皮肤潮红、有皮疹,为其进行护理时,除清洁臀部皮肤外,局部可涂下列哪种药膏?(　　)
A. 消毒植物油 B. 鱼肝油 C. 氧化锌软膏 D. 克霉唑 E. 呋锌油

37. 婴儿腹泻,下列对其采取的护理措施中错误的是(　　)。
A. 详细记录出入水量 B. 加强臀部护理
C. 腹胀时应注意有无低钾血症 D. 急性腹泻早期应使用止泻剂
E. 呕吐频繁者应禁食补液

38. 下列哪项是预防腹泻患儿臀红最有效的护理措施?(　　)
A. 禁食 B. 更换尿布 C. 大便后及时清洗臀部
D. 暴露臀部皮肤 E. 臀部涂爽身粉

39. 重型腹泻患儿,呕吐较频繁,腹胀明显,需要禁食,一般不应超过(　　)。
A. 24 h B. 12 h C. 10 h D. 8 h E. 6 h

40.腹泻患儿有明显循环障碍时早期扩容宜选用(　　)。
　　A.2∶1等张液 20 mL/kg　　　B.3∶2∶1液 40 mL/kg　　　C.1∶1液 20 mL/kg
　　D.4∶3∶2液 40 mL/kg　　　E.2∶3∶1液 40 mL/kg

41.腹泻、脱水患儿经补液治疗后已排尿,按医嘱继续输液 400 mL,需加入 10%氯化钾,最多不应超过(　　)。
　　A.6 mL　　　B.8 mL　　　C.10 mL　　　D.12 mL　　　E.14 mL

42.鹅口疮患儿清洁口腔常用(　　)。
　　A.温开水　　　　　　　　B.0.9%氯化钠溶液　　　　C.0.1%乙酸
　　D.2%碳酸氢钠溶液　　　　E.3%过氧化氢溶液

43.鹅口疮的病原体是(　　)。
　　A.白色念珠菌　　　　　　B.腺病毒　　　　　　　　C.柯萨奇病毒
　　D.金黄色葡萄球菌　　　　E.单纯疱疹病毒

44.秋季腹泻最常见的病原体是(　　)。
　　A.金黄色葡萄球菌　　　　B.大肠杆菌　　　　　　　C.耶尔森菌
　　D.轮状病毒　　　　　　　E.柯萨奇病毒

45.代谢性酸中毒的表现是(　　)。
　　A.呼吸深快,口唇发绀　　B.呼吸深快,口唇樱红　　C.呼吸深慢,口唇发绀
　　D.呼吸浅快,口唇樱红　　E.呼吸深慢,口唇樱红

46.静脉补钾的护理第一重要的是(　　)。
　　A.尿量每小时 40 mL 以上时补给　　　　B.浓度不得高于 0.3%
　　C.滴速在每分钟 60 滴以下　　　　　　　D.每日补钾不得多于 6～8 g
　　E.注意药物配伍禁忌

47.患儿,男,8岁。2周前因上呼吸道感染,近 2 天来颜面水肿,尿少,为浓茶色。诊断为急性肾小球肾炎。患儿感染的致病菌最可能是(　　)。
　　A.草绿色链球菌　　　　　B.粪球菌　　　　　　　　C.甲型链球菌
　　D.肺炎链球菌　　　　　　E.A组溶血性链球菌

48.患儿,男,12岁。2周前曾经患上呼吸道感染,近日出现肉眼血尿,眼睑水肿,面部肿胀,血压 150/90 mmHg,为进一步明确诊断,准备留取 24 h 尿做尿蛋白定量,应加的防腐剂是(　　)。
　　A.甲醛　　　B.甲苯　　　C.浓盐酸　　　D.稀盐酸　　　E.醋酸

49.婴儿口腔出现白色膜状物,棉签擦去为红色,婴儿因疼痛哭闹,最可能发生了(　　)。
　　A.真菌感染　　　　　　　B.病毒感染　　　　　　　C.金黄色链球菌感染
　　D.细菌感染　　　　　　　E.支原体感染

50.患儿,男,3个月。因腹泻入院,纠正脱水后,患儿突然发生惊厥,考虑患儿发生惊厥的原因是(　　)。
　　A.补液过多　　B.低血钙　　C.低血钾　　D.高血钾　　E.低血镁

51. 患儿,男,6个月。腹泻3天,稀便每日20次左右,出现如图所示表现,其脱水程度是( )。

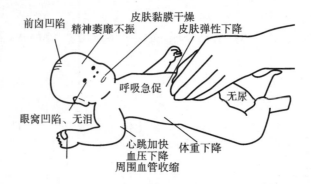

A. 低渗性脱水　B. 重度脱水　C. 中度脱水　D. 不脱水　E. 轻度脱水

A3/A4 型题

(52～54 题共用题干)

患儿,男,6个月,11月中旬发病。一天前突然发热、咳嗽,随后呕吐3次,大便稀,每天10余次,呈黄色水样,黏液少,无腥臭味。体检:体温39℃,精神萎靡,皮肤弹性略差,前囟及眼窝凹陷,哭泪少,咽稍充血,心肺无异常。大便有少量脂肪球。

52. 引起腹泻的病原体最可能是( )。
　　A. 轮状病毒　　　　　　B. 绿脓杆菌　　　　　　C. 白色念珠菌
　　D. 金黄色葡萄球菌　　　E. 致病性大肠杆菌

53. 估计脱水程度为( )。
　　A. 无脱水　　　　　　　B. 轻度脱水　　　　　　C. 中度脱水
　　D. 重度脱水　　　　　　E. 重度脱水伴休克

54. 对该患儿的饮食护理,正确的是( )。
　　A. 禁食12 h　　　　　　B. 继续母乳喂养　　　　C. 继续添加辅食
　　D. 静脉补充营养、水分　E. 如呕吐明显可鼻饲牛奶

(55～57 题共用题干)

患儿,10个月,因"发热、腹泻、呕吐3天,伴明显口渴、尿少1天"来诊。体检:体温37.6℃,精神不振,皮肤弹性差,前囟、眼窝明显凹陷。临床诊断为婴儿腹泻伴中度脱水。

55. 该患儿首选的护理诊断为( )。
　　A. 体液不足　　　　　　B. 体温过高　　　　　　C. 营养不足
　　D. 潜在并发症:电解质紊乱　E. 皮肤完整性受损

56. 该患儿经补液后,排尿2次,出现全身惊厥,首先应考虑( )。
　　A. 中毒性心肌炎　　　　B. 低血糖　　　　　　　C. 低钾血症
　　D. 低钙血症　　　　　　E. 代谢性酸中毒

57. 对该患儿家长进行健康指导,错误的是( )。
　　A. 向家长介绍婴儿腹泻病因　　　　B. 注意饮食卫生,指导合理喂养
　　C. 暂禁食4 h后可恢复正常饮食　　D. 保持会阴部及肛周皮肤清洁、干燥
　　E. 指导观察患儿病情变化

(58、59题共用题干)

患儿,9个月,呕吐、腹泻3天,尿量略少,皮肤弹性稍差,口唇微干,眼窝轻度凹陷。血清钠浓度为 140 mmol/L。

58. 该患儿脱水程度为( )。
A. 重度脱水   B. 无脱水   C. 中度脱水   D. 极重度脱水   E. 轻度脱水

59. 该患儿失水约占其体重的( )。
A. 4%   B. 8%   C. 10%   D. 12%   E. 14%

(60~61题共用题干)

患儿,男,腹泻2天,精神状态差,皮肤弹性差,前囟凹陷,钠含量为 140 mmol/L。

60. 其脱水的程度和性质是( )。
A. 轻度等渗脱水   B. 中度低渗脱水   C. 重度低渗脱水
D. 中度等渗脱水   E. 重度等渗脱水

61. 该患儿补液治疗首选的液体是( )。
A. 等张含钠液   B. 1/2 张含钠液   C. 1/3 张含钠液
D. 1/4 张含钠液   E. 1/5 张含钠液

二、填空题

1. 小儿腹泻、病毒感染以_____为多见,细菌感染以_____为多见。
2. 腹泻病按病程分型:急性腹泻_____以内,迁延性腹泻_____,慢性腹泻_____以上。
3. 脱水根据性质分为_____、_____、_____。

三、名词解释

1. 低渗性脱水
2. 等渗性脱水
3. 生理性腹泻
4. 口服补液盐(ORS)

四、简答题

1. 试述静脉补钾的原则。
2. 轮状病毒性肠炎的临床特征有哪些?
3. 简述婴儿腹泻的饮食护理措施。

【参考答案】

一、选择题

1. C	2. D	3. D	4. C	5. B	6. E	7. E	8. B	9. C
10. E	11. C	12. C	13. A	14. E	15. B	16. C	17. C	18. C
19. A	20. D	21. C	22. C	23. B	24. D	25. B	26. A	27. C
28. E	29. D	30. C	31. E	32. E	33. C	34. B	35. C	36. C
37. D	38. C	39. E	40. A	41. D	42. D	43. A	44. D	45. B
46. A	47. E	48. B	49. A	50. B	51. A	52. A	53. B	54. B
55. A	56. D	57. C	58. E	59. A	60. D	61. B		

二、填空题

1. 轮状病毒　大肠杆菌
2. 2周　2周至2个月　2个月
3. 等渗性脱水　低渗性脱水　高渗性脱水

三、名词解释

1. 电解质的丢失多于水的丢失,血清钠浓度<130 mmol/L。
2. 水和电解质成比例丢失,血清钠浓度为130～150 mmol/L。
3. 常见于6个月以下小儿,生后不久即有大便次数多,常有湿疹而无其他症状,生长发育不受影响。
4. 组成成分为氯化钠3.5 g,碳酸氢钠2.5 g,氯化钾1.5 g,葡萄糖20.0 g,加水至1000 mL,用于轻、中度腹泻病患儿,简便易行,疗效较好。

四、简答题

1. (1)见尿补钾:输液前6 h内有尿。

   (2)浓度不超过0.3%。

   (3)静滴时间不少于6 h。

   (4)疗程5～7天。

2. (1)发病年龄:多见于6个月～2岁的婴幼儿。

   (2)好发季节:秋冬季节。

   (3)起病情况:急,常伴有发热和上呼吸道感染症状,一般无明显中毒症状。

   (4)消化系统症状:病初即发生呕吐,常先于腹泻,大便次数增多,多数每日在10次以内,亦可达数十次,量多,黄或淡黄色,水样或蛋花汤样,无腥臭味。常出现脱水和酸中毒症状。

   (5)病程:为自限性疾病,病程3～8天。

3. (1)调整饮食,继续喂养。

   (2)母乳喂养儿可减少哺乳次数,缩短每次哺乳时间,暂停辅食。

   (3)人工喂养儿可喂米汤、酸奶、脱脂奶等。

   (4)呕吐严重者暂禁食(不禁水),待好转后继续喂养。

   (5)病毒性肠炎患儿暂停乳类喂养,改用酸奶、豆浆等。

   (6)腹泻停止后逐渐恢复营养丰富的饮食,并每日加餐一次,共2周。

第十二章　呼吸系统疾病患儿的护理

学习目标

1. 掌握小儿呼吸系统解剖生理特点。
2. 掌握肺炎的主要临床表现。
3. 掌握不同病原体引起的肺炎的各自特点。
4. 熟悉上呼吸道感染。
5. 熟悉肺炎的护理及治疗。

内容概要

第一节　小儿呼吸系统解剖生理特点

一、概述

上、下呼吸道以环状软骨下缘为界。

1. 上呼吸道

(1) 鼻：鼻腔相对短小，鼻道狭窄，无鼻毛，黏膜柔嫩，血管丰富。感染时易充血肿胀出现鼻塞，鼻塞时张口呼吸，影响吮奶。

(2) 鼻窦：开口相对较大，出生后6个月即可患鼻窦炎，尤以上颌窦及筛窦最易感染。

(3) 咽鼓管：宽、短、直，易导致中耳炎。

(4) 咽部：狭窄且垂直；扁桃体1岁末逐渐增大，4～10岁达高峰，14～15岁逐渐退化。

(5) 喉部：长而狭窄；患喉炎时易发生梗阻而窒息、吸气性呼吸困难和声音嘶哑。

2. 下呼吸道

(1) 气管及支气管：相对狭窄，炎症时易梗阻。右侧支气管粗、短、直，异物易进入右支气管。

(2) 肺：肺间质发育旺盛，肺泡数量少（含血量多而含气量少）。易发生感染。

(3) 胸廓：桶状胸，胸廓小而肺相对较大，呼吸时肺的扩张受限制。纵隔相对较大，周围组织松软,出现胸水时易导致纵隔移位。

二、生理特点

1. 呼吸频率和节律 新生儿呼吸频率为 40～45 次/分,年龄越小呼吸频率越快;婴幼儿易出现呼吸节律不齐。

2. 呼吸型态 婴幼儿呈腹式呼吸,年长儿呈胸式呼吸。

3. 呼吸功能 肺活量、潮气量、气体弥散量均较成人小。呼吸道阻力较成人大,呼吸功能的储备能力较低,易发生呼吸功能不全。

三、免疫特点

非特异性及特异性免疫功能均差。婴幼儿 sIgA 少,易患呼吸道感染。

第二节 上呼吸道感染

一、概述

1. 简称 上呼吸道感染,俗称感冒。包括流行性、一般类型。

2. 主要感染部位 鼻、鼻咽、咽部。

3. 主要诊断 急性鼻咽炎、急性咽炎、急性扁桃体炎。全年均发病,冬春季多。

二、病因

90% 以上为病毒感染。诱因:气候改变、空气污染、护理不当。

三、临床表现

(一)一般类型

1. 症状

(1)全身症状:发热(持续 10 天不等)、头痛、烦躁不安、呕吐,甚至高热惊厥。

(2)局部症状:腹痛、腹泻、消化道症状。

2. 体征 鼻黏膜和咽部充血、水肿、有滤泡。扁桃体充血、有白色渗出物。颌下淋巴结肿大、触痛。肠病毒感染可出现皮疹。

(二)疱疹性咽峡炎

1. 病因 柯萨奇 A 病毒,夏秋季好发。

2. 症状 高热、咽痛、流涎、厌食、呕吐。

3. 体征 咽充血,腭咽弓、悬雍垂、软腭处有 2～4 mm 大小的疱疹。

4. 病程 1 周。

(三)咽-结合膜热

1. 病因 由腺病毒引起,春夏季好发。可发生小流行。

2. 症状　高热、咽痛、眼部刺痛,伴消化道症状。

3. 体征　咽充血,有分泌物,滤泡性结膜炎,可伴出血。颈及耳后淋巴结肿大。

4. 病程　1～2周。

5. 特点　发热、咽炎、结膜炎。

四、辅助检查

(1)血常规。

①细菌感染:白细胞数升高。

②病毒感染:白细胞数降低或正常。

(2)病毒分离试验。

(3)血清反应试验。

五、护理问题

1. 体温过高　上呼吸道感染。

2. 潜在并发症　惊厥、肺炎、肾炎、中耳炎。

六、护理措施

(一)降低体温

(二)观察病情

(1)警惕高热惊厥。

(2)体温持续不退,考虑并发症可能。

(3)出现皮疹时区别是否为传染病。

(三)促进舒适

(1)保持室内空气清新:温度为18～22 ℃,湿度为50%～60%。

(2)及时清除鼻腔、咽喉部分泌物,保证呼吸道通畅。

(3)观察咽部充血、水肿情况。给予润喉片含服、雾化吸入。

(四)健康教育

(1)指导家长掌握上呼吸道感染的预防知识和护理要点。

(2)呼吸道疾病流行期间,避免去人多拥挤的公共场所。

(3)气候变化时及时添减衣服。

(4)鼓励母乳喂养,按时预防接种。

第三节　肺炎患儿的护理

肺炎是由不同致病原或其他因素所引起的肺部炎症,临床以发热、咳嗽、气促、呼吸困难,肺部固定中、细湿啰音为特征。

一、分类

1. 病理分类 支气管(小叶性)肺炎、大叶性肺炎、间质性肺炎。小儿以支气管肺炎最多见。

2. 病因分类 病毒性肺炎(呼吸道合胞病毒最多见)、支原体肺炎、细菌性肺炎(肺炎链球菌最多见)。

3. 病程分类 急性肺炎(病程<1个月)、迁延性肺炎(病程1~3个月)、慢性肺炎(病程>3个月)。

4. 病情分类 轻症肺炎、重症肺炎。

二、支气管肺炎

(一)概述

支气管肺炎是小儿时期最常见的肺炎。多见于3岁以下。一年四季均可发生。低出生体重、营养不良、维生素D缺乏、先天性心脏病患儿易发。

(二)病因

1. 内在因素 小儿呼吸系统发育不完善,免疫功能不健全。

2. 环境因素 居室拥挤、通风不良、空气污浊、阳光不足、冷暖失调。

3. 病原体 常见的是病毒和细菌。

(三)临床表现

1. 轻症肺炎 以呼吸系统症状为主。

(1)发热:多为不规则热、弛张热或稽留热,早产儿、重度营养不良儿可不发热。

(2)咳嗽:较频,初为刺激性干咳,极期咳嗽略减轻,恢复期咳嗽有痰,新生儿、早产儿仅为口吐白沫。

(3)气促、呼吸困难:呼吸加速,每分钟可达40~80次,可有鼻翼扇动、点头呼吸、三凹征、重者唇周发绀。

(4)肺部固定的中细湿啰音:以背部两肺下方脊柱旁较多,吸气末更为明显。新生儿、小婴儿不易闻及。

(5)全身症状:精神不振、食欲减退、烦躁不安、轻度呕吐或腹泻。

2. 重症肺炎 呼吸系统和其他系统症状。

(1)循环系统:

①心肌炎:面色苍白,心动过速,心音低钝,心律不齐,心电图ST段下移和T波低平或倒置。

②心力衰竭:呼吸频率突然大于60次/分,心率突然大于180次/分,极度烦躁不安,发绀,面色发灰,心音低钝,奔马律;肝脏迅速增大;尿少或无尿。

(2)神经系统:精神萎靡不振、嗜睡或烦躁不安。脑水肿时出现惊厥、昏迷、呼吸不规则等。

(3)消化系统:食欲不振、呕吐、腹泻、腹胀等。重者出现中毒性肠麻痹或消化道出血。

(4)并发症:脓胸、脓气胸、肺大疱。

(四)辅助检查

(1)血常规检查。

(2)病原学检查。病毒分离鉴定:咽拭子、气管分泌物、胸水、血液细菌培养,抗原检测、抗体检测。

(3)X线检查:双肺下野中内带大小不等的斑片状阴影。

(五)治疗要点

(1)治疗原则:控制感染,改善通气功能,对症治疗,防治并发症。

(2)抗感染治疗

①抗生素:根据不同病原体选择敏感抗生素;早期、联合、足量、足疗程给药,重症患儿应静脉给药。一般用至体温正常后5～7天,临床症状和体征消失后3天。葡萄球菌肺炎在体温正常后继续用药2周,总疗程6周;支原体肺炎至少用药2～3周。

②抗病毒:可选用利巴韦林、干扰素等。

(3)对症治疗:止咳、平喘、退热、镇静、给氧,纠正水、电解质和酸碱平衡紊乱。

(4)糖皮质激素的应用

①使用指征:a.严重喘憋或呼吸衰竭。b.全身中毒症状明显。c.合并感染、中毒性休克。d.出现脑水肿。

②常用地塞米松,疗程3～5天。

(5)出现感染性休克、心力衰竭、中毒性肠麻痹、脑水肿等,应及时处理。

(6)脓胸和脓气胸者应及时穿刺引流。

(六)护理问题

1.气体交换受损　与肺部炎症有关。

2.清理呼吸道无效　与呼吸道分泌物过多、痰液黏稠、体弱、无力排痰有关。

3.体温过高　与肺部感染有关。

4.营养失调:低于机体的需要量　与摄入不足、消耗增加有关。

(七)护理措施

1.调整环境与休息　保持室内的空气新鲜。调节室温为18～22 ℃,湿度为55%～60%。嘱患儿卧床休息,减少活动。被褥要轻暖,穿衣不要过多。勤换尿布,保持皮肤清洁。各种处置应集中进行。

2.氧疗

(1)气促、发绀患儿应及早给氧。

(2)一般采用鼻前庭导管给氧,氧流量为0.5～1 L/min,氧浓度≤40%。

(3)缺氧明显者用面罩给氧,氧流量为2～4 L/min,氧浓度为50%～60%。

(4)出现呼吸衰竭时,应使用人工呼吸器。

(5)吸氧过程中应经常检查导管是否通畅,患儿缺氧症状是否改善,发现异常及时处理。

3.保持呼吸道通畅

(1)体位:可取半坐卧位或高枕卧位,胸痛的患儿可鼓励其取患侧卧位。

(2)有效的咳嗽和体位引流:给予超声雾化吸入,利用上述方法不能有效咳出痰液者,可用吸痰器吸出痰液。

4.密切监测生命体征和呼吸窘迫程度

5.发热的护理　每4 h测量体温一次,超高热或有高热惊厥史者需1～2 h测量一次。体温超过38.5 ℃时给予物理降温或药物降温。

6. 营养及水分的补充

7. 病情观察 有心力衰竭表现时,报告医生,减慢输液速度,准备强心剂、利尿剂;有肺水肿的表现时,吸入经乙醇湿化的氧气,每次吸氧不宜超过 20 min;有颅内高压表现时:立即报告医生,并与医生共同抢救;观察有无中毒性肠麻痹及胃肠道出血。

知识链接

几种不同病原体所致肺炎的特点

类型	特点
呼吸道合胞病毒肺炎	①好发年龄为 2 岁以内,尤其以 2~6 个月婴儿多见。 ②主要症状:发热、呼吸困难、喘憋。 ③主要体征:可有口唇发绀、鼻翼扇动、三凹征;肺部可听到喘鸣音和细湿啰音。 ④X 线检查:两肺可见点片状阴影,部分患儿有不同程度肺气肿。 ⑤白细胞总数大多正常
腺病毒肺炎	①多见于 6 个月~2 岁婴儿。 ②发热:可达 39 ℃以上,热程长,可持续 2~3 周,全身中毒症状明显。 ③咳嗽频繁,可有喘憋;肺部啰音出现较晚。 ④胸片改变较肺部啰音出现早,特点为大小不等的片状阴影或融合成大病灶。 ⑤病灶吸收较慢,需数周或数月
肺炎支原体肺炎	①其病多较缓慢,学龄儿童多见。 ②常有发热,热程 1~3 周。 ③刺激性干咳为本病的突出表现,有的酷似百日咳样咳嗽。 ④肺部体征常不明显,体征与剧烈咳嗽不一致为本病的特点。 ⑤X 线改变:肺门阴影增浓;支气管肺炎改变;间质性肺炎改变;均一的实变影
金黄色葡萄球菌肺炎	①起病急,病情重,发展快。 ②多为弛张热,全身中毒症状明显,常伴有猩红热样皮疹。 ③肺部体征出现较早,双肺可闻及中、细湿啰音。 ④易并发脓胸、脓气胸、肺大疱。 ⑤X 线检查:两肺可见小片状阴影,病情发展迅速,应在短期内重复拍片。 ⑥白细胞总数多数明显增高,中性粒细胞增多伴核左移,胞浆内有中毒颗粒

肺炎合并心力衰竭的主要临床表现为心率快、呼吸快、肝肿大、尿少。

自测习题

一、选择题

A1/A2 型题

1. 婴幼儿易患呼吸道感染疾病的免疫特点是(　　)。

A. 血清中 IgA 缺乏 B. 分泌型 IgA 缺乏 C. 血清中 IgC 缺乏
D. 血清中 IgM 缺乏 E. 细胞免疫功能低下

2.婴儿的呼吸类型是( )。
A. 胸式呼吸 B. 腹式呼吸 C. 胸腹式呼吸
D. 胸式与腹式呼吸交替 E. 男婴胸式呼吸,女婴腹式呼吸

3.小儿扁桃体炎好发年龄为( )。
A. 新生儿 B. 1 岁 C. 1~3 岁 D. 4~10 岁 E. 14~15 岁

4.小儿易患呼吸道感染的原因是( )。
A. 小儿呼吸道短 B. 小儿呼吸道狭窄
C. 小儿呼吸道免疫功能差 D. 小儿呼吸频率快
E. 小儿呼吸道长

5.小儿患鼻咽炎时易并发中耳炎的原因是( )。
A. 后鼻道狭窄 B. 鼻腔相对较小 C. 鼻窦口相对较大
D. 咽鼓管宽、短、直 E. 喉部较长,呈漏斗状

6.关于婴儿肺组织的特点,错误的是( )。
A. 血管丰富 B. 间质发育旺盛 C. 肺泡数量较多
D. 弹力组织发育差 E. 肺组织发育未完善

7.下列肺炎病理分类中,婴幼儿最多见的是( )。
A. 大叶性肺炎 B.支气管肺炎 C. 间质性肺炎
D. 吸入性肺炎 E. 毛细支气管肺炎

8.小儿与成人急性呼吸道感染最重要的不同点是( )。
A. 有发热 B. 鼻塞较重 C. 咽充血明显
D. 并发症多 E. 颌下淋巴结肿明显

9.急性上呼吸道感染最常见的病原是( )。
A. 病毒 B. 细菌 C. 支原体 D. 衣原体 E. 原虫

10.引起咽-结合膜热的病原是( )。
A. 腺病毒 B. 单纯疱疹病毒 C. 轮状病毒
D. 柯萨奇病毒 E. 水痘病毒

11.预防上呼吸道感染患儿发生惊厥的主要措施是( )。
A. 保持安静,减少刺激 B. 按医嘱应用抗生素 C. 按医嘱应用镇静剂
D. 积极控制体温 E. 密切观察,及时发现惊厥前兆

12.重症肺炎因二氧化碳潴留导致酸碱平衡紊乱,可发生( )。
A. 代谢性酸中毒 B. 呼吸性酸中毒 C. 代谢性碱中毒
D. 呼吸性碱中毒 E. 混合性酸中毒

13.支气管肺炎发生心力衰竭的主要原因为( )。
A. 中毒性心肌炎 B.二氧化碳潴留
C. 肺动脉痉挛造成肺动脉高压 D. 低氧血症
E. 左心负担加重

14.支气管肺炎的主要病理生理改变是( )。
A. 酸中毒 B. 毒血症 C. 低氧血症

D. 心功能异常　　　　　　　　E. 二氧化碳降低

15. 肺炎链球菌肺炎首选哪种抗生素？（　　）
    A. 红霉素　　B. 青霉素　　C. 林可霉素　　D. 头孢噻肟　　E. 阿米卡星

16. 关于肺炎应用糖皮质激素的适应证哪项错误？（　　）
    A. 中毒症状明显　　　　　B. 合并水痘　　　　　C. 严重喘憋
    D. 中毒性脑病　　　　　　E. 感染性休克

17. 一般小儿细菌性肺炎应用抗生素的时间为（　　）。
    A. 体温正常即可停药　　　　　　　　B. 肺部啰音消失停药
    C. 胸片复查正常后停药　　　　　　　D. 血常规复查白细胞正常后停药
    E. 体温正常后5~7天，临床症状基本消失后3天停药

18. 关于金黄色葡萄球菌肺炎应用抗生素的时间的叙述正确的是（　　）。
    A. 体温正常后5~7天　　　　　　　　B. 临床症状基本消失后3天
    C. 临床症状基本消失后至少2周　　　 D. 体温正常后2周，总疗程6周
    E. 体温正常后1周，总疗程1个月

19. 急性上呼吸道感染患儿鼻塞影响吃奶时，使用麻黄碱溶液滴鼻的浓度为（　　）。
    A. 0.1%　　B. 0.2%　　C. 0.3%　　D. 0.4%　　E. 0.5%

20. 一般情况下吸入氧浓度不宜超过（　　）。
    A. 30%　　B. 40%　　C. 50%　　D. 60%　　E. 70%

21. 头罩法给氧时，每分钟氧流量为（　　）。
    A. 1~3 L　　B. 2~4 L　　C. 3~6 L　　D. 4~7 L　　E. 5~8 L

22. 小儿患肺炎时，调节室温和相对湿度为（　　）。
    A. 15 ℃左右，40%　　B. 18 ℃左右，50%　　C. 20 ℃左右，60%
    D. 22 ℃左右，50%　　E. 24 ℃左右，60%

23. 患儿，2岁，因肺炎伴急性心力衰竭须立即进行抢救，首选的药物是（　　）。
    A. 地高辛口服
    B. 洋地黄肌内注射
    C. 毒毛花苷K缓慢静脉注射
    D. 硝普钠静脉滴注
    E. 酚妥拉明静脉滴注

24. 重症肺炎患儿，突然口吐粉红色泡沫痰。下列处理哪项正确？（　　）
    A. 大量间歇氧气吸入　　　　　　　　B. 小量间歇氧气吸入
    C. 吸入20%~30%乙醇溶液湿化的氧气　D. 持续高流量氧气吸入
    E. 持续低流量氧气吸入

25. 支气管肺炎区别于支气管炎的主要特点是（　　）。
    A. 气促　　　　　　B. 白细胞增高　　　　C. 发热、咳嗽
    D. 呼吸音减弱　　　E. 固定的细湿啰音

26. 婴儿患肺炎合并心力衰竭时心率每分钟超过（　　）。
    A. 180次　　B. 150次　　C. 140次　　D. 130次　　E. 120次

27. 金黄色葡萄球菌肺炎最容易出现的并发症是（　　）。
    A. 心肌炎　　B. 肺脓肿　　C. 肺不张　　D. 肺气肿　　E. 心力衰竭

28. 呼吸道合胞病毒肺炎好发年龄是（　　）。
    A. 2岁以内　　B. 3~4岁　　C. 5~7岁　　D. 7~12岁　　E. 各年龄组

29.支气管肺炎肺部的主要体征是( )。
A.干啰音 B.粗湿啰音 C.呼吸音减低
D.管状呼吸音 E.固定的细湿啰音

30.婴幼儿支气管肺炎最常见的并发症是( )。
A.DIC B.心力衰竭 C.中毒性脑病
D.中毒性休克 E.中毒性肠麻痹

31.婴儿肺炎合并心力衰竭时呼吸频率每分钟超过( )。
A.60次 B.50次 C.40次 D.30次 E.35次

32.咽-结合膜热的主要临床特点是( )。
A.发热 B.乏力 C.食欲差
D.咽部有疱疹 E.咽炎、结膜炎

33.重症肺炎患儿发生腹胀大多因为( )。
A.低钠血症 B.中毒性肠麻痹 C.消化不良
D.低钾血症 E.低钙血症

34.关于小儿肺炎的护理措施,哪项不妥?( )
A.各种护理操作集中进行 B.喘憋较重时镇静,平卧
C.输液时要控制液量和速度 D.哺乳时应抱起患儿,以防呛咳
E.严密观察病情,及时发现并发症

35.关于小儿肺炎的护理,以下哪项不正确?( )
A.体位采用头高位或半坐卧位
B.经常翻身更换体位以减轻肺部淤血
C.及时吸痰以保持呼吸道畅通
D.尽量少喂奶、少喂食,以防呛咳及引起窒息
E.输液时严格控制液量和速度,以防肺水肿

36.3岁小儿,高热、咳嗽,伴呼吸急促1天入院。入院查体:T 40 ℃,R 64次/分,P 182次/分。精神差,面色苍白,烦躁不安,右肺可闻及较多的细湿啰音,心音低钝,律齐,腹软,肝右肋下3 cm可及,脾未及,双下肢轻度水肿。最可能的医疗诊断是( )。
A.心力衰竭 B.支气管炎 C.大叶性肺炎
D.支气管肺炎 E.支气管肺炎合并心力衰竭

37.患儿,8岁,发热、咳嗽、咳痰6天。查体:T 38.2 ℃,R 24次/分,肺部听诊有少量湿啰音。痰液黏稠,不易咳出,对患儿及家长进行健康指导时哪项不必要?( )
A.指导吸痰的方法 B.介绍本病的原因 C.指导有效的咳嗽技巧
D.解释超声雾化吸入的作用 E.解释恶心类祛痰剂的作用

38.患儿,7岁。发热、咳嗽6天。T 38 ℃,R 24次/分。肺部有少量细湿啰音。痰液黏稠,不易咳出。该患儿的主要护理措施是( )。
A.立即物理降温 B.给予适量止咳药 C.室内湿度应保持40%
D.嘱患儿勿进食过饱 E.定时雾化吸入,排痰

39.一患儿出生后3天,发热、鼻塞。体检:T 39.8 ℃,咽部充血,诊断为上呼吸道感染。对该患儿的护理措施应首选( )。
A.解开过厚衣被散热 B.口服退热药物 C.用退热栓降温

D. 用 0.5%麻黄碱溶液滴鼻　　　E. 用 50%乙醇溶液擦浴

40. 患儿,2 岁,因肺炎入院。经治疗后症状好转,又突然高热,呼吸困难,右肺叩诊浊音。该患儿可能并发了(　　)。
　　A. 急性心力衰竭　　　　　B. 呼吸衰竭　　　　　C. 中毒性脑病
　　D. 中毒性心肌炎　　　　　E. 脓胸

41. 8 岁男孩,1 周来发热、咳嗽,2 天来加重,曾用青霉素 3 天,无效。查体:T 38 ℃,右下肺呼吸音减低,胸片发现左上肺小片状淡薄云絮状阴影。该患儿应考虑为(　　)。
　　A. 呼吸道合胞病毒肺炎　　B. 肺炎支原体肺炎　　C. 大叶性肺炎
　　D. 金黄色葡萄球菌肺炎　　E. 腺病毒性肺炎

42. 护理一个 1 岁金黄色葡萄球菌肺炎患儿时,发现他突然呼吸困难加重,经吸痰和吸入氧气后无明显缓解,应考虑有哪种变化?(　　)
　　A. 呼吸性酸中毒　　　　　B. 合并心力衰竭　　　C. 高热所致
　　D. 并发脓气胸　　　　　　E. 肺部炎症加重

43. 患儿,女,6 个月。发热、咳嗽、喘憋 2 天。体检:T 37.8 ℃,R 66 次/分,心率 150 次/分,呼气性呼吸困难明显,两肺满布喘鸣音。为缓解呼吸困难,治疗时可用(　　)。
　　A. 氨茶碱　　　　　　　　B. 肾上腺素　　　　　C. 复方氯丙嗪
　　D. 肾上腺糖皮质激素　　　E. 糜蛋白酶雾化吸入

44. 迁延性肺炎的病程为(　　)。
　　A. <1 个月　　B. 1 个月　　C. 1~3 个月　　D. >3 个月　　E. 3~5 个月

45. 小儿轻症肺炎与重症肺炎的健康评估,最关键的区别点是(　　)。
　　A. 呼吸频率　　　　　　　B. 心率的快慢　　　　C. 咳嗽的程度
　　D. 有无呼吸系统外的表现　E. 发热程度

46. 某肺炎患儿在治疗期间出现严重腹胀、肠鸣音消失,是由于(　　)。
　　A. 消化功能紊乱　　　　　B. 低钠血症　　　　　C. 中毒性肠麻痹
　　D. 低钾血症　　　　　　　E. 中毒性脑病

47. 患儿,8 个月,因肺炎并发急性心力衰竭,现用强心苷药物治疗,当出现下列哪种情况时,应及时停止用强心苷药物?(　　)
　　A. 尿量增多　　B. 心动过缓　　C. 肝脏回缩　　D. 水肿消退　　E. 呼吸困难

48. 患儿,女,1 岁。细菌性肺炎入院,目前患儿烦躁不安、呼吸困难。医嘱:吸氧。适宜该患儿的吸氧方式为(　　)。
　　A. 单侧鼻导管法　　　　　B. 面罩法　　　　　　C. 鼻塞法
　　D. 漏斗法　　　　　　　　E. 头罩法

A3/A4 型题

(49~51 题共用题干)
患儿,5 个月,因"发热、咳嗽 2 天,气喘 1 天"入院。体检:体温 39.5 ℃,心率 150 次/分,呼吸 50 次/分,烦躁不安,面色灰白,两肺有湿啰音。诊断为支气管肺炎。

49. 该患儿首选的护理诊断是(　　)。
　　A. 体液不足　　　　　　　B. 营养缺乏　　　　　C. 心排血量减少
　　D. 体温过高　　　　　　　E. 睡眠型态紊乱

50. 关于该患儿的护理,下列哪项不妥?(　　)
　　A. 少量多次喂养　　　　　B. 喂养中可间断休息　　C. 给予高营养的软食

D.喂奶时可持续高浓度吸氧　　E.喂奶后右侧半坐卧位

51.该患儿入院时,护士对家长进行健康指导,其中最重要的是(　　)。
A.介绍预防肺炎知识　　　　B.纠正不良饮食习惯　　　　C.讲解各种肺炎病因
D.按时进行预防接种　　　　E.保持患儿安静,避免呛咳

(52、53题共用题干)

患儿,男,6岁。发热、咳嗽、咳痰6天。查体:体温39.6℃,呼吸24次/分,肺部听诊有少量湿啰音。痰液黏稠,不易咳出。诊断为金黄色葡萄球菌肺炎。

52.该患儿最主要的护理诊断是(　　)。
A.体温过高　　　　　　　　B.咳嗽　　　　　　　　　　C.知识缺乏
D.气体交换受损　　　　　　E.恐惧

53.以下哪项护理措施不适于该患儿?(　　)
A.物理降温
B.对患儿家长进行健康指导
C.室内湿度保持在60%左右
D.保持呼吸道通畅,勤变换体位,定时雾化吸入
E.给予镇咳药

(54、55题共用题干)

患儿,4个月。咳喘3天入院。当天下午突然喘憋加重,口周发绀,鼻翼扇动。查体:呼吸80次/分,三凹征,两肺闻及广泛哮鸣音,右肺闻及少许湿啰音,血白细胞$4×10^9$/L,X线见少许点状阴影伴肺气肿。

54.该患儿最可能的诊断是(　　)。
A.金黄色葡萄球菌肺炎　　　B.呼吸道合胞病毒肺炎　　　C.肺炎支原体肺炎
D.腺病毒肺炎　　　　　　　E.喘息性支气管炎

55.该患儿最容易出现的并发症是(　　)。
A.心力衰竭　　B.缺铁性贫血　　C.脓气胸　　D.脓胸　　E.低钾血症

(56~58题共用题干)

患儿,8个月,因肺炎入院,突然烦躁不安、发绀,且进行性加重。体检:R 60次/分,P 170次/分,心音低钝,两肺布满细湿啰音,诊断为肺炎合并心力衰竭。

56.对该患儿首先采取的护理措施是(　　)。
A.超声雾化吸入　　　　　　B.限制钠水入量　　　　　　C.设法让患儿安静
D.患儿取右侧卧位　　　　　E.清理患儿呼吸道

57.此时给予的护理操作哪项不妥?(　　)
A.控制输液量　　　　　　　B.减慢输液速度　　　　　　C.及时给予氧气吸入
D.监测患儿生命体征　　　　E.给患儿做体位引流以帮助排痰

58.判断患儿心力衰竭缓解的主要指标是(　　)。
A.心率是否减慢　　　　　　B.呼吸频率是否减慢　　　　C.烦躁不安是否缓解
D.呼吸困难是否缓解　　　　E.肺部啰音是否消失

(59~61题共用题干)

患儿,10个月,以发热、咳嗽、气促就诊。体检:T 39.5℃,P 150次/分,R 50次/分,口周发绀,两肺有细湿啰音,诊断为肺炎。

59.应对该患儿立即采取的护理措施是（　　）。
　　A.调节病室的温、湿度　　　B.取舒适的平卧位　　　C.给予雾化吸入
　　D.进行物理降温　　　　　　E.翻身、拍背、吸痰
60.该患儿入院时,对其家长的健康指导特别重要的是（　　）。
　　A.介绍肺炎的病因　　　　　　　　B.指导合理喂养
　　C.说明保持患儿安静的重要性　　　D.示范帮助患儿翻身的操作
　　E.讲解肺炎的预防
61.在该患儿住院期间护士应重点观察（　　）。
　　A.睡眠状况　　　　　　　　B.进食多少　　　　　　　　C.大小便次数
　　D.咳嗽频率及轻重　　　　　E.脉搏、呼吸的改变

（62、63题共用题干）
　　患儿,5岁,弛张热,气促,咳嗽有黄痰,突然出现明显的呼吸困难,烦躁,剧烈咳嗽,面色发绀,不能平卧。查体:胸廓饱满,叩诊上方呈鼓音,下方胸廓叩诊呈实音,听诊呼吸音减弱,心率140次/分,肝肿大,肋下 2.0cm。

62.患儿最可能合并（　　）。
　　A.气胸　　　B.肺不张　　　C.脓气胸　　　D.心力衰竭　　　E.中毒性脑病
63.引起肺炎最可能的病原体是（　　）。
　　A.腺病毒　　　　　　　　B.肺炎支原体　　　　　　　　C.流感嗜血杆菌
　　D.呼吸道合胞病毒　　　　E.金黄色葡萄球菌

二、填空题

1.婴幼儿呈_____呼吸,随着年龄的增长呈_____呼吸。
2.肺炎按病理分类可分为_____、_____、_____。
3.肺炎患儿的病室,要求温度_____,湿度_____。
4.鼻前庭给氧氧流量一般为_____,面罩给氧氧流量一般为_____。

三、名词解释

1.急性肺炎
2.重症肺炎
3.非典型肺炎

四、简答题

1.小儿肺炎合并心力衰竭有哪些临床表现?
2.请列出肺炎的护理诊断(至少4个)。
3.简述使肺炎患儿保持呼吸道通畅的护理措施。

【参考答案】
　　一、选择题
　　　1.B　　2.B　　3.D　　4.C　　5.D　　6.C　　7.B　　8.D　　9.A
　　　10.A　11.D　12.E　13.C　14.C　15.B　16.B　17.E　18.D
　　　19.E　20.B　21.B　22.C　23.C　24.C　25.E　26.A　27.B
　　　28.A　29.E　30.B　31.A　32.E　33.B　34.A　35.D　36.E
　　　37.A　38.E　39.A　40.E　41.B　42.D　43.D　44.C　45.D

46. C　47. B　48. E　49. D　50. D　51. E　52. A　53. E　54. B
55. A　56. C　57. E　58. A　59. D　60. C　61. E　62. C　63. E

二、填空题

1. 腹式　胸腹式
2. 大叶性肺炎　小叶性肺炎　间质性肺炎
3. 18~22 ℃　60%
4. 0.5~1 L/min　2~4 L/min

三、名词解释

1. 肺炎病程在1个月以内者。
2. 除呼吸系统受累外,其他系统也受累,且全身中毒症状明显者。
3. 常见由肺炎支原体、衣原体、军团菌、病毒等引起的肺炎;临床表现不典型。

四、简答题

1. (1)呼吸突然加快,>60次/分;
(2)心率突然增快,婴儿>180次/分,幼儿>160次/分;
(3)突然极度烦躁不安,明显发绀,面色苍白或发灰,指(趾)甲微血管充盈时间延长;
(4)心音低钝,奔马律,颈静脉怒张;
(5)肝迅速增大;
(6)尿少或无尿,颜面眼睑或下肢水肿;
(7)若出现前5项即可诊断为心力衰竭。
2. (1)清理呼吸道无效;
(2)气体交换受损;
(3)体温过高;
(4)潜在并发症:心力衰竭、中毒性脑病等。
3. (1)保持室内通风,温湿度适宜。
(2)供给易消化、营养丰富的流质或半流饮食。
(3)清理呼吸道:翻身拍背、体位引流、超声雾化吸入、吸痰等。
(4)按医嘱给予祛痰剂。

第十三章　血液系统疾病患儿的护理

学习目标

1. 掌握小儿贫血的分度及分类。
2. 掌握营养性缺铁性贫血临床、护理特点。
3. 熟悉营养性巨幼细胞贫血临床、护理特点。

内容概要

第一节　小儿造血和血液特点

一、小儿造血特点

小儿造血可分为胚胎期造血和出生后造血。

(一)胚胎期造血

胚胎期造血首先出现在卵黄囊,然后在肝脾,最后在骨髓。

1. 中胚叶造血期　在胚胎第3周时开始出现卵黄囊造血,在胚胎第6周后,中胚叶造血开始减退。

2. 肝(脾)造血期　在胚胎第6~8周时,肝脏出现活动的造血组织,4~5个月时达高峰,是胎儿中期主要造血部位,6个月后逐渐减退,出生时停止。脾脏约于胚胎第8周开始造血,至第5个月之后,脾脏造血细胞和粒细胞功能减退至消失。

3. 骨髓造血期　胚胎第6周开始出现骨髓,至胎儿4个月时才开始造血活动,并成为胎儿后期主要的造血器官,直至出生2~5周后成为唯一的造血场所。

(二)出生后造血

分为骨髓造血和骨髓外造血。

1. 骨髓造血　出生后主要是骨髓造血。婴幼儿期所有骨髓均为红髓,全部参与造血,以满足生长发育的需要。5～7岁后,长骨中的红髓逐渐被脂肪组织(黄髓)代替,至成年时红髓仅限于扁骨及长骨近端。黄髓有潜在的造血功能,当造血需要增加时,它可转变为红髓而恢复造血功能。婴幼儿由于缺少黄髓,造血的代偿潜力低,造血需要增加时,则出现骨髓外造血。

2. 骨髓外造血 在正常情况下,骨髓外造血极少。婴幼儿期当发生严重感染或溶血性贫血等造血需要增加时,肝、脾和淋巴结可恢复到胎儿时期的造血状态,出现肝、脾和淋巴结肿大,外周血液中可出现有核红细胞和(或)幼稚中性粒细胞。

二、小儿血液特点

由于胎儿期体内处于相对缺氧状态,故红细胞数和血红蛋白较高。出生时红细胞数为 $(5.0～7.0)\times10^{12}/L$,血红蛋白量为 150～220 g/L。出生后红细胞数和血红蛋白量逐渐降低,至出生后 2～3 个月时红细胞数降至 $3.0\times10^{12}/L$,血红蛋白量降至 110 g/L 左右,出现轻度贫血,称为"生理性贫血"。3 个月以后,红细胞数和血红蛋白量又逐渐恢复正常。出生时白细胞数总数为 $(15～20)\times10^9/L$,出生后逐渐下降,婴儿期白细胞维持在 $10\times10^9/L$ 左右,8 岁以后接近成人水平。白细胞分类主要是中性粒细胞与淋巴细胞比例的变化,出生时中性粒细胞约占 0.65,淋巴细胞约占 0.30,随着白细胞总数的减少,中性粒细胞比例也相应下降,出生后 4～6 天时两者比例约相等;之后淋巴细胞比例逐渐升至 0.60,中性粒细胞比例约占 0.30,至 4～6 岁时两者比例又相等;以后中性粒细胞比例增多至与成人相似。

血容量相对较成人多,新生儿血容量约占体重的 10%,10 岁时为 8%～10%,成人约占体重的 6%～8%。

第二节 小儿贫血的分度及分类

一、定义

贫血是指外周血中单位容积内红细胞数或血红蛋白量低于正常。世界卫生组织对小儿贫血的诊断标准:6 个月至 6 岁者血红蛋白<110 g/L,6～14 岁者血红蛋白<120 g/L。我国 6 个月以下婴儿贫血的诊断标准:新生儿期血红蛋白(Hb)<145 g/L,1～4 个月时 Hb<90 g/L,4～6 个月时 Hb<100 g/L。

二、贫血的分类

(一)按病因分类

1. 红细胞和血红蛋白生成不足 常见的有营养性缺铁性贫血、营养性巨幼细胞贫血、再生障碍性贫血、感染性及慢性疾病引起的贫血等。

2. 溶血性贫血

(1)红细胞内在缺陷引起的贫血:如遗传性球形红细胞增多症、G-6-PD 缺陷症、海洋性贫血等。

(2)红细胞外在因素引起的贫血:如自身免疫性溶血性贫血,药物、化学物质、毒素,或物理、感染因素引起的溶血性贫血等。

3. 失血性贫血 有急性和慢性失血性贫血。

(二)按形态分类

根据红细胞平均容积(MCV)、红细胞平均血红蛋白量(MCH)和红细胞平均血红蛋白浓度(MCHC)的结果分为四类。贫血的细胞形态分类如表13-1所示。

表13-1 贫血的细胞形态分类

	MCV(fl)	MCH(pg)	MCHC(g/L)
正常值	80~94	28~32	32~38
大细胞性	>94	>32	32~38
正细胞性	80~94	28~32	32~38
单纯小细胞性	<80	<28	32~38
小细胞低色素性	<80	<28	<32

三、贫血的分度

根据外周血中血红蛋白量和红细胞计数可将贫血分为四度。如表13-2所示。

表13-2 贫血程度

	轻度	中度	重度	轻重度
血红蛋白量(g/L)	120~90	90~60	60~30	<30
红细胞计数($\times 10^{12+}$/L)	4~3	3~2	2~1	<1

第三节 营养性缺铁性贫血

一、定义

缺铁性贫血是由于体内铁缺乏致血红蛋白合成减少而引起的一种小细胞低色素性贫血,临床具有小细胞低色素性、血清铁和铁蛋白减少、铁剂治疗有效等特点。此种贫血是小儿时期最常见的贫血,以6个月至2岁的婴幼儿多见。

二、病因及发病机制

(一)病因

1. 铁摄入不足 是导致缺铁的主要原因。人乳、牛乳、谷类中含铁低,如不及时添加含铁丰富的辅食易致铁摄入不足。

2. 先天储铁不足　胎儿储铁以妊娠最后 3 个月最多,从母体所获得的铁量可满足其出生后 4～5 个月的造血需要。早产、双胎、胎儿失血和孕母严重缺铁均可导致胎儿储铁减少。

3. 生长发育快　随着体重、血容量和血红蛋白的增加,小儿需铁量也增加,尤其是早产儿,若不及时添加含铁丰富的食物,易致缺铁。

4. 铁丢失过多　长期慢性失血可致缺铁(1 mL 血约含铁 0.5 mg),如钩虫病、肠息肉、膈疝,以及因对牛奶过敏而致肠出血等。

(二)发病机制

缺铁时血红蛋白合成减少,导致新生的红细胞内血红蛋白含量不足,细胞质较少,细胞变小,形成小细胞低色素性贫血。缺铁对细胞的分裂、增殖影响小,故红细胞数减少不如血红蛋白减少明显。缺铁可影响肌红蛋白的合成,还可使体内许多含铁酶活性减低,造成细胞功能紊乱,出现一些非血液系统表现,如胃肠功能紊乱、神经和精神行为异常、免疫力下降等。

三、临床表现

1. 一般表现　皮肤黏膜苍白,以口唇、结膜、甲床最明显。易疲劳,年长儿可诉全身无力、头晕、耳鸣、眼前发黑等。

2. 骨髓外造血表现　肝、脾轻度增大,年龄越小、病程越长、贫血愈严重,增大愈明显。

3. 非血液系统表现
(1)消化系统:可出现食欲不振、呕吐、腹泻、口炎、舌乳头萎缩及异食癖等。
(2)神经系统:可出现烦躁不安、注意力不集中、记忆力消退、学习成绩下降等。
(3)心血管系统:明显贫血时心率增快,心脏扩大,严重者发生心力衰竭。
(4)其他:如头发枯黄、反甲,因细胞免疫功能降低易合并感染等。

四、辅助检查

1. 血常规　血红蛋白量降低较红细胞数减少明显,呈小细胞低色素性贫血。红细胞大小不等,以小细胞为多,中央淡染区扩大。网织红细胞数正常或轻度减少。白细胞、血小板数正常。

2. 骨髓象　增生活跃,以中、晚幼红细胞增生为主。各期红细胞均较小,胞质量少,染色偏蓝。粒细胞和巨核细胞系正常。

3. 铁代谢检查　血清铁蛋白(SF)<12 μg/L,血清铁(SI)<10.7 μmol/L,总铁结合力(TIBC)>62.7 μmol/L,红细胞内游离原卟啉(FEP)>0.9 μmol/L,运铁蛋白饱和度(TS)<15%。

五、治疗要点

主要是去除病因和补充铁剂,必要时输血。铁剂是治疗本病的特效药,多采用口服,剂量以元素铁计算,一般为每日 2～6 mg/kg,分 3 次口服。至血红蛋白正常后 2～3 个月停药。选用易吸收的二价铁,如硫酸亚铁、富马酸亚铁、葡萄糖酸亚铁。

六、护理问题

1. 活动无耐力　与贫血致组织器官缺氧有关。
2. 营养失调:低于机体需要量　与铁供应不足、丢失过多、需要增加有关。

3. 知识缺乏 缺乏营养知识和本病的防护知识。

七、护理措施

1. 安排休息与活动 根据患儿活动耐力调整活动和休息,以不感到疲劳为度。一般不需卧床休息,但要避免剧烈运动。防止患儿哭闹、烦躁而增加需氧量。

2. 饮食指导

(1)纠正不良饮食习惯,如偏食。

(2)婴儿提倡母乳喂养,母乳含铁虽少,但吸收率达50%(牛乳中铁吸收率为10%~25%)。

(3)做好喂养指导,无论是母乳喂养或人工喂养,在月龄6个月左右均应及时添加铁丰富且易吸收的食物如动物血、肉类、鱼类、内脏、豆制品等;维生素C、稀盐酸、氨基酸等有利于铁的吸收,可与铁剂或含铁食物同时进食;牛奶、茶、咖啡、蛋类、植物纤维、抗酸药、钙剂等可抑制铁的吸收,应避免与铁剂或含铁食物同时食用。鲜牛奶需加热处理以减少因过敏而致肠出血。

(4)婴幼儿食品(谷类制品、牛奶制品)应添加铁剂加以强化。

(5)对早产儿和低体重儿宜自2个月左右起给予铁剂(元素铁每日不超过2 mg/kg,最多每日不超过15 mg)预防。

3. 正确应用铁剂

(1)口服铁剂应从小剂最开始逐渐增至全量,在两餐之间服用,以减少胃肠道刺激。液体铁剂可用吸管或滴管服用,并在服后及时刷牙,以免牙齿染黑。服用铁剂可使大便变黑呈柏油样,停药后恢复。

(2)不能口服铁剂时可用右旋糖酐铁深部肌内注射。每次更换注射部位,避免形成硬结或局部组织坏死。抽药和注射必须使用不同的针头,以防铁剂渗入皮下组织,造成注射部位疼痛、皮肤着色、局部炎症等。首次注射后应观察1 h,警惕过敏现象的发生。

(3)疗效观察:网织红细胞数在用药2~3天后上升,5~7天达高峰,2~3周降至正常;血红蛋白量1~2周后逐渐上升,一般3~4周达正常。

4. 健康指导 讲解本病的病因、护理要点、预防知识等。孕期及哺乳期妇女应多食含铁丰富的食物。提倡母乳喂养,及时添加辅食。合理搭配食物品种,改变不良饮食习惯。坚持正确用药。

第四节 营养性巨幼细胞贫血

一、定义

营养性巨幼细胞贫血是由于缺乏维生素B_{12}或(和)叶酸所引起的一种大细胞性贫血。主要临床特点为贫血、神经和精神症状,红细胞数减少较血红蛋白量减少更明显,红细胞胞体变大,骨髓中出现巨幼细胞,用维生素B_{12}和(或)叶酸治疗有效。

二、病因及发病机制

(一)病因

维生素 B_{12} 主要来源于动物性食物,如肝脏、肉类、蛋类等,乳类中含量少,羊乳中几乎不含维生素 B_{12} 和叶酸,植物性食物中含量甚少。维生素 B_{12} 吸收之后主要储存在肝脏,体内储量可供数年之需。叶酸来源于新鲜蔬菜、水果、酵母、谷类及动物肝、肾等,部分由肠道细菌合成。叶酸吸收后主要储存于肝脏,小儿体内储存的叶酸可供 1～3 个月之需。

1. 摄入量不足 单纯母乳喂养或奶粉、羊乳喂养未及时添加辅食,年长儿偏食、挑食均易致摄入量不足。

2. 需要量增加 生长发育迅速使需要量增加,严重感染使维生素 B_{12} 消耗增加。

3. 吸收或代谢障碍 慢性腹泻可致吸收减少。长期或大剂量应用抗生素、抗叶酸制剂(甲氨蝶呤)、抗癫痫药可导致叶酸缺乏。

(二)发病机制

维生素 B_{12} 或叶酸缺乏可致四氢叶酸合成减少,影响幼红细胞内 DNA 合成,但胞质发育不受影响,故红细胞胞体变大,形成巨幼细胞。同时还可影响粒细胞与骨髓中巨核细胞胞核的成熟,出现巨幼细胞和中性粒细胞分叶过多、巨核细胞核分叶过多的现象。维生素 B_{12} 缺乏时影响神经髓鞘中脂蛋白的形成,对大脑和脊髓造成损害,导致出现神经、精神症状。

三、临床表现

多见于 6 个月至 2 岁小儿,起病缓慢。

1. 一般表现 多呈虚胖或颜面轻度水肿,毛发稀疏发黄,严重者可有皮肤出血点或淤斑。面色苍黄,睑结膜、口唇、甲床等处苍白,乏力,常伴肝、脾肿大。

2. 神经、精神症状 出现烦躁、易怒等症状。维生素 B_{12} 缺乏者智力及动作发育落后,甚至倒退,表情呆滞,嗜睡,对周围反应迟钝,少哭不笑;严重者还可出现不规则性震颤,手足无意识运动,甚至抽搐、共济失调、感觉异常、踝阵挛等。

四、辅助检查

1. 血常规 血红细胞数的减少比血红蛋白量的减少更为明显,呈大细胞性贫血,MCV、MCH 增高。血涂片可见红细胞大小不等,以大细胞多见,中央淡染区不明显。白细胞总数减少,中性粒细胞有分叶过多现象。血小板计数常减少。

2. 骨髓象 骨髓增生明显活跃,以红细胞系统增生为主,粒、红系均出现巨幼样变,表现为胞体变大、核染色质粗松。中性粒细胞和巨核细胞核分叶过多。

3. 血清维生素 B_{12} 和叶酸测定 血清维生素 B_{12} <100 ng/L(正常值为 200～800 ng/L)提示缺乏,血清叶酸<3 μg/L(正常值为 5～6 μg/L)提示缺乏。

五、治疗要点

去除病因,注意营养,防止感染。维生素 B_{12} 肌内注射,100 μg/次,每周 2～3 次和(或)口服叶酸,连用数周,至临床症状明显好转,血常规恢复正常为止。同时口服维生素 C,能促进叶酸利用,提高疗效。注意单纯维生素 B_{12} 缺乏,不宜加用叶酸,以免加重精神、神经症状。有震颤者可给予镇静剂。重度贫血者可输注红细胞制剂。恢复期可加用铁剂。

六、护理问题

1. 活动无耐力 与贫血致组织器官缺氧有关。

2. 营养失调：低于机体的需要量 与维生素 B_{12} 和（或）叶酸摄入不足、吸收不良、需要量增加等有关。

3. 生长发育改变 与营养不足、维生素 B_{12} 缺乏，影响生长发育有关。

4. 知识缺乏 家长缺乏有关本病病因、护理和预防的知识。

七、护理措施

1. 注意休息与活动 一般不需卧床休息，严重贫血时适当限制活动。震颤严重者按医嘱给予镇静剂，防止外伤。

2. 加强营养与合理喂养 改善哺乳母亲营养，给婴儿及时添加辅食，防止年长儿偏食、挑食，培养良好的饮食习惯，以保证营养素的摄入。

3. 监测生长发育 监测小儿体格、智力、运动发育情况，对发育落后者加强训练和教育。

4. 健康教育 向家长介绍本病的有关知识，强调预防的重要性。指导家长采用正确的烹调方法，蔬菜不宜用高温烹调或烹煮后久放，应用急火快炒以减少叶酸破坏。宣教合理喂养技术，按时添加含维生素 B_{12}、叶酸丰富的辅食，注意饮食均衡。指导合理用药。

自测习题

一、选择题

A1/A2 型题

1. 骨髓造血开始于（　　）。
   A. 胚胎第 3 周   B. 胚胎第 6 周   C. 胚胎第 8 周
   D. 胚胎第 4 个月   E. 出生后

2. 胚胎第 5 个月时主要的造血器官是（　　）。
   A. 卵黄囊   B. 胆囊   C. 淋巴管   D. 肝脏   E. 骨髓

3. 胎儿后期主要的造血器官是（　　）。
   A. 卵黄囊   B. 肝脏   C. 脾脏   D. 骨髓   E. 胸腺

4. 胎儿脾脏造血开始于（　　）。
   A. 胚胎第 3 周   B. 胚胎第 6 周   C. 胚胎第 8 周
   D. 出生后 4~5 天   E. 出生后 4~5 个月

5. 小儿淋巴细胞与粒细胞比例的第二次交叉出现在（　　）。
   A. 2~4 岁   B. 4~6 岁   C. 6~8 岁   D. 8~10 岁   E. 10~12 岁

6. 新生儿血容量约占体重的（　　）。
   A. 10％   B. 12％   C. 15％   D. 6％~8％   E. 8％~10％

7. 新生儿出生时，其血红蛋白量和红细胞数正常值分别是（　　）。
   A. 60~90 g/L；$1×10^{12}$/L   B. 90~120 g/L；$(1~3)×10^{12}$/L
   C. 120~140 g/L；$(3~5)×10^{12}$/L   D. 150~220 g/L；$(5~7)×10^{12}$/L

E. 250~300 g/L;(7~9)×10¹²/L

8. 生理性贫血时,血红蛋白和红细胞数分别降至( )。
   A. 30 g/L;7×10¹²/L   B. 60 g/L;6×10¹²/L   C. 90 g/L;5×10¹²/L
   D. 100 g/L;4×10¹²/L   E. 110 g/L;3×10¹²/L

9. 胚胎期造血开始于( )。
   A. 卵黄囊   B. 肝   C. 脾   D. 骨髓   E. 淋巴结

10. 出生后主要的造血器官是( )。
    A. 卵黄囊   B. 肝   C. 脾   D. 骨髓   E. 淋巴结

11. 小儿长骨中的红骨髓逐渐被黄骨髓代替发生在哪一时期?( )
    A. 出生后到满28周   B. 出生后到满1周岁   C. 2~3岁开始
    D. 5~7岁开始   E. 10~12岁开始

12. 婴儿生理性贫血最明显的年龄是( )。
    A. 出生后1个月   B. 出生后2~3个月   C. 出生后5~6个月
    D. 出生后8~9个月   E. 1岁左右

13. 小儿白细胞分类中,粒细胞与淋巴细胞的两次交叉发生在( )。
    A. 3天,3岁   B. 4~6天,4~6岁   C. 7天,3岁
    D. 4~6月,4~6岁   E. 6周,7岁

14. 根据世界卫生组织提出的小儿贫血诊断标准,6个月~6岁儿童血红蛋白正常值的下限是( )。
    A. 80 g/L   B. 90 g/L   C. 100 g/L   D. 110 g/L   E. 120 g/L

15. 一小儿血红细胞2.5×10¹²/L,血红蛋白70 g/L,该小儿可能是( )。
    A. 正常血常规   B. 轻度贫血   C. 中度贫血   D. 重度贫血   E. 极重度贫血

16. 营养性巨幼细胞贫血的病因是缺乏( )。
    A. 铁和维生素C   B. 维生素B_{12}和叶酸   C. 维生素D
    D. 维生素E   E. 维生素K

17. 关于营养性缺铁性贫血的病因,下列说法哪项不妥?( )
    A. 先天储铁不足   B. 铁的摄入不足   C. 铁需要量增加
    D. 红细胞破坏过多   E. 铁的丢失过多

18. 对诊断缺铁性贫血无意义的是( )。
    A. 喂养史和临床表现   B. 血常规和骨髓检查   C. 铁代谢的生化检查
    D. 红细胞寿命测定   E. 用铁剂试验性治疗

19. 8个月小儿,面黄来诊,自幼母乳喂养,未加辅食,初诊为营养性巨幼细胞贫血。下述哪项治疗最重要?( )
    A. 增加辅食   B. 给予维生素B_{12}、叶酸   C. 口服铁剂
    D. 口服维生素C   E. 输血

20. 营养性缺铁性贫血的治疗原则不包括( )。
    A. 无论贫血轻重立即输血   B. 去除病因
    C. 添加含铁丰富的食物   D. 铁剂治疗
    E. 同服维生素C

21. 确诊营养性巨幼细胞贫血应做的辅助检查是( )。

A. 血常规、血清维生素 B_{12} 和叶酸测定　　　B. 心电图
C. 肝功能　　　　　　　　　　　　　　　　　D. 胸部 CT
E. 尿常规

22. 缺铁性贫血易发年龄为（　　）。
　　A. 3~6 个月　　　　　B. 6 个月~2 岁　　　　C. 3~5 岁
　　D. 5~7 岁　　　　　　E. 8~10 岁

23. 治疗缺铁性贫血,口服铁剂的最佳时间是（　　）。
　　A. 就餐前　　B. 就餐时　　C. 就餐后　　D. 两餐之间　　E. 随意

24. 护理营养性巨幼细胞贫血患儿时,下列哪项措施不妥？（　　）
　　A. 设法添加各种辅食　　　　　　　　B. 尽可能延长母乳喂养时间
　　C. 治疗首选维生素 B_{12} 和叶酸　　　　D. 恢复期加服铁剂
　　E. 严重病例可输血

25. 用铁剂治疗贫血时,可同时服用（　　）。
　　A. 牛乳　　　B. 茶水　　　C. 咖啡　　　D. 钙剂　　　E. 维生素 C

26. 为了促进铁剂的吸收,口服铁剂的最好方法是（　　）。
　　A. 与维生素 C 同服,空腹时服用　　　　B. 与维生素 C 同服,餐前服用
　　C. 与维生素 C 同服,两餐之间服用　　　D. 与维生素 C 同服,餐后服用
　　E. 与维生素 C 同服,临睡前服用

27. 婴幼儿最常见的贫血是（　　）。
　　A. 感染性贫血　　　　　　B. 失血性贫血　　　　　　C. 溶血性贫血
　　D. 营养性缺铁性贫血　　　E. 营养性巨幼细胞贫血

28. 有利于口服铁剂吸收的维生素是（　　）。
　　A. 维生素 B_1　　B. 维生素 B_{12}　　C. 维生素 C　　D. 维生素 E　　E. 维生素 K

29. 10 个月小儿,面黄来诊,诊断为营养性小细胞性贫血。下述处理中哪项是不必要的？（　　）
　　A. 设法增进食欲　　　　　　B. 口服铁剂　　　　　　C. 口服维生素 C
　　D. 肌内注射维生素 B_{12}　　E. 预防发生心功能不全

30. 牛乳中铁的吸收率为（　　）。
　　A. 60%　　　B. 50%　　　C. 40%　　　D. 30%　　　E. 10%~25%

31. 贫血可引起机体的代偿反应,但不包括（　　）。
　　A. 脉搏加快　　B. 呼吸加速　　C. 血容量减少　　D. 心脏增大　　E. 心动过速

32. 口服硫酸亚铁的正确方法是（　　）。
　　A. 餐后服用　　　　　　　　　　B. 加服钙剂以利吸收　　　　C. 与牛乳同服
　　D. 两餐之间服用并从小剂量开始渐增　　　　　　　　　　　　E. 大便变黑立即停药

33. 预防营养性缺铁性贫血的关键措施是（　　）。
　　A. 预防腹泻　　　　　　B. 及时补充含铁辅食　　　　　　C. 预防早产
　　D. 经常口服铁剂　　　　E. 定期少量输血

34. 口服铁剂时促进铁吸收的最佳方法是（　　）。
　　A. 加服维生素 C　　　　B. 加大剂量　　　　　　　　　　C. 餐前服药
　　D. 与牛乳同服　　　　　E. 给三价铁

35. 为预防小儿营养性缺铁性贫血,开始添加含铁丰富辅食的时间是(　　)。
    A. 早产儿从出生开始　　　　　　　　　B. 足月儿从出生开始
    C. 早产儿从出生后 4 个月开始　　　　　D. 足月儿从出生后 4 个月开始
    E. 足月儿从出生后 6 个月开始

36. 下列哪项是造成营养性缺铁性贫血的原因?(　　)
    A. 足月儿从 4 个月开始添加富含铁剂的食物
    B. 早产儿 2 个月开始添加富含铁剂的食物
    C. 长期单纯母乳喂养
    D. 过期产
    E. 便秘

37. 营养性缺铁性贫血使用铁剂治疗时,停用铁剂的时间是(　　)。
    A. 血清铁正常　　　　　　　　　　　　B. 血红蛋白正常
    C. 血红蛋白正常后 2 个月　　　　　　　D. 红细胞数目正常后 2 周
    E. 网织红细胞上升后 7～10 天

38. 营养性缺铁性贫血血常规检查正确的指标是(　　)。
    A. 红细胞减少比血红蛋白减少明显　　　B. 红细胞中央淡染区扩大
    C. 红细胞以大细胞为主　　　　　　　　D. 白细胞核右移
    E. 血小板减少

39. 营养性缺铁性贫血是一种(　　)。
    A. 大细胞性贫血　　　B. 单纯小细胞性贫血　　　C. 小细胞低色素性贫血
    D. 正细胞性贫血　　　E. 以上都不是

40. 为保障铁剂治疗效果,应提醒患儿不要在用药同时食用(　　)。
    A. 肝脏　　　B. 大米　　　C. 白面　　　D. 牛奶　　　E. 果糖

41. 用铁剂治疗营养性缺铁性贫血,观察疗效时正确的方法是(　　)。
    A. 用药 7～10 天后网织红细胞数上升　　B. 用药 1～2 天后网织红细胞数下降
    C. 用药 7～10 周后血红蛋白量逐渐上升　D. 用药 3～4 周后血红蛋白量逐渐上升
    E. 用药 1～2 周后血红蛋白量逐渐上升

42. 下列不符合营养性巨幼细胞贫血的是(　　)。
    A. 可出现血小板降低　　　B. 血涂片检查可见红细胞大小不等,中央淡染区明显
    C. 智力及动作发育倒退　　D. 肝脾肿大
    E. 骨髓各期幼红细胞均出现巨幼样变

43. 12 个月小儿,面黄来诊。一直母乳喂养,未加辅食,诊为营养性巨幼细胞贫血。下列处理最重要的是(　　)。
    A. 增加辅食　　　　　B. 使用维生素 B_{12} 叶酸　　　C. 口服铁剂
    D. 口服维生素 C　　　E. 输血

44. 10 个月患儿,面黄,手有震颤,血红蛋白 80 g/L,血涂片中红细胞形态大小不等,以大红细胞为多。首先考虑(　　)。
    A. 溶血性贫血　　　　　B. 生理性贫血　　　　　C. 营养性缺铁性贫血
    D. 营养性混合性贫血　　E. 营养性巨幼细胞贫血

45. 预防营养性缺铁性贫血和营养性巨幼细胞贫血的物质是(　　)。

A. 纤维素　　　B. 豆类　　　C. 水果　　　D. 肝脏　　　E. 蔬菜

46. 由于缺乏维生素 B_{12} 导致的营养性巨幼细胞贫血,患儿特殊的临床表现是(　　)。

　　A. 心脏有收缩期杂音　　　　B. 肝、脾轻度肿大　　　　C. 口唇苍白

　　D. 手、足、头不自主震颤　　　E. 疲乏无力、食欲减退

47. 符合营养性巨幼细胞贫血的表现为(　　)。

　　A. 反甲　　　　　　　　　　　　B. 异食癖

　　C. 神经、精神症状　　　　　　　D. 血红蛋白减少比红细胞减少明显

　　E. 血涂片可见红细胞中央淡染区增大

48. 长期应用可以导致营养性巨幼细胞贫血的药物是(　　)。

　　A. 叶酸　　　B. 地塞米松　　　C. 硫酸亚铁　　　D. 水合氯醛　　　E. 甲氨蝶呤

49. 营养性巨幼细胞贫血时血清维生素 B_{12} 水平低于(　　)。

　　A. 3 ng/L　　　B. 5 ng/L　　　C. 6 ng/L　　　D. 100 ng/L　　　E. 200 ng/L

50. 营养性巨幼细胞贫血的骨髓象最主要的特点是(　　)。

　　A. 骨髓增生活跃　　　　　　B. 红系巨幼样变　　　　　　C. 早幼红细胞增多

　　D. 原红细胞增多　　　　　　E. 中幼红细胞增多

51. 营养性巨幼细胞贫血出现明显精神、神经症状时,首先应用(　　)。

　　A. 维生素 C　　　　　　　　B. 叶酸　　　　　　　　　C. 铁剂

　　D. 维生素 B_{12} 和叶酸　　　E. 维生素 B_{12}

52. 一小儿血红细胞 2.5×10^{12}/L,血红蛋白 70 g/L,该小儿可能是(　　)。

　　A. 正常血常规　　B. 轻度贫血　　C. 中度贫血　　D. 重度贫血　　E. 极重度贫血

53. 患儿,5岁。化验血红蛋白为 50 g/L,其贫血程度是(　　)。

　　A. 无贫血　　B. 轻度贫血　　C. 中度贫血　　D. 重度贫血　　E. 极重度贫血

54. 3岁小儿化验示血红蛋白为 100 g/L,其贫血分度为(　　)。

　　A. 轻度贫血　　　　　　　　B. 中度贫血　　　　　　　　C. 重度贫血

　　D. 极重度贫血　　　　　　　E. 以上都是

55. 根据我国6个月以下婴儿贫血标准,4~6个月小儿贫血时血红蛋白数值低于(　　)。

　　A. 90 g/L　　　B. 100 g/L　　　C. 110 g/L　　　D. 120 g/L　　　E. 130 g/L

56. 血红蛋白 30~60 g/L,表明(　　)。

　　A. 轻度贫血　　B. 中度贫血　　C. 重度贫血　　D. 极度贫血　　E. 恶性贫血

57. 根据世界卫生组织小儿贫血诊断标准,6~14岁小儿贫血时血红蛋白数值低于(　　)。

　　A. 140 g/L　　　B. 130 g/L　　　C. 120 g/L　　　D. 110 g/L　　　E. 100 g/L

58. 小儿中度贫血时,其血红蛋白和红细胞数值分别是(　　)。

　　A. 60~90 g/L,(2~3)×10^9/L　　　　B. 30~60 g/L,(1~2)×10^{12}/L

　　C. 50~70 g/L,(4~5)×10^{12}/L　　　D. 30~40 g/L,(2.5~3.2)×10^{12}/L

　　E. <30 g/L,<1×10^{12}/L

59. 新生儿贫血的标准是血红蛋白低于(　　)。

　　A. 145 g/L　　　B. 120 g/L　　　C. 110 g/L　　　D. 100 g/L　　　E. 90 g/L

60. 急性失血性贫血属于(　　)。

　　A. 大细胞性贫血　　　　　　B. 正细胞性贫血　　　　　　C. 单纯小细胞性贫血

D. 造血不良性贫血　　　　　　　E. 小细胞低色素性贫血

61. 患儿，男，1岁。近来出现厌食、呕吐，反应低下。少哭，不笑。查体见患儿颜面虚胖、皮肤苍白、表情呆滞，肢体及头部震颤。医嘱应用维生素 B_{12} 治疗，若治疗有效，该患儿最先出现的改变是(　　)。
   A. 网织红细胞上升　　　　B. 血红蛋白上升　　　　C. 精神、食欲好转
   D. 震颤缓解　　　　　　　E. 面色转红

A3/A4 型题

(62、63题共用题干)

10个月患儿，人工喂养，未添加辅食，因面色苍白、食欲不振来诊，体检发现皮肤黏膜苍白，肝、脾轻度肿大，诊断为营养性缺铁性贫血。

62. 导致该患儿缺铁的主要原因是(　　)。
   A. 先天储铁不足　　　　　B. 铁的摄入不足　　　　C. 铁需要量增加
   D. 某些疾病影响　　　　　E. 铁丢失过多

63. 该患儿肝脾肿大的原因是(　　)。
   A. 心力衰竭　　　　　　　B. 铁剂缺乏　　　　　　C. 维生素 B_{12} 缺乏
   D. 蛋白质缺乏　　　　　　E. 骨髓外造血

(64、65题共用题干)

10个月患儿，人工喂养，未添加辅食，因面色苍白，食欲不振来诊，体检发现肝、脾轻度肿大。

64. 为明确诊断，应首选下列何项检查？(　　)
   A. 血常规　　B. 骨髓象　　C. B超　　D. 心电图　　E. X线检查

65. 如果该患儿诊断为营养性缺铁性贫血，治疗的首选药是(　　)。
   A. 维生素 B_{12}　　B. 硫酸亚铁　　C. 叶酸　　D. 右旋糖酐铁　　E. 维生素 C

(66～68题共用题干)

患儿，8个月，单纯母乳喂养，从未添加辅食。近来面色蜡黄，表情呆滞，舌面光滑，有轻微震颤，肝肋下 4 cm。血常规检查示：红细胞 $2\times10^{12}/L$，血红蛋白 90 g/L，血清维生素 B_{12} 降低。

66. 该患儿可能发生的疾病是(　　)。
   A. 营养性缺铁性贫血　　　B. 营养性巨幼细胞贫血　　C. 生理性贫血
   D. 溶血性贫血　　　　　　E. 营养性混合性贫血

67. 无助于该患儿疾病康复的食物是(　　)。
   A. 肉类　　　　　　　　　B. 蛋类　　　　　　　　C. 乳类
   D. 新鲜绿叶蔬菜　　　　　E. 动物内脏

68. 预防该疾病应强调(　　)。
   A. 预防感染　　　　　　　B. 多晒太阳　　　　　　C. 按时添加辅食
   D. 培养良好的饮食习惯　　E. 加强体格锻炼

二、填空题

1. 胚胎期造血分为_____、_____、_____三个阶段。
2. 小儿血容量相对较成人_____，新生儿血容量约占体重的_____，而成人血容量占体重的_____。
3. 贫血程度的判定一般根据周围血红细胞数及血红蛋白量分为轻、_____、_____、

_____四度。

4.营养性巨幼红细胞贫血是由于缺乏_____和(或)_____引起的一种_____性贫血。

三、名词解释

1.骨髓外造血

2.生理性贫血

3.贫血

四、简答题

1.试述小儿贫血的诊断标准。

2.营养性缺铁性贫血的病因。

3.营养性缺铁性贫血的血常规特点。

4.对缺铁性贫血,主要预防措施有哪些?

【参考答案】

一、选择题

1.D	2.E	3.D	4.C	5.B	6.A	7.D	8.E	9.A
10.D	11.D	12.B	13.B	14.D	15.C	16.B	17.D	18.D
19.B	20.A	21.A	22.B	23.D	24.B	25.E	26.C	27.D
28.C	29.D	30.E	31.C	32.D	33.B	34.A	35.E	36.C
37.C	38.B	39.C	40.D	41.E	42.A	43.D	44.E	45.D
46.D	47.C	48.E	49.D	50.B	51.E	52.C	53.D	54.A
55.B	56.C	57.C	58.A	59.A	60.B	61.A	62.B	63.E
64.A	65.B	66.B	67.C	68.C				

二、填空题

1.中胚叶造血期 肝(脾)造血期 骨髓造血期

2.多 10% 6%~8%

3.中 重 极重

4.维生素 B_{12} 叶酸 大细胞

三、名词解释

1.婴幼儿在某些情况下需要增加造血时,肝、脾和淋巴结又恢复到胎儿期的造血状态。

2.婴儿生后 2~3 个月时红细胞数降至 $3.0\times10^{12}/L$,血红蛋白量降至 110 g/L 左右,出现轻度贫血。

3.末梢血中单位容积内红细胞数或血红蛋白量低于正常。

四、简答题

1.(1)新生儿期血红蛋白<145 g/L;

(2)1~4 个月小儿血红蛋白<90 g/L;

(3)4~6 个月小儿血红蛋白<100 g/L;

(4)6~6 岁小儿血红蛋白<110 g/L;

(5)6~14 岁小儿血红蛋白<120 g/L。

2.(1)先天储铁不足;

(2)铁摄入量不足;

(3)生长发育快;

(4)铁吸收障碍;

(5)铁的丢失过多。

3.(1)血红蛋白减少比红细胞减少明显,呈小细胞低色素性贫血;

(2)血涂片可见红细胞大小不等,以小细胞为多,中央淡染区扩大;

(3)平均红细胞容积(MCV)<80 fl,平均红细胞血红蛋白量(MCH)<26 pg,平均血红蛋白浓度(MCHC)<310 g/L;

(4)网织红细胞数正常或轻度减少;

(5)白细胞、血小板一般无特殊改变。

4.(1)加强孕期保健,预防早产,妊娠后期适当补充铁剂;

(2)提倡母乳喂养,及时添加含铁丰富的辅食,注意饮食搭配合理,纠正不良饮食习惯;

(3)早产儿、低出生体重儿生后2个月开始给予铁剂预防。

第十四章 泌尿系统疾病患儿的护理

学习目标

1. 掌握急性肾小球肾炎的临床表现及护理措施。
2. 掌握肾病综合征的临床表现及护理措施。
3. 熟悉小儿泌尿系统解剖生理特点。

内容概要

第一节 小儿泌尿系统解剖生理特点

一、解剖特点

(一)肾

(1)年龄越小,肾脏相对越大;肾脏位置低,2岁以内健康儿肾容易扪及,尤其是右肾。

(2)新生儿肾表面呈分叶状,2~4岁消失。

(二)输尿管

输尿管长且弯曲,发育不全,易引起尿路感染。输尿管容易扭曲受压引起梗阻,造成尿液潴留。

(三)膀胱

(1)位置相对较高。

(2)容量=(年龄+2)×30。

(四)尿道

(1)女婴尿道较短(1 cm),接近肛门,易感染。

(2)男婴尿道较长,污垢易聚集,也易感染。

二、肾的生理特点

(1)肾小球滤过率低,所以小儿易出现水肿。
(2)肾稀释功能好,但浓缩功能差,所以小儿易出现脱水现象。
(3)肾小管调节功能差。
(4)肾小管排泄功能差。

三、小儿尿量

(1)正常每日尿量(mL)=(年龄-1)×100+400。
(2)少尿:
①学龄儿<400 mL/d。
②学龄前<300 mL/d。
③婴幼儿<200 mL/d。
④新生儿<1 mL/(kg·h)。
(3)无尿:尿量<50 mL/d。
新生儿<0.5 mL/(kg·h)。

四、尿液特点

红细胞<3个/HP,白细胞<5个/HP,一般不出现管型,蛋白定性(-)。

第二节 急性肾小球肾炎

一、概述

急性肾小球肾炎简称急性肾炎,是儿科常见免疫反应性肾小球疾病;主要临床表现为少尿、血尿、蛋白尿、水肿、高血压。绝大多数为A组β链球菌感染后所致。

二、临床表现

(一)前驱期

(1)秋冬:上呼吸道感染。
(2)夏天:皮肤感染。
(3)5~10岁多见,男、女患病人数之比为2∶1。
(4)临床表现轻重悬殊。

(二)典型表现

(1)水肿、少尿:为最早症状。水肿顺序为眼睑→下肢→全身(非凹陷性)。

(2)血尿：
①镜下血尿：可维持数月，运动或感染后加重。
②肉眼血尿：浓茶色（酸性）洗肉水样（碱性）。
(3)高血压。

(三)严重病例

1. 严重循环充血——水钠潴留致左、右心衰竭

轻者呼吸、心率加快，肝肿大，有压痛；重者呼吸困难，端坐呼吸，咳粉红色泡沫痰，肺部闻及湿啰音，颈静脉怒张。洋地黄治疗效果差，利尿效果好。

2. 高血压脑病
(1)原因：血压急剧增高→脑血管痉挛或高度扩张→脑水肿。
(2)表现：剧烈头痛，恶心呕吐，继之视力障碍，不及时治疗者惊厥、昏迷、脑疝。

3. 急性肾功能不全　尿少、短暂氮质血症，严重者少尿、无尿时电解质紊乱、代谢性酸中毒。

(四)非典型表现

1. 无症状病例　有尿改变，无高血压、水肿等。

2. 肾外症状性肾炎　尿改变轻微，有高血压、水肿等。

3. 具肾病表现的急性肾炎　水肿和蛋白尿突出。

三、实验室检查

1. 尿液检查　红细胞增多，尿蛋白（＋～＋＋＋），管型。

2. 血液检查　有轻度贫血，系血容量增多；红细胞沉降率加快提示肾炎在活动期；血清抗链球菌抗体升高，血清总补体降低；氮质血症。

四、治疗原则

(一)治疗感染灶

使用抗生素7～10天，首选青霉素，过敏者使用红霉素。

(二)对症治疗

(1)利尿：水肿、少尿及高血压者使用呋塞米利尿。
(2)高血压：给予心痛定口服或舌下含服。
(3)高血压脑病：给予硝普钠降压，安定镇静，呋塞米脱水。

五、护理诊断

1. 体液过多　与肾小球滤过率下降有关。

2. 活动无耐力

3. 潜在并发症　高血压脑病、严重循环充血、急性肾衰竭。

4. 知识缺乏

六、护理措施

(一)休息

(1)急性期：卧床休息。

(2)红细胞沉降率正常:可继续上学。

(3)尿 Addis 计数正常:可正常活动。

(二)饮食管理

(1)急性期:限盐、限水、限蛋白质。

(2)尿少、水肿:限盐。

(3)氮质血症:限蛋白质,供给高糖饮食。

(4)尿量增加、水肿消退、血压正常:恢复正常饮食。

(三)利尿、降压

(四)密切观察病情变化

七、健康教育

强调休息的重要性。

第三节　肾病综合征

一、概述

由多种病因所致肾小球毛细血管滤过膜通透性增高,导致大量蛋白尿引起的一种临床症候群。临床特点:高度水肿、大量蛋白尿、高胆固醇血症、低蛋白血症(三高一低)。

分类 { 原发性 { 单纯性肾病(多见) / 肾炎性肾病 } 继发性:过敏性紫癜、系统性红斑狼疮 / 先天性 }

二、临床表现

(一)单纯性肾病

(1)具有肾病综合征的4大特征(三高一低)。

(2)多见于2～7岁小儿,男＞女。

(3)水肿:全身凹陷性水肿,其中以颜面、下肢及阴囊显著。严重者可有胸水、腹水而致呼吸困难。

(二)肾炎性肾病

(1)具有肾病综合征的4大特征。

(2)血尿、高血压等。

(3)多见于7岁以上儿童。

(三)并发症

(1)感染:呼吸道、皮肤、尿路感染。
(2)电解质紊乱。
(3)高凝状态及血栓形成。
(4)低血容量性休克。
(5)急性肾衰竭。
(6)生长延迟。

三、辅助检查

(一)尿常规

(1)尿蛋白定性为＋＋＋～＋＋＋＋。
(2)24 h尿蛋白定量大于0.05 g/kg。
(3)可见管型,肾炎性肾病患儿尿内见红细胞。

(二)血液检查

血浆总蛋白和白蛋白降低,胆固醇增高,红细胞沉降率加快。

四、治疗要点

(一)一般治疗

(1)休息,限盐摄入。
(2)防治感染:感染后用药,不可预防用药。
(3)补充维生素D及钙剂。

(二)利尿消肿

(三)激素疗法

首选糖皮质激素。

(四)免疫抑制剂治疗

针对难治性肾病给予免疫制剂治疗。

五、护理诊断

1.体液过多 与低蛋白血症有关。
2.营养失调 与大量蛋白质由尿中丢失有关。
3.有感染的危险 与免疫力低下有关。
4.潜在并发症 感染、血栓等。
5.自我形象紊乱
6.焦虑

六、护理措施

(一)适当休息

(二)调整饮食

(1)一般患儿:高热量、易消化饮食。

(2)大量蛋白尿期:限蛋白质(1.5~2 g/(kg·d))。

(3)尿蛋白消失后长期用激素:多补充植物蛋白。

(4)重度水肿:适当限钠、水摄入量。

(三)预防感染

(四)观察药物疗效及副作用

(1)激素治疗期间:

①疗效:尿量、尿蛋白恢复情况。

②副作用:库欣综合征、负氮平衡(肌萎缩)、骨质疏松。

(2)利尿剂应用期间:防血栓和电解质紊乱。

(3)免疫抑制剂治疗期间:注意脱发、胃肠道反应、出血型膀胱炎等,用药期间鼓励多饮水。

(4)抗凝治疗:监测凝血和凝血酶原时间。

自测习题

一、选择题

A1/A2 型题

1.关于小儿泌尿系统解剖特点的叙述不正确的是( )。

　A.肾脏位置偏低,尿液充盈时可触及　　B.输尿管长而弯曲,易受压及扭曲

　C.膀胱位置偏高,尿液充盈时可触及　　D.女婴尿道较短,容易发生上行感染

　E.男婴尿道较长,且常有包茎,不易发生上行感染

2.对婴幼儿肾功能描述不正确的是( )。

　A.肾小球滤过率低　　　　　　　　　B.肾血流量低

　C.肾小管的重吸收能力差　　　　　　D.尿比重低

　E.肾小管的排泄功能正常

3.婴幼儿少尿的概念是昼夜尿量( )。

　A.<200 mL　B.<300 mL　C.<400 mL　D.<50 mL　E.<100 mL

4.不符合小儿泌尿系统解剖特点的描述是( )。

　A.婴儿膀胱位置较高　　　　　　　　B.新生女婴尿道长度仅为1 cm

　C.女婴尿道容易发生上行感染　　　　D.年龄越小,肾脏位置越高

　E.婴儿输尿管容易受压及扭曲

5.新鲜尿液离心后沉淀镜检和Addis计数检查,下列结果中提示正常的是( )。

　A.红细胞<5/HP　　　　　　　　　　B.白细胞<10/HP

　C.常见透明管型　　　　　　　　　　D.12 h尿Addis计数红细胞<100万个

　E.12 h尿Addis计数白细胞<100万个,管型<5000个

6. 急性肾小球肾炎属于下列哪种性质的疾病？（　　）
　　A. 感染后免疫反应性疾病　　　B. 病毒直接感染肾脏　　　C. 细菌直接感染肾脏
　　D. 单侧肾脏化脓性炎症　　　　E. 双侧肾脏化脓性炎症

7. 急性肾小球肾炎尿呈浓茶色，是由于（　　）。
　　A. 尿液为酸性　　　　　　　　B. 尿相对密度增高　　　　C. 尿酸盐结晶
　　D. 饮水少　　　　　　　　　　E. 尿蛋白太高

8. 急性肾小球肾炎感染最常见的细菌是（　　）。
　　A. 金黄色葡萄球菌　　　　　　B. 溶血性链球菌　　　　　C. 肺炎球菌
　　D. 大肠埃希氏菌　　　　　　　E. 副大肠埃希氏菌

9. 小儿尿路感染常见病原菌为（　　）。
　　A. 链球菌　　　　　　　　　　B. 大肠埃希氏菌　　　　　C. 白色念珠菌
　　D. 铜绿假单胞菌　　　　　　　E. 金黄色葡萄球菌

10. 新生儿出生后前几天尿液放置后有红褐色沉淀，该沉淀为（　　）。
　　A. 尿酸盐结晶　　B. 盐类结晶　　C. 红细胞　　D. 管型沉淀　　E. 白细胞

11. 小儿肾功能接近成人水平的年龄为（　　）。
　　A. 1岁　　　B. 1.5岁　　　C. 2岁　　　D. 2.5岁　　　E. 3岁

12. 急性肾小球肾炎通常在链球菌感染后多长时间发病？（　　）
　　A. 2～4日　　　B. 1～3周　　　C. 1～2个月　　　D. 半年　　　E. 1年

13. 学龄前儿童少尿的标准为每日尿量少于（　　）。
　　A. 100 mL　　　B. 200 mL　　　C. 300 ml　　　D. 400 mL　　　E. 500 mL

14. 小儿无尿是指每日尿量少于（　　）。
　　A. 20 mL　　　B. 50 mL　　　C. 80 mL　　　D. 100 mL　　　E. 200 mL

15. 引起小儿尿路感染最常见的途径是（　　）。
　　A. 血源性感染　　　　　　　　B. 上行感染　　　　　　　C. 淋巴感染
　　D. 邻近组织蔓延　　　　　　　E. 外伤

16. 急性肾小球肾炎持续较久的临床表现是（　　）。
　　A. 水肿　　　B. 高血压　　　C. 肉眼血尿　　　D. 镜下血尿　　　E. 恶心呕吐

17. 关于急性肾炎的临床表现，下列哪项是错误的？（　　）
　　A. 多数患儿都有血尿　　　　　　　　　　B. 起病后第1周常有高血压
　　C. 水肿为首发症状，常为上行性　　　　　D. 起病1～2周内可发生严重循环充血
　　E. 血压突然升高，应注意高血压脑病

18. 患儿，8岁，4周前患扁桃体炎，近日眼睑水肿、尿少，有肉眼血尿，血压135/90 mmHg，应考虑的疾病是（　　）。
　　A. 急性肾炎　　　　　　　　　B. 慢性肾炎　　　　　　　C. 单纯性肾炎
　　D. 肾炎性肾病　　　　　　　　E. 急进性肾炎

19. 8岁患儿，因面部水肿、头痛、头晕就诊。尿液检查：蛋白（＋＋），红细胞20个/HP。诊断为急性肾小球肾炎。对其处理正确的是（　　）。
　　A. 给镇痛药　　　　　　　B. 适当下床活动，防止血栓形成　　　C. 给大剂量青霉素
　　D. 低盐、高糖、高蛋白饮食　　　E. 低盐、高糖、高维生素饮食

20. 患儿因急性肾小球肾炎入院。2天后尿少、水肿加重，伴呼吸困难，两肺有湿啰音，心

律呈奔马律,肝脏增大,可能并发了( )。
A. 支气管肺炎　　　　　B. 急性肾衰竭　　　　　C. 高血压脑病
D. 严重循环充血　　　　E. 电解质紊乱

21. 8 岁男孩因水肿入院。尿蛋白(＋＋),血压 120/82 mmHg。头痛、头晕,初诊为急性肾小球肾炎。下述哪项处理最重要?( )
A. 无盐饮食　　　　　　B. 低蛋白饮食　　　　　C. 利尿、消肿、降压
D. 记出入液量　　　　　E. 肌内注射青霉素

22. 患儿,男,8 岁。以急性肾小球肾炎收入院。入院后,患儿眼睑水肿,尿为洗肉水样,疲乏无力。此时对患儿的首要护理措施是( )。
A. 卧床休息　　　　　　B. 定期测体重　　　　　C. 密切监测血压
D. 肾区热敷保暖　　　　E. 限制水钠摄入

23. 急性肾小球肾炎患儿应用青霉素的目的是( )。
A. 利尿消肿　　　　　　B. 防止合并症　　　　　C. 预防肾功能损害
D. 消除体内残余感染灶　E. 预防肾脏炎症进一步发展

24. 关于急性肾小球肾炎的治疗,正确的是( )。
A. 卧床休息 8 周以上　　B. 无盐饮食至尿蛋白消失
C. 低蛋白饮食 3 周以上　D. 红细胞沉降率正常后,可恢复正常上学及活动
E. 尿 Addis 计数正常后,可恢复正常活动

25. 急性肾小球肾炎患儿低盐饮食必须持续至( )。
A. 全部症状消失　　　　B. 水肿消退　　　　　　C. 尿蛋白消失
D. 水肿消退,血压正常　E. 镜下血尿消失

26. 急性肾小球肾炎患儿,女,10 岁,入院治疗 1 周余,现水肿已消退,血压正常,但尿液化验仍有较多红细胞,此时对该患儿最重要的健康指导是( )。
A. 介绍急性肾炎的发生原因　　　B. 解释限制饮食的意义
C. 解释限制活动的重要性　　　　D. 说明预防急性肾炎的要点
E. 介绍预后估计

27. 原发性肾病综合征最主要的病理生理改变是( )。
A. 高胆固醇血症　　　　B. 低蛋白血症　　　　　C. 全身性水肿
D. 大量蛋白尿　　　　　E. 高血压

28. 原发性肾病综合征的常见并发症是( )。
A. 心力衰竭　　　　　　B. 高血压脑病　　　　　C. 肾功能不全
D. 高钾血症　　　　　　E. 感染

29. 患儿,8 岁。因高度水肿、尿蛋白(＋＋＋＋)入院,诊断为肾病综合征,治疗首选( )。
A. 青霉素　　　　　　　B. 糖皮质激素　　　　　C. 环磷酰胺
D. 白蛋白　　　　　　　E. 利尿剂

30. 原发性肾病综合征的病理生理变化不包括( )。
A. 水肿　　B. 大量糖尿　　C. 高脂血症　　D. 大量蛋白尿　　E. 低蛋白血症

31. 单纯性肾病综合征患儿,应用糖皮质激素治疗。下列对他的出院指导中哪项错误?( )

A. 不能随意停用激素　　　　　B. 避免到公共场所　　　　　C. 避免过度劳累
D. 可进行预防接种　　　　　　E. 给予营养丰富的饮食

32. 患儿,男,6岁,因面部水肿2周,拟诊"肾病综合征"收住院,现患儿阴囊皮肤薄而透明,水肿明显,对其处理应是(　　)。
   A. 绝对卧床休息　　　　　　B. 高蛋白饮食　　　　　　　C. 严格限制水的摄入量
   D. 保持床铺清洁、柔软　　　E. 用丁字带托起阴囊,并保持干燥

33. 单纯性肾病主要临床表现不包括(　　)。
   A. 高血压　　　　　　　　　B. 高度水肿　　　　　　　　C. 大量蛋白尿
   D. 低蛋白血症　　　　　　　E. 高胆固醇血症

34. 肾病综合征患儿容易发生感染的原因是(　　)。
   A. 氮质血症　　　　　　　　B. 电解质紊乱　　　　　　　C. 长期使用激素
   D. 循环血量减少　　　　　　E. 血液黏稠度增减

35. 对小儿尿路感染的护理措施中不正确的是(　　)。
   A. 急性期卧床休息　　　　　B. 鼓励患儿大量饮水　　　　C. 婴幼儿勤换尿布
   D. 幼儿不穿开裆裤　　　　　E. 女婴从后向前清洗外阴

36. 关于急性尿路感染的预防,下列哪项是正确的?(　　)
   A. 幼儿不穿开裆裤　　　　　B. 婴儿应勤换尿布,便后洗净臀部
   C. 根治蛲虫,去除尿道异物　D. 避免不必要的导尿,留置导尿管时间不可太久
   E. 以上都正确

37. 长期使用激素治疗肾病综合征,以下哪项护理措施不妥?(　　)
   A. 病情好转可改为隔日顿服　　　　　　　　B. 严格遵医嘱给药
   C. 出现库欣综合征立即停药　　　　　　　　D. 警惕是否有感染或潜伏病灶的扩散
   E. 遵医嘱补钙

38. 小儿尿路感染最主要的途径是(　　)。
   A. 粪便污染尿道口　　　　　B. 化脓性病灶通过血行感染　C. 邻近器官直接扩散
   D. 虫媒接触感染　　　　　　E. 淋巴通路感染

39. 肾病综合征患者大量蛋白尿的原因是(　　)。
   A. 肾小球滤过膜通透性增加　B. 血浆胶体渗透压下降　　　C. 肾功能下降
   D. 尿量增加　　　　　　　　E. 感染

40. 肾病综合征患者最突出的体征是(　　)。
   A. 高血压　　B. 水肿　　C. 肾区叩击痛　　D. 嗜睡　　E. 昏迷

A3/A4型题

(41、42题共用题干)

患儿,4岁,因大量蛋白尿、高度水肿、高脂血症、低蛋白血症入院,入院诊断为原发性肾病综合征。

41. 引起患儿水肿的主要原因是(　　)。
   A. 尿路感染　　　　　　　　B. 大量蛋白尿　　　　　　　C. 高胆固醇血症
   D. 低蛋白血症　　　　　　　E. 循环血容量不足

42. 该病最主要的病理生理改变为(　　)。
   A. 水肿　　　　　　　　　　B. 高胆固醇血症　　　　　　C. 大量蛋白尿

D. 低蛋白血症　　　　　　　E. 氮质血症

(43～45题共用题干)

患儿,男,5岁,因全身水肿,以"肾病综合征"入院。体检:面部、腹壁及双下肢水肿明显,阴囊水肿明显,囊壁变薄透亮。化验检查:尿蛋白(＋＋＋＋),胆固醇升高,血浆蛋白降低。

43. 该患儿当前最主要的护理诊断是(　　)。
　　A. 焦虑　　　　B. 排尿异常　　　C. 体液过多　　　D. 活动无耐力　　E. 体温过高
44. 目前给予最主要的护理措施是(　　)。
　　A. 卧床休息　　B. 无盐饮食　　C. 低蛋白饮食　　D. 高脂肪饮食　　E. 肌内注射给药
45. 若病情好转,出院时健康指导应强调(　　)。
　　A. 介绍本病的病因　　　　　　　　　　　B. 说明本病的治疗反应
　　C. 遵医嘱继续服药,不能随便停药　　　　D. 说明不能剧烈活动的重要性
　　E. 讲解预防复发的注意事项

(46～48题共用题干)

患儿,男,5岁,因眼睑水肿就诊。检查发现眼睑、面部、踝部为明显的凹陷性水肿。尿蛋白定性(＋＋＋＋),血浆蛋白显著下降,血胆固醇增加。以单纯性肾病收入院。

46. 患儿在大量蛋白尿期间不宜采取的饮食方式是(　　)。
　　A. 高蛋白饮食　B. 高热量饮食　C. 维生素饮食　D. 低脂饮食　E. 低盐饮食
47. 2日后患儿阴囊水肿明显,有轻微渗液,此时应采取的护理措施是(　　)。
　　A. 阴囊局部使用爽身粉　　　　B. 用丁字带托起阴囊　　　　C. 穿紧身裤支撑阴囊
　　D. 阴囊局部热湿敷　　　　　　E. 阴囊局部使用烤灯
48. 针对该患儿的治疗方法是使用糖皮质激素,此药常见的副作用是(　　)。
　　A. 骨髓抑制　　B. 性腺损害　　C. 骨质疏松　　D. 肝功能损害　　E. 出血性膀胱

(49～51题共用题干)

患儿,男,10岁。因发热、颜面水肿就诊,自述头痛、头晕、乏力。体检:体温38℃,心率120次/分,呼吸28次/分,血压130/100 mmHg,面部及下肢水肿,呈非凹陷性,头部见小脓疱3个。尿化验:红细胞(＋＋),有多种管型。

49. 该患儿所患疾病可能是(　　)。
　　A. 脓毒血症　　　　　　　B. 微循环衰竭　　　　　　　C. 高血压脑病
　　D. 肾病综合征　　　　　　E. 急性肾小球肾炎
50. 首先的护理诊断是(　　)。
　　A. 活动无耐力　　　　　　B. 体温过高　　　　　　　　C. 体液过多
　　D. 疼痛　　　　　　　　　E. 皮肤完整性受损
51. 最重要的护理观察内容是(　　)。
　　A. 意识变化　　B. 脉搏变化　　C. 呼吸变化　　D. 尿量变化　　E. 水肿变化

(52、53题共用题干)

患儿,男,6岁,2周前有上呼吸道感染,近2日晨起出现眼睑水肿,浓茶色尿。以急性肾小球肾炎收住院。

52. 1日后测得该患儿血压120/80 mmHg,述头痛,24 h尿量400 mL,尿蛋白(＋),此时应注意预防(　　)。
　　A. 严重水肿　　B. 大量蛋白尿　C. 低蛋白血症　D. 高血压脑病　E. 急性肾衰竭

53.患儿经治疗后好转,准备出院,家长询问何时可以上学,下列说法中正确的是(　　)。
A.红细胞沉降率正常后　　　B.肉眼血尿消失后　　　C.尿Addis计数正常后
D.病后2~3周　　　E.病后2~3个月

(54、55题共用题干)

患儿,8岁,患上呼吸道感染2周后,出现食欲减退、乏力、尿少、水肿。体温37.5℃,血压升高。尿蛋白(+),红细胞(+),补体C3低。诊断为急性肾小球肾炎。

54.其首选的护理诊断/问题是(　　)。
A.体温升高　　B.体液过多　　C.营养不良　　D.排尿异常　　E.活动无耐力

55.关于该患儿的护理措施的叙述哪项正确?(　　)
A.严格卧床休息1~2周　　　　　　B.给予易消化的普食
C.血尿消失后可加强锻炼　　　　　D.每日留取晨尿送培养
E.严格控制蛋白质摄入量

二、填空题

1.急性肾小球肾炎的典型症状为_____、_____、_____。
2.急性肾小球肾炎严重病例在第1周常合并_____、_____、_____。
3.肾病综合征的四大特征为大量蛋白尿、_____、_____、_____。

三、名词解释

1.肾病综合征
2.大量蛋白尿
3.激素敏感
4.激素耐药

四、简答题

1.急性肾小球肾炎的典型表现有哪些?
2.如何区别单纯性肾病和肾炎性肾病?
3.肾病综合征泼尼松治疗中长程方案。

【参考答案】

一、选择题

1.E　2.E　3.A　4.D　5.E　6.A　7.A　8.B　9.B
10.A　11.B　12.B　13.C　14.B　15.B　16.D　17.C　18.A
19.E　20.D　21.C　22.A　23.D　24.E　25.D　26.C　27.D
28.E　29.B　30.B　31.D　32.E　33.A　34.C　35.E　36.E
37.C　38.A　39.A　40.B　41.D　42.C　43.C　44.A　45.C
46.A　47.B　48.C　49.E　50.C　51.E　52.D　53.A　54.E
55.A

二、填空题

1.水肿　血尿　高血压
2.严重循环充血　高血压脑病　急性肾功能不全
3.低蛋白血症　高度水肿　高胆固醇血症

三、名词解释

1. 是由于多种原因引起肾小球基底膜通透性增加,导致血浆蛋白从尿中丢失,引起一系列病理生理改变的临床综合征。

2. 肾病综合征时肾小球基底膜通透性增加,大量血浆蛋白漏入尿中。

3. 肾病综合征患儿,泼尼松正规治疗8周内尿蛋白转阴,水肿消退。

4. 肾病综合征患儿,泼尼松正规治疗8周尿蛋白仍在(＋＋)以上。

四、简答题

1.(1)前驱感染:常在链球菌感染后经1~3周间歇期起病。

(2)水肿、少尿:初常系双睑晨起微肿,重者可延及下肢、全身,水肿处指压后凹陷不明显。多数小儿尿量减少。

(3)血尿:1/3~1/2患儿有肉眼血尿,尿色如洗肉水样或烟灰水样。

(4)高血压:2/3病例血压轻度至中度增高。

2.(1)凡具备大量蛋白尿、低蛋白血症、高胆固醇血症和高度水肿四项标准者为单纯性肾病;

(2)除符合上述四项标准外,具有以下四项中一项或多项者属肾炎性肾病;

①尿液检查提示红细胞超过10个/高倍视野;

②反复出现高血压,并排除用皮质类固醇激素所致;

③持续性氮质血症,并排除由于血容量不足所致;

④血总补体或C3水平反复降低。

3.泼尼松2 mg/(kg·d),分次口服,尿蛋白转阴后再巩固2周。

第十五章　神经系统疾病患儿的护理

 学习目标

1. 掌握小儿神经反射。
2. 掌握化脓性脑膜炎的病因及发病机制、临床表现。
3. 掌握病毒性脑膜炎的病因及发病机制、临床表现。
4. 熟悉化脓性脑膜炎及病毒性脑膜炎的护理措施。

内容概要

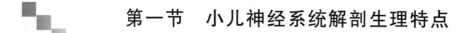

第一节　小儿神经系统解剖生理特点

一、脑

随着年龄的变化,脑重量逐渐增加(表15-1)。

表15-1　不同年龄脑重量的变化

年龄	新生儿	6个月	1岁	3岁	6岁	成人
脑重量/g	350	600	900	1000	1200	1400

二、脊髓

出生时脊髓的末端位于第3～4腰椎水平,4岁时上移到第1～2腰椎间隙。故给婴幼儿做腰椎穿刺时位置要低,以第4～5腰椎间隙为宜,4岁以后同成人。

三、神经反射

(1)终生存在的反射:

①浅反射:角膜反射、瞳孔反射、结膜反射、吞咽反射。(提睾反射到出生后4～6个月后才明显)

②腱反射：从新生儿期可引出肱二头肌腱反射、肱三头肌腱反射、膝腱反射、跟腱反射。腱反射的减弱或消失提示神经、肌肉、神经肌肉结合处或小脑病变。

(2)小儿时期暂时性反射：出生时存在，以后逐渐消失的反射，称原始反射（表15-2）。

表 15-2　原始反射

反射	迈步反射	握持反射	拥抱反射	觅食、吸吮反射
消失年龄	2~3个月	3~4个月	3~6个月	4~7个月

(3)出生时不存在，以后逐渐出现并终生存在的反射，如降落伞反射9~10个月时出现，平衡反射10~12个月时出现等。

(4)病理反射：巴宾斯基征（2岁以内小儿巴宾斯基征可以表现为阳性）、戈登征、查多克征等。

(5)脑膜刺激征：颈强直等。

第二节　化脓性脑膜炎

一、定义

化脓性脑膜炎又称急性细菌性脑膜炎，是各种化脓性细菌感染引起的脑膜炎，是小儿时期常见的感染性疾病之一，多见于婴幼儿。以发热、呕吐、头痛、烦躁、嗜睡、惊厥、脑膜刺激征及脑脊液化脓性改变为主。

二、病因及发病机制

1. 致病菌　常见致病菌如表15-3所示。

表 15-3　常见致病菌

年　　龄	常见致病菌
新生儿 <2个月婴儿	大肠埃希氏菌
2个月~4岁	流感嗜血杆菌、脑膜炎球菌和肺炎链球菌
4岁以后	脑膜炎双球菌、肺炎链球菌

2. 入侵途径　以上呼吸道感染为主，新生儿多见于脐部感染。

三、临床表现

1. 暴发型

(1)起病急。

(2)症状：高热、头痛、呕吐、烦躁、抽搐（全身非特异性感染中毒症状）。

(3)体征：脑膜刺激征（＋）、颅内高压。

(4)进行性休克,治疗不及时24 h死亡。

2. 亚急型
(1)前驱感染,上呼吸道感染或肠道感染。
(2)年长儿可诉头痛、肌肉酸痛。
(3)婴幼儿发热、呕吐、易激惹,萎靡、凝视、惊觉、昏迷。
(4)新生儿缺乏典型症状体征,前囟饱满、颅缝增宽、脑疝。

3. 并发症 硬脑膜下积液、脑性低钠血症、脑室管膜炎等。

四、辅助检查

1. 脑脊液 压力升高,外观混浊或呈脓性,白细胞显著增多,以中性粒细胞为主,蛋白质增高,葡萄糖和氯化物含量下降。

2. 血常规检查

3. 其他 白细胞增高明显。

五、治疗要点

(一)抗生素治疗

(1)病原体未明确时,可选用第三代头孢菌素。
(2)病原体明确后,治疗应参照细菌药物敏感试验的结果,选用病原体敏感的抗生素。

(二)对症及支持治疗

六、护理措施

(一)饮食管理

(1)保持病室的温度在18～22 ℃,湿度为50%～60%。
(2)鼓励患儿多饮水,体温高于38.5 ℃时,应在30 min内使体温降至正常水平。
(3)遵医嘱定时给予抗生素。
(4)协助或给予口腔护理。
(5)给予高蛋白质、高热量、高维生素饮食,不能饮食者,给予鼻饲。
(6)准确记录24 h出入液量。

(二)密切观察病情

(三)防止并发症

第三节 病毒性脑膜炎、脑炎

一、定义

由多种病毒引起的中枢神经系统感染性疾病。根据累及部位不同,临床表现为病毒性脑炎或脑膜炎,本病的病程多具有自限性。

二、病因及发病机制

80%由肠道病毒引起。

三、临床表现

(一)病毒性脑膜炎

(1)急性起病,可有数日前驱症状,病程大多在1~2周。

(2)主要症状:发热、恶心、呕吐,年长儿可自诉头痛,颈、背、下肢疼痛,畏光等,但意识多不受累,可有颈强直等脑膜刺激征,无局限性神经系统症状。

(二)病毒性脑炎

(1)前驱症状:急性全身感染症状如发热、头痛、呕吐、腹泻等。

(2)中枢神经系统症状:惊厥、意识障碍、颅内压增高、运动功能障碍等。病程一般为2~3周。

四、辅助检查

1. 脑脊液检查　压力增高,细胞早期以中性粒细胞为主,后期以淋巴细胞为主,蛋白质轻度增高,葡萄糖和氯化物一般在正常范围内。

2. 病毒学检查　部分患儿脑脊液病毒培养及特异性抗体测试阳性。恢复期特异性抗体滴度高于急性期4倍以上有诊断价值。

五、护理措施

(1)发热护理。

(2)昏迷护理:患儿取平卧位,肩背部稍垫高,头偏向一侧,以便让分泌物排出;上半身可抬高20°~30°,利于降低颅内压。

(3)促进脑功能的恢复。

(4)促进肢体功能的恢复。

(5)注意观察病情,保证营养供应。

知识链接

不同类型脑膜炎脑脊液特点比较

类　　型	压力	蛋白质	细胞计数	葡萄糖和氯化物含量
化脓性脑膜炎	↑	↑	中性粒细胞为主	↓
病毒性脑膜炎	↑	轻度↑	淋巴细胞为主	正常
结核性脑膜炎	↑	↑	淋巴细胞为主	↓

注:"↑"表示增加,"↓"表示减少。

自测习题

A1/A2 型题

1. 与化脓性脑膜炎暴发型临床特点不符的是( )。
   A. 起病急,进展快　　　　　　　　　　B. 皮肤可迅速出现出血点或淤斑
   C. 如治疗不及时,24 h 内可出现死亡　　D. 脑膜刺激征阳性
   E. 病原菌常见于肺炎链球菌

2. 关于结核性脑膜炎晚期的护理措施,不妥的是( )。
   A. 保持床单位干燥、整洁　　B. 每 2 h 翻身、拍背　　C. 骨突处垫软垫
   D. 睁眼者涂眼膏保护角膜　　E. 鼓励患儿进食

3. 关于化脓性脑膜炎与结核性脑膜炎脑脊液的改变,下列哪项不同?( )
   A. 细胞数增多　　　　B. 蛋白质增高　　　　C. 葡萄糖含量降低
   D. 外观混浊甚至呈脓样　E. 压力升高

4. 护理颅内出血的新生儿,正确的是( )。
   A. 快速输入高渗液体　　　　　　　　B. 不断吸痰以保持呼吸道通畅
   C. 给予高浓度吸氧　　　　　　　　　D. 将患儿置于稍凉的环境中
   E. 减少患儿移动

5. 小儿惊厥最常见的原因是( )。
   A. 癫痫　　B. 高热　　C. 脑膜炎　　D. 低钙　　E. 细菌性痢疾

6. 下列哪项与高热惊厥的特点不符?( )
   A. 多见于 6 个月~3 岁小儿　　　　B. 多发生在起病初突然高热时
   C. 发作呈全身性　　　　　　　　　D. 发作时间短
   E. 热退后 1 周脑电图检查异常

7. 关于小婴儿颅内高压临床表现,下列哪项不符?( )
   A. 烦躁不安　B. 尖叫　C. 恶心、呕吐　D. 前囟隆起　E. 惊厥

8. 患儿腰椎穿刺术后,去枕平卧 6 h 的目的是防止出现( )。
   A. 休克　　B. 脑疝　　C. 头痛　　D. 惊厥　　E. 呕吐

9. 婴幼儿化脓性脑膜炎最常见的细菌是( )。
   A. 肺炎链球菌　　　　B. 大肠杆菌　　　　C. 葡萄球菌
   D. 溶血性链球菌　　　E. 绿脓杆菌

10. 小儿出生时存在,以后永不消失的神经反射是( )。
    A. 觅食反射　B. 吸吮反射　C. 拥抱反射　D. 吞咽反射　E. 握持反射

11. 确诊化脓性脑膜炎的主要依据是( )。
    A. 病史　　　　　　B. 临床表现　　　　C. 脑脊液病原学检查
    D. 脑超声波检查　　E. 头部 CT

12. 化脓性脑膜炎患儿的护理应除外( )。
    A. 平卧,头侧位　　　　　　　B. 控制输液速度　　　　C. 昏迷时注意保护角膜
    D. 按医嘱给予甘露醇降颅内压　E. 及早发现脑水肿,预防脑疝

13. 关于小儿神经系统的解剖生理特点,错误的是( )。

A. 小儿3岁时脑的发育与成人无区别　　　　　B. 脊髓发育具有倒退现象

C. 小儿脑脊液量随着年龄增长而增多　　　　　D. 小儿脑脊液蛋白质不超过400 mg/L

E. 小儿神经系统很不稳定,易出现惊厥或昏迷

14. 在脑脊液检查中,鉴别结核性脑膜炎与病毒性脑膜炎最有意义的项目是(　　)。

A. 脑脊液的透明度　　　　　　　　　　　　B. 脑脊液的压力

C. 葡萄糖和氯化物是否降低　　　　　　　　D. 脑脊液细胞数

E. 蛋白质增高的程度

15. 2个月以下小婴儿化脓性脑膜炎最常见的病原体是(　　)。

A. 水痘病毒　　　　　B. 肺炎双球菌　　　　　C. 金黄色葡萄球菌

D. 溶血性链球菌　　　E. 轮状病毒

16. 化脓性脑膜炎典型性的脑脊液改变是(　　)。

A. 细胞数增高、蛋白质增高、葡萄糖增高

B. 细胞数增高、蛋白质增高、葡萄糖正常

C. 细胞数增高、蛋白质正常、葡萄糖增高

D. 细胞数正常、蛋白质增高、葡萄糖增高

E. 细胞数增高、蛋白质增高、葡萄糖下降

17. 对化脓性脑膜炎患儿的正确处理是(　　)。

A. 保持安静,头侧位以防窒息

B. 硬脑膜下穿刺时应取侧卧位,固定头部

C. 重症患儿输液速度宜快,防止休克

D. 颅内压高时,应适量放出脑脊液

E. 硬脑膜下积液者可穿刺放液,每次不少于30 mL

18. 处理硬脑膜下积液,下述最有效的办法是(　　)。

A. 加大抗生素剂量　　　B. 使用脱水剂　　　　　C. 腰椎穿刺

D. 硬膜下穿刺　　　　　E. 及时更换抗生素

19. 化脓性脑膜炎患儿有颅内高压、脑疝症状时首选(　　)。

A. 20%甘露醇静脉推注　　B. 50%葡萄糖静脉推注　　C. 呋塞米肌内注射

D. 50%甘油口服　　　　　E. 地塞米松肌内注射

20. 小儿腰椎穿刺时选择(　　)。

A. $L_1 \sim L_2$间隙　　　B. $L_2 \sim L_3$间隙　　　C. $L_3 \sim L_4$间隙

D. $L_4 \sim L_5$间隙　　　E. 以上均可

21. 可出现在化脓性脑膜炎患儿脑脊液检查结果中的是(　　)。

A. 外观清亮　　　　　　B. 葡萄糖含量正常　　　　C. 淋巴细胞大量增加

D. 蛋白质明显增多　　　E. 氯化物含量正常

22. 化脓性脑膜炎的最常见并发症是(　　)。

A. 脑积水　　　　　　　B. 脑脓肿　　　　　　　　C. 硬脑膜下积液

D. 偏瘫　　　　　　　　E. 亚急性硬化性全脑炎

23. 化脓性脑膜炎细菌侵入的部位主要是(　　)。

A. 呼吸道　　　　　　　B. 皮肤　　　　　　　　　C. 新生儿脑部创口

D. 黏膜　　　　　　　　E. 消化道

24.引起病毒性脑炎最常见的病毒是(　　)。
　　A.虫媒病毒　　B.腮腺炎病毒　　C.疱疹病毒　　D.流感病毒　　E.肠道病毒
25.以下哪项提示患儿最可能存在脑膜炎?(　　)
　　A.持续高热　　　　　　B.脑膜刺激征阳性　　　　　　C.持续头痛
　　D.瘫痪　　　　　　　　E.意识障碍
26.关于婴幼儿患化脓性脑膜炎时的表现,下列哪些不正确?(　　)
　　A.可有尖声哭叫　　　　B.可有凝视　　　　　　　　　C.可有惊厥
　　D.可有颈抵抗感　　　　E.较少有硬膜下积液发生
27.1岁8个月女孩,下列各项中尚属正常表现的是(　　)。
　　A.握持反射阳性　　　　B.吸吮反射阳性　　　　　　　C.颈抵抗感明显
　　D.凯尔尼格征阳性　　　E.巴宾斯基征阳性
28.脑脊液检查可呈均匀血性的是(　　)。
　　A.小儿癫痫　　　　　　B.化脓性脑膜炎　　　　　　　C.病毒性脑炎
　　D.脑积水　　　　　　　E.新生儿颅内出血急性期
29.病毒性脑膜炎的临床表现不包括(　　)。
　　A.急性或亚急性起病　　B.发病前有前驱症状　　　　　C.发热、头痛
　　D.意识多不受累　　　　E.有局限性神经系统症状
30.化脓性脑膜炎并发脑室管膜炎多是由于感染(　　)。
　　A.脑膜炎奈瑟菌　　　　B.流感嗜血杆菌　　　　　　　C.肺炎球菌
　　D.革兰氏阴性菌　　　　E.葡萄球菌
31.最常见的中枢神经系统感染性疾病是(　　)。
　　A.脑室膜炎　　　　　　B.病毒性脑膜炎　　　　　　　C.结核性脑膜炎
　　D.化脓性脑膜炎　　　　E.真菌性脑膜炎
32.3个月以下婴幼儿患化脓性脑膜炎时临床表现中最突出的问题是(　　)。
　　A.高热　　　　　　　　B.喷射性呕吐　　　　　　　　C.脑膜刺激征
　　D.临床表现不典型　　　E.强直-阵挛性惊厥
33.为硬脑膜下积液患儿行穿刺放液,每次放液为(　　)。
　　A.10～20 mL　　B.21～30 mL　　C.31～40 mL　　D.41～50 mL　　E.51～60 mL
34.李某,男,1岁半,足月顺产儿,现可独走,会叫爸妈。查体:体重10 kg,身长78 cm,头围48 cm,精神运动正常。下述反射中阳性没有临床病理意义的是(　　)。
　　A.拥抱反射　　　　　　B.巴宾斯基征　　　　　　　　C.觅食反射
　　D.布鲁津斯基(Brudzinski)征　　E.握持反射
35.王某,男,9个月,因发热、惊厥2天入院。入院后确诊为"化脓性脑膜炎"。下列处理中不妥的是(　　)。
　　A.及早选用有效的抗生素进行治疗　　　　B.每日要保证足够的热量及液体量
　　C.及时处理高热及惊厥　　　　　　　　　D.必要时抽放脑脊液以降低颅内压
　　E.保持安静,避免刺激
36.患儿,2岁,患化脓性脑膜炎。入院后出现意识不清,呼吸不规则,两侧瞳孔不等大,对光反射迟钝。该患儿可能出现的并发症是(　　)。
　　A.脑疝　　　　B.脑脓肿　　　　C.脑积水　　　　D.脑室管膜炎　　　E.脑神经损伤

37.患儿,男,10岁,因头痛、呕吐、发热、颈强直入院,现发现全身抽搐、意识丧失,初步诊断为化脓性脑膜炎,该患儿首要的护理诊断是(　　)。
　　A.体温升高　　　　　　　B.疼痛　　　　　　　　C.有体液不足的危险
　　D.急性意识障碍　　　　　E.潜在并发症:脑疝

38.男孩,6个月,因发热3天,惊厥2次收入院,入院时体温38.7 ℃,烦躁不安,心率120次/分,心音有力,双肺呼吸音清,未闻及啰音,腹软,前囟膨隆,张力较高,为明确诊断,首先应做的检查是(　　)。
　　A.头颅B超　　B.血气分析　　C.脑脊液检查　　D.超声心动图　　E.胸片

39.1岁小儿,已诊断为"化脓性脑膜炎",曾用"青霉素+氯霉素"治疗,病情好转。近3天又发热,抽搐,体温39.5 ℃,意识清楚,前囟隆起,脑脊液外观清亮,细胞数12×10⁶/L,葡萄糖4 mmol/L,氯化物110 mmol/L,蛋白质450 mg/L。应首先考虑为合并(　　)。
　　A.脑水肿　　　　　　　　B.脑脓肿　　　　　　　C.硬膜下积液
　　D.脑室管膜炎　　　　　　E.结核性脑膜炎

40.男孩,6个月,因"发热3天,反复惊厥3次"入院,过去无惊厥史。入院查体:体温38.7 ℃,嗜睡,醒后烦躁易激惹,心率120次/分,心肺检查无异常,腹软,前囟饱满,为明确诊断,最重要的检查是(　　)。
　　A.腰椎穿刺　　B.血培养　　C.脑电图　　D.头颅B超　　E.头颅CT扫描

A3/A4型题

(41、42题共用题干)

7个月男婴,发热、咳嗽5天,近2天呕吐,今天突然抽搐,曾用过青霉素,肌内注射3天,出生后已经接种卡介苗。查体:体温38.9 ℃,嗜睡,前囟饱满,颈无抵抗感,双肺少许湿啰音,巴宾斯基征(＋)、凯尔尼格征(－)、布鲁津斯基征(－)。血常规:WBC 17×10⁹/L,N 0.66,L 0.34。脑脊液:外观微混浊,WBC 800×10⁹/L,N 0.7,L 0.3,蛋白质2000 mg/L,葡萄糖2.3 mmol/L,氯化物105 mmol/L。

41.最可能的医疗诊断是(　　)。
　　A.中毒性脑病　　　　　　B.化脓性脑膜炎　　　　C.病毒性脑膜炎
　　D.结核性脑膜炎　　　　　E.流行性脑脊髓膜炎

42.对该患儿的护理措施,不妥的是(　　)。
　　A.维持体温正常　　　　　B.保证营养供给　　　　C.经常为其翻身
　　D.病房保持安静　　　　　E.各种护理操作尽可能集中

【参考答案】

1.E	2.E	3.D	4.E	5.B	6.E	7.C	8.C	9.A
10.D	11.C	12.A	13.A	14.D	15.C	16.E	17.A	18.D
19.A	20.C	21.D	22.C	23.A	24.E	25.B	26.E	27.E
28.E	29.E	30.D	31.D	32.D	33.B	34.B	35.D	36.A
37.E	38.C	39.C	40.A	41.B	42.C			

第十六章　常见传染病患儿的护理

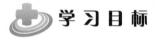

1. 掌握传染病的基本特征、传染过程、流行病学特点。
2. 掌握传染病的临床特点、治疗要点及预防措施。
3. 熟悉病因及发病机制。
4. 熟悉传染病的临床表现及护理措施。

第一节　传染病总论

传染病是指病原体（病毒、细菌、衣原体、立克次体、螺旋体、真菌和寄生虫）感染人体后产生的可传染的感染性疾病。

一、传染过程

传染过程简称传染，是指病原体侵入人体，与人体相互作用、相互斗争的过程。传染过程不一定都导致传染病，能否引起传染病取决于病原体的致病力和机体的免疫力两个因素。病原体侵入机体后可产生病原体被清除、隐性感染、显性感染、病原携带状态（为重要的传染源）、潜伏性感染（病原体不排出体外）五种结局，这五种形式在一定条件下可相互转化。

病原体侵入人体后的五种结局如下。

1. 病原体被清除
（1）被人体的非特异性免疫屏障如胃酸所清除。
（2）被人体的特异性被动免疫所中和，如来自母体经胎盘传给胎儿的抗体。
（3）被由预防注射或感染后获得的特异性主动免疫而清除。

2. 隐性感染　病原体感染人体后，引起机体发生特异性免疫应答，但不引起或仅引起轻微的组织损伤,临床上无任何症状、体征,只有通过免疫学检查才能发现特异性抗原或抗体。病原体不排出体外,这与病原携带者不同。

3. 显性感染　病原体感染人体后,不但引起机体发生免疫应答,而且引起组织损伤和病理改变,出现临床症状、体征。

4. 病原携带状态　按携带病原的持续时间将病原携带者分为急性携带者(3个月以下)和慢性携带者(3个月以上)。其共同特点是无明显临床症状,而持续排出病原体。病原携带者是传染病重要的传染源。

5. 潜伏性感染　指传染过中,病原体与人体相互作用时,保持暂时的平衡状态,不出现临床表现,但当机体防御功能减低时,原已潜入在人体内的病原体便乘机繁殖,引起发病。如带状疱疹、疟疾。

二、传染病的基本特征

(1)有病原体。
(2)有传染性。
(3)有流行性、季节性、地方性。
(4)感染后免疫性。

三、传染病流行的三个环节

传染病的流行过程就是传染病在人群中发生、发展和转归的过程。传染病在人群中的传播流行必须具备3个基本环节:
(1)传染源。
(2)传播途径。
(3)人群易感性。

四、影响流行过程的因素

(1)自然因素:气候、温度、湿度、地理环境等。
(2)社会因素:社会经济、文化教育、生活水平以及公共卫生设施和劳动环境等。

五、传染病的临床特点

传染病的病程发展有阶段性,一般经历四个阶段:
(1)潜伏期:指病原体侵入机体之后至出现临床症状之前的这一阶段,了解潜伏期最重要的临床意义是可以确定检疫期限,并有助于传染病的诊断和流行病学调查。
(2)前驱期:指起病至开始出现该病明显症状为止。
(3)症状明显期:出现该传染病所特有的症状、体征。
(4)恢复期:症状、体征基本消失,如较长时间机体功能仍不能恢复正常则称为后遗症。

六、传染病的预防

1. 管理传染源
(1)甲类为强制管理传染病,包括鼠疫、霍乱2种。城镇要求2 h内上报,农村不超过6 h。

(2)乙类为严格管理传染病,包括传染性非典型肺炎、艾滋病、病毒性肝炎、脊髓灰质炎、人感染高致病性禽流感、麻疹、流行性出血热、狂犬病、流行性乙型脑炎、登革热、炭疽、细菌性和阿米巴性痢疾、肺结核、伤寒和副伤寒、流行性脑脊髓膜炎、百日咳、白喉、新生儿破伤风、猩红热、布鲁氏菌病、淋病、梅毒、钩端螺旋体病、血吸虫病、疟疾25种。城镇要求12 h内上报,农村不超过24 h。

(3)丙类为监测管理传染病,包括流行性感冒、流行性腮腺炎、风疹、急性出血性结膜炎、麻风病、流行性和地方性斑疹伤寒、黑热病、棘球蚴病、丝虫病、除霍乱、细菌性和阿米巴性痢疾、伤寒和副伤寒以外的感染性腹泻病10种。在监测点内按乙类传染病方法报告。

2.切断传播途径

(1)消化道传染病主要应采取管理饮食、管理粪便、保护水源、消灭苍蝇、饭前便后洗手、加强个人卫生等措施。

(2)呼吸道传染病要保持室内空气新鲜、加强通风、空气消毒、外出戴口罩及流行期间避免大型集会等。

(3)虫媒传染病则以防虫、杀虫和驱虫措施为主。

3.保护易感人群

(1)提高人群非特异性免疫力。

(2)提高人群特异性免疫力。

(3)药物预防。

必须做到"五早",即早发现、早诊断、早报告、早隔离、早治疗。

七、小儿传染病的护理管理

(1)建立预诊制度。

(2)疫情报告。

(3)隔离制度。

(4)消毒制度。

①预防性消毒:对疑有传染源存在和可能被病原体污染的场所和物品进行消毒。

②随时消毒:对传染源的排泄物、分泌物以及被污染的物品和场所随时进行消毒。

③终末消毒:传染病患者出院、转科或死亡后,对患者、病室及用物进行一次彻底的消毒。

(5)观察病情。

(6)卫生宣教。

第二节 麻 疹

麻疹是由麻疹病毒引起的一种急性出疹性呼吸道传染病。本病传染性强,易并发肺炎,病后大多可获得终生免疫力。

一、病因及发病机制

麻疹病毒是一种副黏液病毒,仅有一个血清型。抗原性稳定。人是唯一宿主。病毒在体外生存力弱,对阳光和消毒剂敏感,但在低温下能长期存活。

麻疹病毒通过鼻咽部侵入人体,在呼吸道上皮细胞和局部淋巴组织中繁殖并侵入血流(形成第一次病毒血症)。此后病毒在单核巨噬细胞系统内繁殖,再次侵入血流(形成第二次病毒血症),引起全身广泛性损害(如脾、胸腺、肺、肝脏、肾脏、消化道黏膜、结膜和皮肤等)而出现一系列临床表现,此时传染性最强。由于免疫反应受抑制,常并发喉炎、肺炎、结核恶化等,尤其是营养不良或免疫功能缺陷的儿童,可发生严重麻疹或因并发症导致死亡。

二、流行病学

冬春季节多见。麻疹患者是唯一的传染源,出疹前后5天均有传染性,有并发症者可延长至出疹后10天。患者打喷嚏、咳嗽和说话时排出含有病毒的分泌物,主要通过空气飞沫传播,密切接触者亦可经污染病毒的手传播。易感儿接触患者后,几乎100%发病。自普及接种麻疹疫苗以后,发病年龄推迟。

三、临床表现

(1)潜伏期:一般为6~18天,平均为10天左右。潜伏期末可有低热、全身不适。

(2)前驱期(出疹前期):一般为3~4天。

①发热:为首发症状,多为中度以上。

②上呼吸道感染:打喷嚏、流涕、咽部充血等症状,结膜充血、畏光流泪及眼睑水肿是本病特点。

③麻疹黏膜斑(又称柯氏斑):麻疹早期具有的特征性体征,有早期诊断价值。一般于出疹前1~2天出现,在下磨牙相对的颊黏膜上可见直径约1 mm的灰白色小点,周围有红晕,随后迅速增多并融合,于出疹后迅速消失。

(3)出疹期:一般为3~5天。多在发热后3~4天按一定顺序出现皮疹:耳后、发际→面、颈部→躯干、四肢→手掌、足底。皮疹初为红色斑丘疹,呈充血性,疹间有正常皮肤,不伴痒感,以后部分融合成片,色加深为暗红。出疹时全身毒血症状加重,体温升高达40~40.5 ℃,咳嗽加剧,伴嗜睡或烦躁,厌食、呕吐、腹泻,肺部有少量湿啰音。易并发肺炎、喉炎、心肌炎、脑炎、结核病恶化、营养不良与维生素A缺乏症等并发症,其中肺炎是麻疹最常见的并发症。

(4)恢复期:一般为3~5天。出疹3~4天后体温下降,全身症状明显减轻,皮疹按出疹的先后顺序消退,退疹后遗留淡褐色色素沉着伴糠麸样脱屑,一般7~10天痊愈。

四、辅助检查

(1)血常规:白细胞总数减少,淋巴细胞相对增多。

(2)病原学检查:从呼吸道分泌物中分离出麻疹病毒或检测到麻疹病毒均可做出特异性诊断。

(3)血清学检查:用酶免疫检测法从血清中检出特异性IgM抗体,有早期诊断价值。

五、治疗要点

目前尚无特异性药物。应以加强护理、对症治疗、预防并发症为治疗原则。一般治疗应注意维生素的补充,尤其是维生素A和D,保持水、电解质及酸碱平衡;对体温超过40℃者,酌量给予小剂量(常用量的1/3~1/2)退热剂,烦躁可适当给予镇静剂,频繁剧咳可用镇咳剂或给予雾化吸入;有并发症者给予相应治疗。

六、护理问题

1. 体温过高　与病毒血症、继发感染有关。
2. 有皮肤完整性受损的危险　与皮疹有关。
3. 有感染的危险　与机体免疫力降低有关。

七、护理措施

(1)维持正常体温,卧床休息至皮疹消退、体温正常为止。保持室内空气新鲜,维持室温为18~22℃,湿度为50%~60%,每日通风2次,避免患儿直接吹风。衣被合适,勿捂汗,出汗后更换衣被,保持干燥。出疹期高热时,不宜用药物或物理方法强行降温,尤其禁用乙醇擦浴及冷敷,以免影响出疹。体温超过40℃时可用少量的退热剂或温水擦浴,使体温稍降以免惊厥。

(2)保持皮肤黏膜的完整性。保持皮肤清洁,勤剪指甲,防止抓伤皮肤;继发感染;评估出疹情况,如出疹不畅,可用中药或鲜芫荽煎水服用或外用,帮助透疹;用生理盐水或2%硼酸溶液洗漱,保持口腔清洁;避免强光刺激,眼部分泌物多时,应用生理盐水清洗双眼,再滴入抗生素滴眼液或眼膏(动作应轻柔,防止眼损伤),可加服鱼肝油预防干眼症;及时清除鼻痂,保持鼻腔通畅。

(3)营养供给:给予清淡、易消化、营养丰富的流质、半流质饮食,少量多餐。鼓励多饮水,利于排毒、退热、透疹。恢复期应添加高蛋白质、高能量、富含维生素的食物。

(4)注意并发症:出疹期出现高热不退、咳嗽加剧、呼吸困难及肺部湿啰音等为并发肺炎表现;出现声嘶、气促、吸气性呼吸困难、三凹征等为并发喉炎表现;出现抽搐、嗜睡、脑膜刺激征等为并发脑炎表现。

(5)预防感染的传播

①管理传染源:患儿隔离至出疹后5天,有并发症者延至出疹后10天;接触患儿的易感儿隔离观察3周。

②切断传播途径:每天用紫外线消毒患儿房间或通风半小时,患儿衣物在阳光下暴晒。医护人员接触患儿前后应洗手、更换隔离衣或在空气流通处停留半小时。

③保护易感人群:流行期易感儿应尽量避免去公共场所。托幼机构应加强晨间检查。8个月以上未患过麻疹者均应接种麻疹疫苗,7岁时进行复种。流行期间可应急接种,以防止传染病扩散。体弱易感儿接触麻疹后,应及早注射免疫血清球蛋白。

第三节 水 痘

水痘是由水痘-带状疱疹病毒引起的小儿常见的急性出疹性疾病,传染性极强,预后良好。感染后可获得持久免疫,但以后可能发生带状疱疹。

一、病因及发病机制

水痘-带状疱疹病毒即人类疱疹病毒3型,为DNA病毒,仅一个血清型。人是唯一宿主。该病毒在体外抵抗力弱,不能在痂皮中存活。水痘为该病毒的原发感染,恢复后病毒可长期潜伏在脊髓后根神经节或颅神经的感觉神经节内,少数人在青春期或成年后,病毒可以被激活,再次发病,表现为带状疱疹。

病毒经口、鼻进入人体后在呼吸道黏膜细胞内繁殖,然后侵入血液,形成病毒血症。如患者的免疫系统不能清除病毒,则病毒可达单核巨噬细胞系统内再次增殖后入血,形成第二次病毒血症,主要损害皮肤和黏膜,偶尔累及内脏。皮疹分批出现与间歇性病毒血症有关。皮疹出现1～4天后,产生特异性细胞免疫和抗体,病毒血症消失,症状随之缓解。皮肤病变仅限于表皮棘细胞层,愈后不留瘢痕。

二、流行病学

冬春季多发。水痘患者是唯一传染源,出疹前1～2天至疱疹结痂为止,均有很强的传染性。病毒存在于患者上呼吸道鼻咽分泌物及疱疹液中,主要通过空气飞沫经呼吸道传播,也可因接触患者疱疹浆液而感染。人群普遍易感,以2～6岁儿童多见,易感儿接触水痘患儿后均可发病。孕妇分娩前6天患水痘可感染胎儿,在出生后10天内发病。

三、临床表现

潜伏期多为2周。出疹前1天为前驱期,表现为低热、不适、厌食、流涕、咳嗽等,次日出现皮疹。皮疹特点是:①皮疹按斑疹→丘疹→疱疹→脓疱→结痂的顺序演变。连续分批出现,同一部位可见不同形状的皮疹。这是水痘皮疹的重要特征。②水痘内容物由清亮变为混浊,且疱疹出现脐凹现象,疱壁薄、易破,瘙痒感重,预后多不留瘢痕。③皮疹为向心性分布,躯干部皮疹最多,四肢皮疹少,手掌和足底更少。这是水痘皮疹的又一特征。④黏膜皮疹可出现在口腔、咽、眼结膜、生殖器等处,易破溃形成溃疡,疼痛明显。

水痘为自限性疾病,10天左右自愈。

最常见的并发症为皮肤继发性细菌感染,少数病例可并发心肌炎、肝炎等。母亲在妊娠早期感染水痘可致新生儿患先天性水痘综合征,导致胎儿多发性先天畸形;接近产期感染水痘可导致新生儿水痘,病死率高。

四、辅助检查

1. 血常规 白细胞总数大多正常,继发细菌感染时可增高。

2. 疱疹刮片检查 用瑞氏染色可见多核巨细胞,用苏木素-伊红染色查见核内包涵体,可供快速诊断。

3. 病毒分离 取水痘疱疹液、咽部分泌物或血液做病毒分离。

4. 血清学检查 血清水痘病毒特异性 IgM 抗体检测可帮助早期诊断;双份血清特异性 IgG 抗体滴度 4 倍以上升高也有助诊断。

五、治疗要点

1. 对症治疗 皮肤瘙痒时可局部应用炉甘石洗剂或口服抗组胺药。高热时给予退热剂,有并发症时进行相应对症治疗。糖皮质激素对水痘病程有不利影响,可导致病毒播散,一般不宜用。

2. 抗病毒治疗 阿昔洛韦为目前首选抗水痘-带状疱疹病毒药物,但须在水痘发病后 24 h 内应用才有效。

六、护理问题

1. 皮肤完整性受损 与水痘病毒引起的皮疹及继发感染有关。

2. 体温过高 与病毒血症有关。

七、护理措施

1. 减轻皮肤病损 保持衣被清洁,勤换内衣,保持皮肤清洁、干燥。剪短患儿指甲,戴手套以防抓伤和减少继发感染等。用温水洗浴以减少皮疹瘙痒;疱疹无破溃者可涂炉甘石洗剂或 5% 碳酸氢钠溶液;疱疹破溃者、有继发感染者,局部用抗生素软膏,或遵医嘱给予抗生素治疗。

2. 降低体温 高热者可用物理降温或适量退热剂,忌用阿司匹林。卧床休息到热退、症状减轻。给予营养丰富的饮食,多饮水。

3. 观察病情 水痘临床过程一般顺利,注意并发症的出现并予以相应的护理。

4. 预防感染传播

(1)管理传染源:患儿应隔离至疱疹全部结痂为止。易感儿接触患儿后应隔离观察 3 周。

(2)保护易感儿:水痘减毒活疫苗能有效预防易感儿发生水痘并可持续 10 年以上;保持室内空气新鲜,托幼机构应做好晨间检查、空气消毒,防止扩散;对使用大剂量激素、免疫功能受损、恶性病患儿及孕妇,在接触水痘后 72 h 内肌内注射水痘-带状疱疹免疫球蛋白,可起到预防或减轻症状的作用。

第四节 猩 红 热

猩红热是由乙型 A 组溶血性链球菌引起的急性传染病。

一、病因及发病机制

乙型 A 组溶血性链球菌具有较强的侵袭力,能产生致热性外毒素,又称红疹毒素。该菌外界生存力较强,在痰和渗出物中可存活数周,加热至 56 ℃ 30 min 及一般消毒剂均可将其杀灭。

乙型 A 组溶血性链球菌侵入机体后,主要产生 3 种病变:

(1)化脓性病变:病原菌侵入咽部,可在局部产生化脓性炎症反应,引起咽峡炎、化脓性扁桃体炎。

(2)中毒性病变:细菌毒素吸收入血后可引起发热等全身中毒症状。红疹毒素使皮肤和黏膜血管充血、水肿、上皮细胞增殖与白细胞浸润,以毛囊周围最明显,出现典型猩红热皮疹。

(3)变态反应性病变:少数患者在病程 2～3 周发生变态反应性病理损害,主要为心、肾、肝、脾及关节滑膜等处的非化脓性炎症。

人体对红疹毒素产生较持久的抗体,如再次感染这种细菌时仅表现为化脓性扁桃体炎。

二、流行病学

春季多见。患者及带菌者为主要传染源,发病前 24 h 至疾病高峰传染性最强。主要通过空气飞沫直接传播,亦可由食物、玩具、衣物等物品传播,偶可经伤口、产道污染引起"外科型"、"产科型"猩红热。人群普遍易感,3～7 岁儿童发病率高。

三、临床表现

1. 潜伏期 一般为 2～5 日。

2. 前驱期 起病急,畏寒、高热,伴头痛、恶心、呕吐、全身不适,咽部红肿,扁桃体发生化脓性炎症。

3. 出疹期 常在发热后第 2 日出现皮疹。始于耳后、颈部及上胸部,24 h 左右迅速波及全身。皮疹特点为弥漫性充血的皮肤上出现分布均匀的针尖大小的丘疹,压之退色,触之有砂纸感,疹间无正常皮肤,伴有痒感。腋下、肘窝、腹股沟处可见皮疹密集,因摩擦出血呈紫红色线状,称为"帕氏线"。面部潮红,有少量皮疹,口鼻周围无皮疹,略显苍白,称为"口周苍白圈"。病初舌被覆白苔,3～4 日内白苔脱落,舌乳头红肿突起,称为"杨梅舌"。皮疹约 48 h 达高峰,随体温下降,皮疹按出疹顺序 2～4 日内消失。

4. 脱屑期 常在病后 1 周末,按出疹顺序开始脱屑,躯干为糠皮样脱屑,手掌足底可见大片状脱皮,呈"手套"、"袜套"状。脱皮持续 1～2 周。无色素沉着。

5. 并发症 并发变态反应性疾病,多发生于病程的 2～3 周,出现急性肾小球肾炎、风湿病、关节炎等。

四、辅助检查

白细胞总数增高,可达 $(10～20)×10^9/L$,中性粒细胞增高。咽拭子或其他病灶分泌物细菌培养可见乙型溶血性链球菌。

五、治疗原则

首选青霉素 G 治疗,共 7～10 天。对青霉素过敏或耐药者可用红霉素或第一代头孢菌素治疗。中毒症状重或伴休克者,应给予相应处理。防治并发症。

六、护理问题

1. 体温过高　与毒血症有关。
2. 皮肤完整性受损　与皮疹有关。
3. 有发生并发症的危险　与变态反应性病变有关。

七、护理措施

1. 维持体温正常　急性期患者绝对卧床休息 2～3 周以减少并发症。高热时给予适当物理降温及药物降温,但忌用冷水或乙醇擦浴。提供充足的水分,以利散热及排泄毒素。给予营养丰富的含大量维生素且易消化的饮食。遵医嘱及早使用青霉素 G 治疗,并给溶菌酶含片、生理盐水、稀释 2～5 倍的复方硼砂含漱液漱口,每天 4～6 次。

2. 皮肤护理　观察皮疹及脱皮情况,保持皮肤清洁,常更换衣物。可用温水清洗皮肤(禁用肥皂水),以免刺激皮肤。剪短患儿指甲,避免抓破皮肤。脱皮时勿用手撕扯,可用消毒剪刀修剪,以防感染。

3. 病情观察　注意观察血压变化,有无眼睑水肿、尿量减少及血尿等。每周尿常规检查 2 次。

4. 预防感染的传播
(1)控制传染源:患儿呼吸道隔离至症状消失后 1 周,连续咽拭子培养 3 次阴性后即解除隔离。有化脓性并发症者应隔离至治愈为止。
(2)切断传播途径:室内通风换气或用紫外线照射进行消毒,患者鼻、咽分泌物须以 2%～3%氯胺或漂白粉澄清液消毒,被患者分泌物污染的物品,如食具、玩具、书籍、衣被等,可分别采用消毒液浸泡、擦拭、蒸煮或日光暴晒等措施。
(3)保护易感人群:对密切接触者须医学观察 7 天,并可口服磺胺类药物或红霉素 3～5 天以预防疾病发生。

第五节　流行性腮腺炎

流行性腮腺炎是由腮腺炎病毒引起的小儿时期常见的急性呼吸道传染病,常在幼儿园和学校中流行。一次感染后可获得终生免疫。

一、病因及发病机制

腮腺炎病毒为 RNA 病毒,属副黏液病毒,仅一个血清型。人是病毒的唯一宿主。该病毒对物理和化学因素敏感,但在低温条件下可存活很久。

腮腺炎病毒经口、鼻侵入人体,在上呼吸道黏膜上皮细胞中繁殖,导致局部炎症和免疫反应,并进入血液引起病毒血症,进而扩散到全身各器官。由于病毒对腺体组织和神经组织具有高度亲和性,可使多种腺体(腮腺、颌下腺、舌下腺、胰腺、性腺)发生炎症改变,如侵犯神经系统,可导致脑膜炎、脑炎等严重病变。

二、流行病学

冬春季发病较多。患者和隐性感染者为传染源,自腮腺肿大前1日至消肿后3日均有传染性,病毒存在于唾液、血液、尿液及脑脊液中。主要通过呼吸道飞沫传播,也可经唾液污染的食具、玩具等传播。15岁以下小儿是主要易感者。

三、临床表现

1. 潜伏期 14～25天,平均18天。

2. 前驱期 很短,可有发热、头痛、乏力、肌痛、厌食等。常以腮腺肿大为首发体征。先见一侧,然后另一侧也肿大,2～3天达高峰。肿大以耳垂为中心,向前、后、下发展,边缘不清,局部不红,触之有弹性感并有触痛,开口咀嚼或吃酸性食物时胀痛加重。腮腺管口(上颌第二磨牙的颊黏膜处)可见红肿。颌下腺、舌下腺也可同时受累。腮腺肿大可持续5天左右,以后逐渐消退。

3. 常见并发症

(1)脑膜脑炎:可在腮腺肿大前、后或同时发生,也可发生在无腮腺炎时。表现为发热、头痛、呕吐、颈项强直,少见惊厥和昏迷。脑脊液呈无菌性脑膜炎样改变,大多预后良好。

(2)睾丸炎:男孩最常见的并发症,多为单侧,睾丸肿胀疼痛,约半数病例可发生萎缩。

(3)急性胰腺炎:较少见,常发生于腮腺肿胀数日后。表现为中上腹剧痛,有压痛和肌紧张,伴发热、寒战、呕吐、腹胀、腹泻或便秘等。

四、辅助检查

1. 血常规 白细胞总数正常或稍低,分类以淋巴细胞为主。有并发症时白细胞总数及中性粒细胞数可增高。

2. 血、尿淀粉酶测定 90%患儿血、尿淀粉酶增高,增高程度大致与腮腺肿胀程度成正比,2周左右恢复正常。血脂肪酶增高有助于胰腺炎的诊断。

3. 特异性抗体测定 血清特异性IgM抗体阳性提示近期感染。

4. 病毒分离 患者唾液、脑脊液、尿液或血液中可分离出病毒。

五、治疗要点

无特殊治疗,以对症处理为主。严重头痛和并发睾丸炎者可酌情应用止痛药。并发睾丸炎者应局部冷敷并用阴囊托将睾丸抬高以减轻疼痛。重症脑膜脑炎、睾丸炎或心肌炎者必要时可用中等量糖皮质激素治疗3～7天。氦氖激光局部照射治疗腮腺炎,对止痛、消肿有一定疗效。

六、常见护理诊断/问题

1. 疼痛 与腮腺非化脓性炎症有关。

2. 体温过高 与病毒感染有关。

七、护理措施

1. 减轻疼痛 注意保持口腔清洁,常用温盐水漱口,多饮水。给予富有营养、清淡的饮食,忌酸、辣、干、硬食物。对肿胀的腮腺局部冷敷,亦可用中药湿敷。

2. 降低体温 保证休息,防止过劳,减少并发症的发生。发热伴有并发症者应卧床休息至退热。高热者给予物理或药物降温。

3. 观察病情变化 注意有无脑膜脑炎、睾丸炎、急性胰腺炎等临床征象,并给予相应治疗和护理。

4. 预防感染传播

(1)控制传染源:及早隔离患者至腮腺肿大完全消退后3天。有接触史的易感儿应隔离观察3周。

(2)切断传播途径:流行期间应加强托幼机构的晨检。居室应空气对流,对患儿口、鼻分泌物及污染物应进行消毒。

(3)保护易感人群:易感儿可接种腮腺炎减毒活疫苗。

5. 健康教育 无并发症的患儿一般在家中隔离治疗,指导家长做好隔离、饮食、用药等护理,学会观察病情,若有并发症表现,应及时送医院就诊。

第六节 中毒型细菌性痢疾

细菌性痢疾是由志贺菌属引起的肠道传染病,中毒型细菌性痢疾(简称中毒型菌痢)是急性细菌性痢疾的危重型,起病急骤,突发高热、嗜睡、反复惊厥,迅速发生休克,昏迷,病死率高。

一、病因和发病机制

病原菌为痢疾杆菌,属志贺菌属,分a、b、c、d四群(痢疾志贺菌、福氏志贺菌、鲍氏志贺菌、宋内志贺菌),我国以福氏志贺菌多见。痢疾杆菌对外界抵抗力较强,耐寒、耐湿,但不耐热和阳光,一般消毒剂均可将其灭活。

痢疾杆菌经口进入人体,侵入结肠上皮细胞并生长繁殖,细菌裂解后释放大量内毒素,内毒素从肠壁吸收入血,引起发热、毒血症及急性微循环衰竭;患者可发生脑水肿甚至脑疝,出现昏迷、抽搐及呼吸衰竭,是中毒型菌痢死亡的主要原因。

二、流行病学

夏秋季为发病高峰。急、慢性痢疾患者和带菌者是主要传染源。通过消化道传播(粪-口途径)。人群普遍易感,多见于2~7岁平素体格健壮、营养状况良好的小儿。

三、临床表现

潜伏期1~2天,短则数小时,长至8天。起病急,发展快,突然高热可达40℃,迅速发生呼吸衰竭、休克或昏迷,肠道症状常不明显。

1. 休克型(皮肤内脏微循环障碍型)　主要表现为感染性休克。早期为休克代偿期,表现为烦躁焦虑、面色苍白、四肢湿冷、呼吸、心率增快,血压正常;随着病情进一步加重进入休克失代偿期,出现意识不清、面色青灰、四肢厥冷、脉搏细速、唇指(趾)端发绀、血压下降、心音低钝等;最后为休克不可逆期,出现血压明显下降,心音极度低钝,常合并DIC和心、肺、肾等多系统功能障碍。

2. 脑型(脑微循环障碍型)　以脑水肿、颅内压增高、脑疝和呼吸衰竭为主。早期有嗜睡、呕吐、头痛,血压稍高,心率相对缓慢。随病情进展很快昏迷,反复惊厥,瞳孔大小不等,对光反射迟钝或消失,呼吸深浅不均、节律不整,甚至呼吸停止。此型较重,病死率高。

3. 肺型(肺微循环障碍型)　主要表现为呼吸窘迫综合征。常由脑型或休克型基础上发展而来,病情危重,死亡率高。

4. 混合型　上述两型或三型同时或先后出现,是最凶险的一种,病死率很高。

四、辅助检查

1. 血常规　白细胞总数与中性粒细胞增高。有DIC时,血小板明显减少。

2. 大便常规　病初可正常,以后出现黏液脓血便,镜检可见大量脓细胞、红细胞和巨噬细胞。怀疑为中毒型菌痢而未排便者,可用冷盐水灌肠,必要时多次镜检大便。

3. 大便培养　可分离出志贺菌属痢疾杆菌。

4. 免疫学检查　可采用免疫荧光抗体等方法检测粪便的细菌抗原,有助于早期诊断。

五、治疗要点

1. 降温止惊　可综合采用物理、药物降温或亚冬眠疗法。惊厥不止者可用地西泮肌内或静脉注射,或用水合氯醛保留灌肠,或肌内注射苯巴比妥钠。

2. 抗生素治疗　常选用两种痢疾杆菌敏感的抗生素静脉滴注,如阿米卡星、头孢噻肟钠或头孢曲松钠等,病情好转后改为口服。

3. 防治循环衰竭　扩充血容量,纠正酸中毒,维持水、电解质平衡;在充分扩容的基础上应用血管活性物质,如东莨菪碱、酚妥拉明、多巴胺等改善微循环;并及早使用肾上腺皮质激素。

4. 防治脑水肿和呼吸衰竭　保持呼吸道通畅,给氧。首选20%甘露醇降颅内压,或与利尿剂交替使用,可短期静脉推注地塞米松。若出现呼吸衰竭应及早使用呼吸机。

六、常见护理诊断

1. 体温过高　与毒血症有关。

2. 组织灌注量改变　与机体的高敏状态和毒血症致微循环障碍有关。

3. 潜在并发症　脑水肿、呼吸衰竭。

4. 焦虑(家长)　与病情危重有关。

七、护理措施

1. 降低体温、控制惊厥　监测患儿体温,高热时给予物理降温或药物降温,对持续高热不退甚至惊厥不止者采用亚冬眠疗法,控制体温在37℃左右。

2. 保证营养的供给　给予营养丰富、易消化的流质或半流质饮食,忌食易引起胀气、多渣等刺激性食物。鼓励多饮水,以促进毒素排出。

3. 维持有效血液循环 迅速建立并维持静脉通道,保证输液通畅和药物输入。遵医嘱进行抗休克治疗。对休克型患儿,适当保暖以改善周围循环。

4. 密切观察病情 密切观察神态、面色、体温、脉搏、瞳孔、血压、尿量、呼吸节律变化和抽搐情况;注意大便次数和性状,准确采集大便标本送检。大便次数多时或病初水样泻时需注意脱水发生,准确记录24 h出入量。

5. 防治脑水肿和呼吸衰竭 遵医嘱使用镇静剂、脱水剂、利尿剂等;保持呼吸道通畅,做好人工呼吸、气管插管、气管切开的准备工作,必要时使用呼吸机治疗。

6. 心理护理 提供心理支持,减轻焦虑。

7. 预防感染传播

(1)控制传染源:对饮食行业及托幼机构的工作人员应定期做大便培养,及早发现带菌者并积极治疗。对患儿采取肠道隔离至临床症状消失后1周或3次大便培养阴性为止。有密切接触者应医学观察7天。

(2)切断传播途径:加强对饮水、饮食、粪便的管理及消灭苍蝇、蟑螂。

(3)保护易感人群:在菌痢流行期间口服痢疾减毒活菌苗。

自测习题

A1/A2型题

1.传染过程是指(   )。

A.病原体在人群中传播的过程

B.是指病原体侵入人体的过程

C.是指易感者被病原体感染的过程

D.是指病原体侵入人体,与人体相互作用、相互斗争的过程

E.是指病原体侵入人体,导致传染病的过程

2.有关传染病的基本特征,错误的是(   )。

A.传染病有流行性、季节性、地方性

B.传染性是区别传染病和非传染性感染性疾病的主要依据

C.由特异性病原体所致

D.患者痊愈后,大多数会对该病原体产生终生免疫

E.传染病无周期性

3.以下哪项不是影响传染病流行过程的因素?(   )

A.气候   B.温度   C.社会经济

D.生活水平   E.易感人群的年龄分布

4.有关传染病的临床特点,错误的是(   )。

A.各种传染病的潜伏期长短不一

B.传染病前驱期的临床表现不具有特异性

C.传染病的症状明显期易产生并发症

D.传染病的病程发展中都有前驱期

E.潜伏期是确定传染病检疫期的重要依据

5. 经呼吸道传播的传染病有（　　）。
　A. 脊髓灰质炎　　　　　　　　B. 水痘　　　　　　　　　　C. 流行性乙型脑炎
　D. 中毒性痢疾　　　　　　　　E. 乙型肝炎
6. 病原体侵入人体后是否引起疾病，取决于（　　）。
　A. 病原体的致病力　　　　　　B. 机体的免疫力　　　　　　C. 病原体的种类
　D. 病原体的数量　　　　　　　E. 病原体的致病力和机体的免疫力
7. 下列哪项不是传染病的基本特征？（　　）
　A. 由特异性病原体所致　　　　B. 具有一定传染性　　　　　C. 有传染源
　D. 感染后有免疫性　　　　　　E. 病后都可获终生免疫
8. 以下哪项不是预防和控制院内感染的措施？（　　）
　A. 正确洗手，勤洗手　　　　　　　　　　　B. 接触患者体液时应戴手套
　C. 治疗中积极使用抗生素　　　　　　　　　D. 污染物品要正确清洁与消毒
　E. 正确处理废弃物
9. 保护易感人群最好的措施是（　　）。
　A. 隔离易感人群　　　　　　　　　　　　　B. 预防接种
　C. 切断传染源　　　　　　　　　　　　　　D. 易感人群不去人群密集的场地
　E. 增强易感人群的体质
10. 对小儿传染病的护理管理，要建立以下制度，其中哪项不是？（　　）
　A. 建立预诊制度　　　　　　　B. 疫情报告制度　　　　　　C. 隔离制度
　D. 消毒制度　　　　　　　　　E. 疾病治疗制度
11. 在传染病的预防中，管理传染源必须做到（　　）。
　A. 三早：早发现、早诊断、早治疗
　B. 三早：早发现、早诊断、早报告
　C. 三早：早发现、早诊断、早隔离
　D. 五早：早发现、早诊断、早报告、早隔离、早治疗
　E. 四早：早发现、早诊断、早隔离、早治疗
12. 下列预防和控制院内感染的措施中，不正确的是（　　）。
　A. 治疗中积极使用抗生素　　　　　　　　　B. 接触患者体液时应戴手套
　C. 正确处理废弃物　　　　　　　　　　　　D. 污染物品要正确清洁与消毒
　E. 正确洗手，勤洗手
13. 以下有关麻疹病毒的描述，错误的是（　　）。
　A. 在体外生活能力不强　　　　　　　　　　B. 对阳光和一般消毒剂敏感
　C. 在流通空气中 30 min 即失去活力　　　　 D. 对寒冷及干燥耐受力较差
　E. 麻疹疫苗需低温保存
14. 以下有关麻疹的流行病学，错误的是（　　）。
　A. 患者是最主要的传染源　　　B. 主要通过打喷嚏、咳嗽和说话等经空气飞沫传播
　C. 冬春季多见　　　　　　　　D. 好发对象为 8 个月以下小儿
　E. 患者自出疹前 5 天至出疹后 5 天均有传染性
15. 关于麻疹的潜伏期正确的是（　　）。
　A. 平均为 10 天左右　　　　　B. 平均为 18 天左右　　　　　C. 平均为 6 天左右

D. 潜伏期无传染性　　　　　　　　E. 以上答案都不对

16. 典型麻疹皮疹的特点是（　　）。
   A. 皮疹普遍充血,有红色粟粒疹　　　　　　B. 疹间无正常皮肤
   C. 玫瑰色斑丘疹　　　　　　　　　　　　D. 出血性皮疹
   E. 红色斑丘疹,疹退后有色素沉着及脱屑

17. 以下对麻疹患儿的治疗措施,错误的是（　　）。
   A. 卧床休息至皮疹消退　　　　　　　　　B. 高热时积极退热
   C. 保持皮肤清洁,勤换内衣　　　　　　　D. 保持口腔清洁,避免强光刺激
   E. 多喂开水及热汤

18. 下列预防麻疹传播的措施,错误的是（　　）。
   A. 病室通风换气,进行空气消毒
   B. 对无并发症患儿采取呼吸道隔离至出疹后 5 天
   C. 麻疹流行期间不带易感儿童去公共场所
   D. 患儿衣物、玩具在阳光下暴晒
   E. 与患者虽有密切接触,但无任何发病征象的易感儿可不必隔离

19. 麻疹患儿并发肺炎时,以下说法错误的是（　　）。
   A. 咳嗽症状加重　　　　　B. 肺部体征明显　　　　　C. 全身中毒症状加重
   D. 传染期延长　　　　　　E. 不会延长麻疹的病程

20. 以下关于水痘-带状疱疹病毒的描述,正确的是（　　）。
   A. 病毒在外界生活能力强　　B. 可在疱疹液中长期存活　　C. 可在痂皮中存活
   D. 水痘病毒耐酸、不耐热　　E. 以上都正确

21. 以下关于水痘的流行病学,错误的是（　　）。
   A. 水痘患者是唯一的传染源　　　　　　　B. 病毒存在于疱疹液中
   C. 主要通过空气飞沫传播　　　　　　　　D. 一年四季均可发病,以冬春季高发
   E. 出疹前 5 天至疱疹结痂为止,均有很强的传染性

22. 以下有关水痘的临床特点,错误的是（　　）。
   A. 皮疹分批出现　　　　　　　　　　　　B. 同一部位可见不同形状的皮疹
   C. 皮疹为向心性分布　　　　　　　　　　D. 愈后易留下瘢痕
   E. 一般 10 日左右自愈

23. 水痘潜伏期是（　　）。
   A. 8 天左右　　B. 10 天左右　　C. 20 天左右　　D. 平均 2 周　　E. 3 周

24. 水痘最常见的并发症是（　　）。
   A. 皮肤继发性细菌感染　　B. 并发水痘脑炎　　　C. 水痘肺炎
   D. 肝炎　　　　　　　　　E. 妊娠早期感染水痘,可致新生儿患先天性水痘综合征

25. 以下对水痘患儿的护理措施,正确的是（　　）。
   A. 衣被清洁舒适　　　　　　　　　　　　B. 剪短指甲避免搔破皮疹
   C. 卧床休息到热退、症状减轻　　　　　　D. 给予富含营养的清淡饮食
   E. 以上都是

26. 有关水痘皮疹的重要特征是（　　）。
   A. 疱疹先透明,而后混浊　　　　　　　　B. 疱疹有脐凹现象

C. 同一部位可见不同形状的皮疹　　　　D. 预后多不留瘢痕
E. 皮疹呈向心性分布

27. 猩红热的致病菌是（　　）。
A. 乙型B组溶血性链球菌　　B. 乙型A组溶血性链球菌　　C. 溶血性链球菌
D. 金黄色葡萄球菌　　E. 肺炎链球菌

28. 链球菌及其毒素侵入机体后可产生以下变化，但不包括（　　）。
A. 化脓性病变　　B. 中毒性病变　　C. 变态反应性病变
D. 机体产生持久的抗体　　E. 再次感染链球菌，可能再次患猩红热

29. 关于猩红热的流行病学特点，错误的是（　　）。
A. 患者及带菌者是主要传染源　　B. 发病前24 h至疾病高峰传染性最强
C. 空气飞沫传播是唯一传播途径　　D. 人群普遍易感
E. 春季多见

30. 有关猩红热的皮疹特点，错误的是（　　）。
A. 多在发热后第2日出现　　B. 始于耳后、颈部及上胸部　　C. 48 h左右波及全身
D. 疹间无正常皮肤　　E. 皮疹触之有砂纸感

31. 对猩红热患儿的护理，正确的是（　　）。
A. 急性期卧床休息2～3周　　B. 高热时用乙醇擦浴降温
C. 高热时尽量降温到正常　　D. 可用冷水擦浴降温
E. 肥皂水清洗皮肤，保持清洁

32. 以下哪项不是猩红热患儿的体征？（　　）
A. 帕氏线　　B. 口周苍白圈
C. 杨梅舌　　D. 脱屑期手掌足底"手套"、"袜套"状脱皮
E. 环形红斑

33. 关于流行性腮腺炎的特点，错误的是（　　）。
A. 由腮腺炎病毒引起　　B. 腮腺肿大以耳垂为中心
C. 感染后可获得终生免疫　　D. 腮腺部位面部皮肤不红
E. 以腮腺化脓性炎症为主要症状

34. 关于流行性腮腺炎的流行病学特点，错误的是（　　）。
A. 多见于冬春两季　　B. 15岁以下小儿是主要易感者
C. 感染后可获持久免疫　　D. 主要通过唾液污染的食物传播
E. 患者和隐性感染者为传染源

35. 流行性腮腺炎的首发症状通常是（　　）。
A. 发热　　B. 头痛　　C. 腮腺肿大　　D. 睾丸炎症状　　E. 脑膜脑炎症状

36. 对流行性腮腺炎患儿的治疗，错误的是（　　）。
A. 并发睾丸炎者应局部热敷
B. 严重头痛或并发睾丸炎者可酌情使用止痛药
C. 无特殊治疗，以对症处理为主
D. 严重脑膜脑炎时可用中等量激素治疗
E. 氦氖激光局部照射治疗腮腺炎，对止痛消肿有一定疗效

37. 对流行性腮腺炎腮肿的护理，以下哪项是不合适的？（　　）

A.肿胀处可冷敷　　　　　　　　　　B.腺肿处可用青黛散调醋外敷

C.宜进易消化和清淡的软食　　　　　D.保持口腔清洁,餐后漱口

E.可进食水果、果汁和补充维生素C片

38.为预防流行性腮腺炎感染的传播,以下哪项措施有误?(　　)

A.发现腮腺炎患儿后立即采取呼吸道隔离措施

B.呼吸道隔离至腮腺肿大消退后5天

C.有接触史的易感儿应观察3周

D.患儿口、鼻分泌物及污染物应进行消毒

E.易感儿可接种腮腺炎减毒活疫苗

39.流行性腮腺炎病毒的宿主是(　　)。

A.家禽　　　　　　　B.家畜　　　　　　　C.家畜和人类

D.家禽和人类　　　　E.人是唯一的宿主

40.痢疾杆菌侵入机体,造成全身中毒症状的主要原因是(　　)。

A.痢疾杆菌致病性很强　　　　　　　B.痢疾杆菌释放的外毒素

C.痢疾杆菌释放的内毒素　　　　　　D.痢疾杆菌释放的神经毒素

E.痢疾杆菌释放的细胞毒素

41.不属于中毒型细菌性痢疾传染源的是(　　)。

A.慢性患者　　　　　　B.急性患者　　　　　　C.轻型患者

D.带菌者　　　　　　　E.3次大便培养阴性的患者

42.关于中毒型细菌性痢疾的临床表现,错误的是(　　)。

A.起病急骤　　　　　B.短期内出现中毒症状　　　C.肠道症状出现最早

D.肠道症状往往较轻　　E.常在肠道症状前出现惊厥

43.对中毒型细菌性痢疾的治疗,错误的是(　　)。

A.持续惊厥患儿可用地西泮

B.防治脑水肿首选20%甘露醇

C.使用两种敏感抗生素静脉滴注

D.保持呼吸道通畅

E.尽量不使用糖皮质激素

44.关于中毒型细菌性痢疾患儿的护理,错误的是(　　)。

A.控制体温在38℃左右　　　　　　　B.禁食易引起胀气的食物

C.休克型患儿应适当保暖　　　　　　D.迅速建立并维持静脉通道

E.多饮水

45.确诊中毒型细菌性痢疾的依据是(　　)。

A.夏秋季急性起病,高热　　　B.黏液脓血便　　　　C.腹泻、呕吐

D.血压下降　　　　　　　　　E.大便检查发现痢疾杆菌

46.3岁小儿,未接种过麻疹疫苗,未患过麻疹,3天前与一麻疹患儿密切接触,现无临床症状,对该小儿判断错误的是(　　)。

A.是易感者　　　　　　　　B.可能已感染麻疹病毒,目前处于潜伏期

C.该小儿目前已具有传染性　　D.该小儿目前尚无传染性

E.对该小儿应隔离观察3周

47. 一水痘患儿,现疱疹已全部结痂,下列判断正确的是( )。
   A. 需继续隔离   B. 目前仍有强的传染性
   C. 可解除隔离   D. 易感儿接触该患儿后,几乎均可发病
   E. 局部应用炉甘石洗剂

48. 一水痘患儿,血常规检查发现患儿白细胞总数明显增高,可能是( )。
   A. 正常现象   B. 继发细菌感染   C. 继发病毒感染
   D. 不能说明任何问题   E. 以上说法都不对

49. 患儿,男,6岁,2周前患猩红热,现出现眼睑水肿,尿液呈洗肉水样,尿量减少,无其他明显症状。最有可能是( )。
   A. 并发急性肾炎   B. 并发尿路感染   C. 并发肾盂肾炎
   D. 与休息不好有关   E. 以上判断都不对

50. 腮腺炎患儿,出现高热、剧烈头痛、呕吐、颈项强直等症状,最可能是( )。
   A. 病毒血症症状   B. 病情加重   C. 并发胰腺炎
   D. 并发脑膜脑炎   E. 并发肝炎

A3/A4 型题

(51~54 题共用题干)

患儿,女,4岁,两周前与一麻疹患儿有密切接触史,3天前出现发热、咳嗽,使用抗生素(不详)治疗效果不明显。查体:体温39℃,精神差,球结膜充血,咽部充血,在其口腔两侧颊黏膜上相对于下臼齿对应处,可见直径约1.0 mm灰白色小点,周围有红晕,耳后发际发现有少量浅红色斑丘疹,肺部可闻及明显湿啰音,以麻疹收入院。

51. 对该患儿采取的护理措施,错误的是( )。
   A. 衣被合适,勿捂汗   B. 出疹不畅可用鲜芫荽煎服
   C. 保持皮肤清洁   D. 鼓励患儿适当下床活动
   E. 饮食宜清淡,易消化,少量多餐

52. 该患儿在病程中出现声音嘶哑、气促、吸气性呼吸困难,三凹征,可能是( )。
   A. 并发肺炎   B. 并发喉炎   C. 结核恶化
   D. 并发心肌炎   E. 以上都不对

53. 该患儿口腔颊黏膜上出现的灰白色小点是( )。
   A. 鹅口疮   B. 口腔溃疡   C. 麻疹黏膜斑
   D. 由疱疹病毒感染引起 E. 以上都不对

54. 对该患儿首要的护理诊断是( )。
   A. 体温过高   B. 有皮肤完整性受损的危险
   C. 有继发感染的危险   D. 有传播感染的危险
   E. 以上都不对

(55、56 题共用题干)

患儿,男,6岁,发热、皮疹3天。患儿2周前与一水痘患儿有接触。体检:体温38℃,面部、口腔黏膜有数个疱疹,躯干部可见较多红色斑丘疹、水疱。疱疹刮片检查用瑞氏染色可见多核巨细胞,临床诊断为水痘。

55. 下列对该患儿目前采取的护理措施中哪项不妥?( )
   A. 剪短指甲,避免搔破皮疹   B. 疱疹已破溃时局部使用抗生素软膏

C. 不必用药物降温 D. 可涂炉甘石洗剂止痒
E. 若体温持续升高可用阿司匹林降温

56. 该患儿目前最主要的护理问题是(　　)。
   A. 体温过高　　B. 有继发感染的危险　　C. 皮肤完整性受损
   D. 有传播感染的危险　　E. 家长缺乏相关知识

(57、58题共用题干)

患儿,6岁。发热、咽痛、皮疹2天。体检:T 39.5 ℃,颜面潮红,口周苍白,咽部充血,扁桃体肿大,躯干皮肤弥漫性充血且有分布均匀的细小丘疹,压之退色,心肺正常。临床诊断为猩红热。

57. 目前对该患儿的治疗首选(　　)。
   A. 红霉素　　B. 头孢唑啉　　C. 氯霉素　　D. 青霉素　　E. 新青霉素

58. 该患儿目前主要的健康问题是(　　)。
   A. 体温过高　　B. 皮肤完整性受损　　C. 中毒血症
   D. 扁桃体炎　　E. 有传播感染的可能性

(59、60题共用题干)

患儿,男,5岁,发热,因"一侧面部明显肿大伴疼痛2天"入院。3周前在幼儿园与一腮腺炎患儿接触。体温39 ℃,咽部充血,一侧腮腺肿大明显,其余检查未见明显异常。临床诊断为流行性腮腺炎。

59. 如果该患儿血液检查发现血脂肪酶增高,则提示(　　)。
   A. 并发胰腺炎　　B. 并发睾丸炎　　C. 并发脑膜脑炎
   D. 并发颌下腺炎　　E. 不能说明什么问题

60. 该患儿目前首要护理问题是(　　)。
   A. 疼痛　　B. 体温过高　　C. 家长缺乏相关知识
   D. 有传播感染的可能　　E. 潜在并发症

(61～64题共用题干)

患儿,男,4岁,发热伴畏寒1天,抽搐1次。两天前有不洁饮食史。查体:T 39 ℃,嗜睡,面色苍白,颈软,心肺正常,腹软,肠鸣音活跃,四肢冷,末梢发绀,脉快而弱,血压60/45 mmHg。WBC $18×10^9$/L,N 85%。临床诊断为中毒型细菌性痢疾。

61. 该患儿最可能是中毒型细菌性痢疾的哪一型?(　　)
   A. 脑型　　B. 休克型　　C. 肺型　　D. 混合型　　E. 普通型

62. 该患儿目前主要的护理问题是(　　)。
   A. 体温过高　　B. 潜在并发症:脑水肿　　C. 组织灌注量改变
   D. 家长焦虑　　E. 有传播感染的可能性

63. 对该患儿首要的治疗措施是(　　)。
   A. 采取药物降温　　B. 使用地西泮控制惊厥
   C. 同时使用两种敏感抗生素静脉滴注控制感染　　D. 纠正循环衰竭
   E. 给予20%甘露醇

64. 从流行病学角度观察,以下哪种说法错误?(　　)
   A. 病原体是通过粪-口途径传播　　B. 患儿目前具有传染性
   C. 患儿为传染源　　D. 患儿在感染病原体前是易感者

E.与该患儿有密切接触者应医学观察3天

(65、66题共用题干)

患儿,5岁。因"高热2 h,反复惊厥3次"入院。该患儿有不洁饮食史。体检:体温40.5 ℃,神志不清,呈抽搐状,面色发青,四肢凉,血压60/45 mmHg,双侧瞳孔不等大,对光反应迟钝,心肺正常,腹软,颈强阳性,凯尔尼格征阴性。临床诊断为中毒型细菌性痢疾。

65.该患儿最可能是中毒型细菌性痢疾的哪一型?( )
A.脑型　　　　B.休克型　　　C.肺型　　　　D.混合型　　　E.普通型

66.目前的治疗措施中错误的是( )。
A.使用药物降温或亚冬眠疗法　　　　　　B.使用地西泮止惊
C.给氧　　　　　　　　　　　　　　　　D.选用20%甘露醇降颅内压
E.先使用血管活性物质,改善循环,然后扩充血容量

【参考答案】

1. D	2. E	3. E	4. D	5. B	6. E	7. E	8. C	9. B
10. E	11. D	12. A	13. D	14. D	15. A	16. E	17. B	18. E
19. E	20. B	21. E	22. D	23. D	24. A	25. E	26. C	27. B
28. E	29. C	30. C	31. A	32. E	33. E	34. D	35. C	36. A
37. E	38. B	39. E	40. C	41. E	42. C	43. E	44. A	45. E
46. C	47. C	48. B	49. A	50. D	51. D	52. D	53. C	54. A
55. E	56. C	57. D	58. A	59. A	60. B	61. B	62. C	63. D
64. E	65. D	66. E						

第十七章 常见急诊患儿的护理

学习目标

1. 掌握小儿惊厥的病因及护理措施。
2. 掌握急性颅内压增高的病因及护理措施。
3. 掌握急性呼吸衰竭的病因及护理措施。
4. 掌握充血性心力衰竭的病因及护理措施。
5. 掌握急性肾衰竭的病因及护理措施。
6. 掌握心搏、呼吸骤停的病因及护理措施。

内容概要

第一节 小儿惊厥

一、定义

惊厥是指全身或局部骨骼肌突然发生不自主收缩,常伴意识障碍,是儿科常见的急症。婴幼儿多见。

二、病因和发病机制

(一)病因

1. 感染性疾病
(1)颅内感染:如各种病原体引起的脑膜炎、脑炎、脑脓肿等。
(2)颅外感染:如各种感染造成的高热惊厥和中毒性脑病等,以高热惊厥最常见。

2. 非感染性疾病
(1)颅内疾病:如各型癫痫、颅内占位性病变、颅脑损伤、脑发育异常。

(2)颅外疾病:如中毒、水电解质紊乱、缺氧缺血性脑病、窒息、低血糖、脑栓塞、高血压脑病及尿毒症等。

(二)发病机制

小儿大脑皮质和神经髓鞘发育不完善,因此较弱的刺激就能使大脑皮质形成强烈的兴奋灶并迅速泛化,导致神经细胞突然大量、异常、反复放电引起惊厥。

三、临床表现

(一)典型表现

表现为突然意识丧失、头向后仰,面部及四肢肌肉呈强直性或阵挛性收缩,眼球固定、上翻或斜视,口吐白沫、牙关紧闭、面色青紫,部分患儿有大小便失禁。持续数秒至数分钟或更长,发作停止后多入睡。少数抽搐时意识清楚如维生素D缺乏性手足搐搦症。

(二)高热惊厥

1～3岁的小儿多见,常在上呼吸道感染的初期,体温骤然上升至38.5～40℃或更高时发生。据发作特点和预后分为两型:

1. 单纯性高热惊厥 ①多呈全身性抽搐,持续时间短,意识恢复快;②发作后,除原发病的表现外,一切如常;③在一次恶性疾病中,大多只发作一次,发作后不留后遗症;④约有50%的患儿在以后的热性惊厥中再次或多次发作。

2. 复杂性高热惊厥 ①发作持续15 min以上;②在24 h以内发作1次以上;③热性惊厥反复发作5次以上,发作多次后可发展为癫痫;④初次发作年龄可小于6个月或大于6岁;⑤发作后清醒慢;⑥体温不高时也可以出现惊厥;⑦可有高热惊厥家族史。

(三)惊厥持续状态

惊厥持续状态是指惊厥持续超过30 min或两次发作间歇意识不能完全恢复者。可致缺氧缺血性脑病、脑水肿甚至死亡。

四、辅助检查

根据病情需要做血常规、脑脊液、脑电图、心电图、B超、CT、MRI、大便常规、尿常规、血糖、血钙、血磷、血尿素氮等检查。

五、治疗要点

1. 镇静止惊 ①止惊药物:地西泮、苯巴比妥钠、10%水合氯醛、苯妥英钠。②针刺法:针刺人中、合谷、百会、涌泉、十宣、内关等。

2. 对症治疗 高热者给予降温处理,脑水肿者用甘露醇、呋塞米或肾上腺皮质激素。

3. 病因治疗 针对惊厥病因,采取相应措施。

六、护理问题

1. 急性意识障碍 与惊厥发作有关。

2. 有窒息的危险 与惊厥发作、咳嗽和呕吐反射减弱、呼吸道堵塞有关。

3. 有受伤的危险 与抽搐、意识障碍有关。

4. 体温过高 与感染或惊厥持续状态有关。

七、护理措施

1. 预防窒息 惊厥发作时应就地抢救,使患儿平卧,头偏向一侧,解开衣领,清除口鼻腔分泌物、呕吐物;将舌轻轻向外牵拉,防止舌后坠阻塞呼吸道;备好开口器、吸痰器、气管插管用具等;惊厥较重或时间长者给予吸氧;使用止惊药物,并观察用药后的反应。

2. 预防外伤 患儿发作时勿强力按压或牵拉患儿肢体,以免骨折或脱臼。可将纱布放在患儿手中和腋下防止皮肤摩擦受损。放置床档,并将床上硬物移开,防止坠床及碰伤。在上下齿之间放置牙垫防止舌咬伤,但牙关紧闭时不要强力撬开,以免损伤牙齿。

3. 观察病情,预防脑水肿 保持安静,避免刺激患儿。观察体温、呼吸、脉搏、血压、意识和瞳孔变化等,发现异常及时通知医生。

第二节 急性颅内压增高

一、定义

急性颅内压增高是由于多种原因引起脑实质体积增大或颅内液体量异常增加,造成颅内压力增高的一种严重临床综合征。

二、病因及发病机制

1. 病因 ①颅内、外的各种感染;②脑缺血缺氧,如呼吸衰竭、窒息、溺水和癫痫持续状态等;③颅内占位性病变,如颅内出血、肿瘤等;④脑脊液动力学障碍,如脑外伤、脑积水和先天性颅脑畸形等。

2. 发病机制 ①缺氧、感染、中毒可使脑组织体积增大;脑脊液循环障碍致脑积水和脑脊液量增加;颅内占位性病变使颅腔内容物体积增加,均可致颅内压增高;②颅内压持续上升可造成脑损伤,严重时形成脑疝。

三、临床表现

年长儿表现为剧烈头痛、喷射性呕吐、视乳头水肿。婴儿可见前囟紧张、隆起。新生儿表现为头围增大、前囟隆起、颅缝裂开等。患儿表情淡漠、反应迟钝、嗜睡或躁动,甚至昏迷。四肢肌张力增高和惊厥。严重时可发生脑疝,小脑幕切迹疝表现为两侧瞳孔不等大(为早期诊断的可靠依据),对光反射减弱或消失,频发惊厥,意识障碍加深等;枕骨大孔疝表现为突然出现中枢性呼吸衰竭或呼吸骤停,双侧瞳孔扩大,昏迷加深,四肢强直性抽搐等。

四、辅助检查

(1)血、尿、便常规检查及肝、肾功能等血液生化检查。

(2)腰椎穿刺:用以确定炎症、出血、肿瘤或颅内其他病变。

(3) B超:可发现脑室扩大、脑血管畸形及占位性病变。
(4) CT、MRI成像、脑血管造影:有助于颅内占位性病变的诊断。
(5) 眼底检查:可见视乳头水肿、视网膜水肿、视神经萎缩等改变。

五、治疗要点

1. 降低颅内压 首选甘露醇,每次0.5~1.0 g/kg,6~8 h重复一次。重者可在两次应用脱水剂之间或与脱水剂同时应用呋塞米,也可加用糖皮质激素如地塞米松治疗。

2. 其他治疗 如镇静止惊、抗感染、改善通气、纠正休克与缺氧、消除颅内占位性病变等。可采用亚冬眠疗法,使体温控制在33~34 ℃。

六、护理问题

1. 头痛 与颅内压增高有关。
2. 有窒息的危险 与意识障碍有关。
3. 潜在并发症 脑疝、呼吸骤停。

七、护理措施

1. 降低颅内压 患儿绝对安静,避免刺激,检查和治疗尽可能集中进行;抬高床头30°左右,使头部处于正中位;疑有脑疝时以平卧位为宜,保证气道通畅。使用甘露醇时,用药前要检查药液,有结晶可将制剂瓶放在温水中浸泡待结晶消失后再用,静脉滴注时最好用带过滤网的输液器;不能与其他药液混合静脉滴注,应快速静脉滴注;漏到血管外引起局部组织坏死时,需尽快用25%~50%硫酸镁局部湿敷和抬高患肢。

2. 预防窒息 及时清除气道分泌物,供氧,以保证血氧分压维持在正常范围。备好呼吸器,必要时人工辅助通气。

3. 病情观察 定时监测生命体征、瞳孔、肌张力、意识状态等。若发生脑疝,立即通知医生,并配合抢救。

第三节 急性呼吸衰竭

一、定义

急性呼吸衰竭是指累及呼吸中枢和(或)呼吸器官的各种疾病导致呼吸功能障碍,出现低氧血症,或低氧血症与高碳酸血症并存,并由此引起一系列生理功能和代谢紊乱的临床综合征。

二、病因及发病机制

分为中枢性呼吸衰竭和周围性呼吸衰竭。前者由呼吸中枢病变引起,如颅内感染、颅内出血、脑损伤、肿瘤、中毒、颅内压增高等;后者由呼吸器官或呼吸肌的病变所致,如急性喉炎、异物梗阻、肺炎、哮喘、脊髓灰质炎伴呼吸肌麻痹、重症肌无力等。

呼吸衰竭的基本病理生理变化:低氧血症和高碳酸血症,并由此引起机体代谢紊乱和重要脏器功能障碍,出现酸中毒、电解质紊乱、右心衰竭、肾功能障碍、脑功能障碍等。

三、临床表现

1. 呼吸系统症状 ①中枢性呼吸衰竭,主要表现为呼吸节律和频率的改变。呼吸快慢深浅不匀,可出现各种异常呼吸,如潮式呼吸、比奥呼吸、双吸呼吸等。②周围性呼吸衰竭,主要表现为呼吸困难(最早出现,有吸气性呼吸困难、呼气性呼吸困难、混合性呼吸困难三种类型)和缺氧、呼吸机辅助参与呼吸而出现鼻翼扇动、三凹征和点头样呼吸等。

2. 低氧血症的表现 ①发绀(血红蛋白低于 50 g/L 时,可不出现)是缺氧的典型表现。以唇、口周、甲床等处最为明显。②神经系统:早期可有睡眠不安、烦躁、易激惹等表现,继而出现意识模糊、嗜睡、意识障碍,严重时出现颅内压增高、惊厥及脑疝等。③循环系统:早期出现血压升高、心率增快、心排血量增加,严重时有心音低钝、心率减慢、心律不齐、心排血量减少,甚至血压下降、休克。④肾功能障碍表现:少尿或无尿,甚至发生肾衰竭。⑤消化系统表现:食欲减退、恶心,严重时出现消化道出血等。

3. 高碳酸血症的表现 初始表现为多汗、烦躁不安、四肢温暖、皮肤潮红、瞳孔缩小、脉速、血压升高、口唇暗红等;加重时出现昏睡、肢体颤动、心率增快、球结膜充血;严重时出现惊厥、昏迷、视乳头水肿等。

四、辅助检查

1. 血气分析 可判断呼吸衰竭的类型、程度及酸碱平衡紊乱的程度。

①Ⅰ型呼吸衰竭:氧分压(PaO_2)<50 mmHg(6.65 kPa),二氧化碳分压($PaCO_2$)正常。常见于呼吸衰竭早期或轻症。

②Ⅱ型呼吸衰竭:氧分压(PaO_2)<50 mmHg(6.65 kPa),二氧化碳分压($PaCO_2$)>50 mmHg(6.65 kPa)。常见于呼吸衰竭的晚期和重症。

2. 血液 检查血尿素氮、血肌酐、转氨酶等。

3. 尿液 检查尿蛋白、红细胞、白细胞和管型。

五、治疗要点

控制原发病和诱因;保持呼吸道通畅,改善呼吸功能(吸氧、翻身、拍背,必要时雾化吸入、吸痰、使用支气管扩张剂和地塞米松等);呼吸道通畅而呼吸不规则或浅表者可用呼吸兴奋剂如尼可刹米、洛贝林等;纠正水、电解质和酸碱平衡紊乱;维持心、脑、肾等重要器官的功能;如有严重的通气不足,难以自行维持气体交换需要时,即可应用机械通气。

六、护理问题

1. 气体交换受损 与肺换气功能障碍有关。

2. 清理呼吸道无效 与呼吸道分泌物黏稠、无力咳痰、呼吸功能受损有关。

3. 恐惧 与病情危重有关。

七、护理措施

(一)改善呼吸功能

1. 保持呼吸道通畅 ①鼓励患儿用力咳嗽,咳痰无力者每 2 h 翻身 1 次,并经常轻拍胸背部,鼓励患儿咳嗽使痰排出;②咳嗽无力、昏迷、气管插管或气管切开的患儿应及时吸痰;③每日数次湿化和雾化吸入,每次 15 min,湿化液中可同时加入解痉、化痰和抗炎药物;④按医嘱使用支气管扩张剂和地塞米松等缓解支气管痉挛和气道黏膜水肿。

2. 合理给氧 给氧的目的是提高氧分压和氧饱和度。给氧的原则是能缓解缺氧但不抑制颈动脉窦和主动脉体对低氧分压的敏感性为准,故应低流量持续吸氧,维持 PaO_2 在 65~85 mmHg(8.67~11.33 kPa)为宜。中度缺氧吸氧浓度为 30%~40%,重度缺氧为 50%~60%。在抢救急性呼吸衰竭时,如供给 60% 氧仍不能改善发绀,可用 100% 的纯氧(吸入的时间不宜超过 4 h)。常选用鼻导管法吸氧,氧浓度为 40%,氧流量为 0.5~1 L/min,吸入的氧必须经过湿化。

(二)应用人工辅助呼吸,维持有效通气

1. 机械通气指征 ①经综合治疗后病情加重;②急性呼吸衰竭,$PaCO_2>60$ mmHg(8.0 kPa)、pH<7.3,经治疗无效;③吸入纯氧时,$PaO_2<50$ mmHg(6.65 kPa);④呼吸骤停或即将停止。

2. 应用人工呼吸机的注意事项 ①专人监护,做好解释工作;②检查各项参数,注意导管脱落、堵塞,观察胸部起伏、面色和周围循环状况,若患儿有自主呼吸,应观察是否与呼吸机同步,应进行调整;③病室消毒,定期清洁、更换气管内套管、呼吸管道、湿化器等物品,每日更换加温湿化器滤纸,雾化液要新鲜配制;④限制探视人数,接触患儿前后应洗手,做好口腔和鼻腔的护理。

3. 撤离呼吸机指征 ①患儿病情改善,呼吸循环系统功能稳定;②能维持自主呼吸 2 h 以上无异常改变;③吸入 50% 氧时,$PaO_2>50$ mmHg(6.65 kPa),$PaCO_2<50$ mmHg(6.65 kPa);④在间歇指令通气等辅助通气条件下,能以较低的通气条件维持血气正常。

(三)病情观察

监测呼吸频率、节律、心率、血压和意识变化,重症患儿须连续 24 h 监测;观察皮肤颜色、末梢循环、肢体温度、尿量等变化;昏迷患儿观察瞳孔、肌张力、腱反射及病理反射;观察体温及周围血白细胞的变化,咳嗽、咳痰的性质等。

第四节 充血性心力衰竭

一、定义

充血性心力衰竭简称心衰,是指在静脉回流正常的前提下,心肌收缩力下降使心排血量不

能满足机体代谢的需要,组织器官灌注不足,同时出现肺循环和(或)体循环淤血的一种临床综合征。

二、病因及发病机制

1. 心血管疾病 1岁以内心衰的发病率最高,其中先天性心脏病引起者最为多见;其他如心肌炎、心内膜弹力纤维增生症、风湿性心脏病、糖原累积症等亦可引起。由心肌收缩力减弱所致。

2. 非心血管疾病 支气管肺炎、毛细支气管炎、支气管哮喘、急性肾炎严重循环充血、重度贫血、甲状腺功能亢进、维生素 B_1 缺乏、严重电解质紊乱和酸中毒等均可引起心力衰竭。因心脏负荷过重导致心衰发生。

3. 常见诱因 急性感染、输液或输血过量或过速、体力活动过度、情绪变化、手术、严重失血及各种原因造成的心律失常等。

三、临床表现

1. 年长儿心衰的症状 与成人相似,主要表现:①心排血量不足:乏力、多汗、食欲减退、心率增快、呼吸浅快等。②体循环淤血:颈静脉怒张,肝肿大、压痛,肝颈静脉回流征阳性,尿少和水肿。③肺静脉淤血:呼吸困难、气促、咳嗽、端坐呼吸、肺底部闻及湿啰音。心脏常可闻及第一心音减低和奔马律。

2. 婴幼儿心衰的症状 出现喂养困难、烦躁多汗、哭声低弱,而颈静脉怒张、水肿和肺部湿啰音等体征不明显。

3. 心力衰竭的临床诊断指征 ①安静时心率增快,婴儿>180次/分,幼儿>160次/分,不能用发热或缺氧解释者;②呼吸困难,青紫突然加重,安静时呼吸>60次/分;③肝在短时间内较前肿大超过1.5 cm,而不能以横膈下移等原因解释者;或肝脏肿大,超过肋缘下3 cm以上;④心音明显低钝或出现奔马律;⑤突然烦躁不安、面色苍白或发灰,而不能用原有疾病解释者;⑥尿少和下肢水肿,除外其他原因造成者。上述前4项为主要临床诊断依据。

四、辅助检查

1. 胸部X线 心影增大,心脏搏动减弱,肺纹理增多,肺淤血。

2. 心电图 有助于病因诊断和指导洋地黄的应用。

3. 超声心动图 心房和心室腔扩大,M型超声显示心室收缩时间延长,射血分数降低。

五、治疗要点

1. 改善心肌功能 应用强效强心肌制剂如毛花苷C(西地兰)及毒毛花苷K。

2. 减轻心脏负荷 应用快速强效利尿剂(如呋塞米)以及血管扩张剂(如酚妥拉明等)。

3. 去除病因及诱因 镇静、吸氧。

4. 促进心肌代谢 如使用能量合剂、极化液。

六、护理问题

1. 心排血量减少 与心肌收缩力降低有关。

2. 体液过多 与心功能下降、循环淤血有关。

3. 气体交换受损 与肺淤血有关。

4. 焦虑 与疾病的痛苦、病情危重及环境改变有关。

七、护理措施

1. 促进心脏功能的恢复 卧床休息(床头抬高15°~30°),左心衰竭时取半坐卧位或坐位休息,避免刺激。

2. 合理营养 轻者给予低盐饮食(每日钠摄入量应小于1 g),重者给予无盐饮食,吸吮困难者用滴管喂或鼻饲,少食多餐,防止过饱,并保持大便通畅。尽量减少静脉输液或输血,必要时应控制总量(小于75 mL/(kg·d))和速度(每小时小于5 mL/kg)。

3. 用药护理

(1)洋地黄制剂:①每次用前测量脉搏。婴儿<90次/分,年长儿<70次/分时暂停用药。②严格按剂量用药,一般首次应给总量的1/2。注射毛花苷C(西地兰)时速度要缓慢,时间大于5 min,否则可引起毒性反应,严重者可危及生命。注射用药量少于0.5 mL时要用生理盐水稀释后用1 mL注射器吸药,口服时与其他的药物分开。③当出现心率过慢、心律失常、恶心呕吐、食欲减退、黄绿视、视物模糊、嗜睡、头晕等毒性反应时,应停服洋地黄。

(2)利尿剂:尽量在清晨或上午给予。定时测体重及记录尿量。多食含钾丰富的食物如牛奶、柑橘、菠菜、豆类等,观察有无低血钾的表现。

(3)血管扩张剂:密切观察心率和血压的变化;给药时避免药液外渗;使用或保存硝普钠时应避光,药液要现配现用。

4. 健康教育 介绍心力衰竭的病因、诱因及防治措施,适当休息,避免情绪激动和过度活动;注意营养,防止受凉感冒;教会年长儿自我检测脉搏的方法,教会家长掌握出院后的一般用药和家庭护理的方法。

第五节 急性肾衰竭

一、定义

急性肾衰竭是指由于各种原因引起的短期内肾功能急剧进行性减退而出现的临床综合征。

二、病因及发病机制

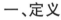

1. 肾前性 任何原因引起的血容量减少,都可导致肾血流量下降、肾小球的滤过率降低。肾实质无器质性病变。

2. 肾性 是儿科肾衰竭最常见的原因,由肾实质损害引起。常见于:①肾小球疾病,如急性肾炎、急进性肾炎、紫癜性肾炎、溶血尿毒症综合征等;②肾小管疾病,导致急性肾小管坏死;③急性肾间质疾病,如急性间质性肾炎、急性肾盂肾炎等。

3. 肾后性 各种原因引起的尿路梗阻所致。

新生儿期以围生期缺氧、败血症、严重溶血或出血较常见,婴儿期以严重腹泻脱水、重症感染及先天畸形引起者多见,年长儿则多因肾炎、休克引起。

三、临床表现

1. 少尿性肾衰竭 一般分为三期,但小儿常无明显分期界限。

(1)少尿期:一般持续7~14天,持续时间越长,预后越差。表现:①水潴留:全身水肿、胸水、腹水,严重者可发生心力衰竭、肺水肿、脑水肿,常为死亡重要原因。②电解质紊乱:高钾、高磷、高镁和低钠、低钙、低氯血症,其中以高钾血症最多见,可引起严重心律失常。③代谢性酸中毒:精神萎靡、乏力、嗜睡、呼吸深长、面色发灰、口唇樱桃红色,可伴心律不齐。④氮质血症:食欲减退、恶心、呕吐、腹部不适、意识障碍、躁动、谵语、抽搐、昏迷等。⑤不同程度高血压。⑥感染:是最常见的并发症,以呼吸道及尿路感染最为常见。

(2)多尿期:一般持续1~2周。肾小球滤过功能有一定改善,但近端小管的重吸收功能尚未恢复正常,故尿量进行性增多;血尿素氮和血肌酐仍可上升,当肾小球滤过率明显增加时,氮质血症才逐渐好转。可发生低钾血症、低钠血症、脱水等。

(3)恢复期:血尿素氮及血肌酐逐渐恢复正常,一般肾小球滤过功能恢复快,肾浓缩功能需数月才能恢复正常。多有消瘦、营养不良、贫血和免疫功能低下等。

2. 非少尿性肾衰竭 较少见。

四、辅助检查

尿液、血生化、血电解质、血肌酐和血尿素氮检查,影像学检查、肾活体组织检查等。

五、治疗要点

积极治疗原发病。少尿期要严格控制水和钠的入量,调整饮食(控制蛋白质的入量),纠正酸中毒及电解质紊乱(特别是高钾血症),必要时给予透析治疗。多尿期应监测尿量、电解质和血压变化,及时纠正水、电解质紊乱,酌情补充水分和蛋白质。防止并发症,继发感染者选择敏感抗生素,避免使用肾毒性药物(如氨基糖苷类)。

六、护理问题

1. 体液过多 与肾小球的滤过率降低有关。

2. 营养失调:低于机体需要量 与摄入不足及丢失过多有关。

3. 有感染的危险 与免疫力低下有关。

4. 恐惧 与肾功能急剧恶化、病情危重有关。

七、护理措施

1. 维持体液、电解质及酸碱平衡

(1)控制入量:每日液量=尿量+不显性失水+异常损失-内生水,其中不显性失水为呼吸和皮肤蒸发的水分。准确记录24 h出入量,每日定时测体重。

(2)处理高钾血症:血钾>6.5 mmol/L,心电图表现异常时,应积极处理。①给予5%碳酸氢钠,每次2 mL/kg,静脉滴注;②10%葡萄糖酸钙10 mL稀释后静脉注射;③50%葡萄糖和胰岛素静脉滴注;④以上方法无效时进行血液透析或腹膜透析。

(3) 处理低钠血症:血钠<120 mmol/L且出现低钠综合征表现时,可给予3% NaCl静脉滴注。

(4) 处理代谢性酸中毒:当血HCO_3^-<12 mmol/L时,给予碱性药物。

2. 保证营养和休息 少尿期应限制水、盐、钾、磷和蛋白质的摄入量,可给予高糖、低蛋白质、富含维生素的食物,尽可能提供足够的能量;避免食用含钾丰富的食物;长期透析时可输血浆、水解蛋白、氨基酸等。一般少尿期、多尿期均应卧床休息。

3. 预防感染 单人病室,严格执行无菌操作,加强皮肤护理及口腔护理,保持皮肤清洁、干燥。定时翻身、拍背,保持呼吸道通畅。

4. 健康教育 宣教肾衰竭各期的护理要点、早期透析的重要性,恢复期加强营养,适当运动,注意个人的清洁卫生,防止受凉。

第六节 心搏、呼吸骤停

一、定义

心搏、呼吸骤停是指患儿突然呼吸及循环功能停止,是最危重的急症。

二、病因及发病机制

引起小儿心搏、呼吸骤停的原因甚多,如窒息、低钙喉痉挛、喉梗阻、气管异物、胃食管反流、严重肺炎及呼吸衰竭、药物、严重心律失常、中毒、青霉素过敏、淹溺、电击、代谢性疾病、心肌炎、心肌病、心力衰竭、各种意外损伤等。

三、临床表现

突然昏迷,部分有一过性抽搐,呼吸停止,面色苍白、发绀,瞳孔散大和对光反射消失。大动脉(颈、股动脉)搏动消失,血压测不出,听诊心音消失。

一般在患儿突然昏迷及大血管搏动消失时即可诊断。

四、辅助检查

心电图显示:等电位线、电机械分离或心室颤动。

五、治疗要点

现场抢救十分必要。以保持呼吸道通畅→建立人工呼吸→建立人工循环的顺序进行,保证心、脑等重要脏器的血液灌流及氧供应。心肺复苏的程序常推荐用A-B-C-D-E方法:气道(A)→呼吸(B)→循环(C)→药物(D)→电击除颤复律(E)。

六、急救措施

1. 保持呼吸道通畅（A） 首先清除气道内的分泌物、异物或呕吐物。然后开放气道,可采用:①仰面抬颈法:一手抬起患儿颈部,另一手以小鱼际侧下按患儿的前额,使其头后仰。②仰面举颏法:一手置于患儿前额,手掌用力向后压以使其头后仰,另一手的手指将颏部向前抬起。③托下颌法:用两手同时将左右下颌角托起,使其头后仰和下颌骨前移。

2. 建立呼吸（B）

(1)口对口人工呼吸:适合现场急救。先深吸一口气,如果是1岁以下婴儿,将口覆盖婴儿的口和鼻;如果是较大的小儿,用口覆盖小儿的口,拇指与食指捏紧鼻子,保持其头后倾;将气吹入,同时可见患儿的胸廓抬起。停止吹气后,开放鼻孔,使患儿自然呼气,排出肺内气体。重复此操作,儿童18~20次/分,婴儿30~40次/分。

(2)复苏囊的应用:在儿科急诊中,婴幼儿可用气囊面罩进行有效的通气。

(3)气管内插管人工呼吸:适用于需要持久通气者。

3. 循环支持（C） 胸外心脏按压的指征是:新生儿心率<60次/分,婴儿或儿童心率<60次/分伴有灌注不良的体征。

(1)新生儿或小婴儿按压方法:可用一手托住患儿背部,另一手两手指置于乳头线下一指处进行按压;或两手掌及四手指托住两侧背部,双手大拇指按压。

(2)1~8岁的儿童按压方法:用一手固定患儿头部,以便通气,另一手的手掌根部置于胸骨下半段(避开剑突)按压,手掌根的长轴与胸骨的长轴一致。

(3)年长儿(>8岁)按压方法:使患儿仰卧在硬板上,将一手掌根交叉放在另一手背上,垂直按压胸骨下半部。每次按压与放松比例为1:1,按压深度为胸部厚度的1/3~1/2,按压频率在新生儿、婴儿和儿童为100次/分。

胸外心脏按压/呼吸 $\begin{cases} 新生儿 & 3:1 \\ <8岁 & 5:1 \\ >8岁 & 30:2 \end{cases}$

心肺复苏成功标志:扪到颈、肱、股动脉跳动;听到心音,心律失常转为窦性心律;瞳孔收缩;口唇、甲床颜色转红。

4. 药物治疗（D） 常用肾上腺素、阿托品、利多卡因等,其中肾上腺素为最常用的药物。最好静脉内给药。药物治疗可纠正心律失常、低血压、高钾血症及酸中毒等。

5. 电击除颤复律（E） 在复苏过程中出现心室颤动、室性心动过速和室上性心动过速等心律失常时,可用电击除颤复律。

6. 其他 复苏后出现的低血压、心律失常、颅内高压等应给予预防和处理。

自测习题

A1/A2 型题

1. 小儿惊厥发作时,应首先做哪项护理工作?（ ）
　　A. 立即送入抢救室　　　　B. 立即解松衣领,平卧,头侧位　　C. 将舌轻轻向外牵拉
　　D. 手心和腋下放入纱布　　E. 置牙垫于上下磨牙之间

2. 控制小儿惊厥的首选药物为(　　)。

A. 地西泮　　　B. 苯妥英钠　　　C. 苯巴比妥钠　　　D. 副醛　　　E. 水合氯醛

3. 患儿,10个月,因高热惊厥入院。经治疗痊愈,准备出院,对其家长健康指导的重点是(　　)。

A. 合理喂养的方法　　　　　　　　　B. 体格锻炼的方法
C. 惊厥预防及急救措施　　　　　　　D. 预防接种的时间
E. 小儿体检的时间

4. 患儿,3岁,惊厥反复发作入院。为防止该患儿惊厥时外伤,以下处理哪项错误?(　　)

A. 将纱布放在患儿的手中　　　B. 移开床上一切硬物　　　C. 用约束带捆绑四肢
D. 床边设置防护栏　　　　　　E. 压舌板裹纱布置上下磨牙之间

5. 小儿惊厥最常见的原因是(　　)。

A. 高热惊厥　　　　　　　　　B. 癫痫　　　　　　　　　C. 中毒性脑病
D. 脑炎和脑膜炎　　　　　　　E. 低血糖和水、电解质紊乱

6. 引起小儿惊厥的颅内感染性疾病是(　　)。

A. 脑膜炎　　　B. 颅内肿瘤　　　C. 败血症　　　D. 破伤风　　　E. 中毒性菌痢

7. 脑电图检查,主要用于以下哪种疾病的诊断?(　　)

A. 癫痫　　　B. 低血糖　　　C. 低镁血症　　　D. 高血压　　　E. 高钠血症

8. 下列哪项不是降低颅内压的措施?(　　)

A. 给予脱水剂(甘露醇)　　　　　　　B. 给予利尿剂(呋塞米)
C. 给予血管扩张剂(硝普钠)　　　　　D. 给予糖皮质激素(地塞米松)
E. 抬高床头30°左右

9. 小儿急性颅内压增高的表现不包括(　　)。

A. 前囟隆起　　　B. 呕吐　　　C. 颅缝裂开　　　D. 发热　　　E. 视乳头水肿

10. 以下哪项是小脑幕切迹疝的主要表现?(　　)

A. 两侧瞳孔不等大　　　B. 痛觉过敏　　　C. 咳嗽、气促
D. 不能平卧　　　　　　E. 吐泡沫痰

11. 患儿,4个月,因患化脓性脑膜炎入院。有颅内压增高的表现,遵医嘱静脉给予20%的甘露醇,下列操作哪项是错误的?(　　)

A. 用药前要检查药液是否有结晶
B. 不能与其他药液混合静脉滴注
C. 快速静脉滴注
D. 若药液有结晶可加碱性液使其消失再用
E. 静脉推注时不能漏出到血管外

12. 患儿,男,11个月。因患病毒性脑炎住院,出现喷射性呕吐,前囟饱满,其不正确的护理措施为(　　)。

A. 严密观察患儿生命体征及瞳孔的变化　　　B. 保持室内安静,避免一切刺激
C. 将患儿头肩抬高15°~30°,取侧卧位　　　D. 给予甘露醇
E. 增加补液量

13. 周围性呼吸衰竭的主要表现为(　　)。

A. 呼吸困难、缺氧　　　B. 呼吸节律不齐　　　C. 潮式呼吸

D. 叹息样呼吸   E. 比奥呼吸
14. 护理急性呼吸衰竭患儿,下列哪项操作是错误的? (　　)
  A. 立即将患儿送入监护室   B. 患儿取半坐卧位或抬高床头   C. 立即给氧
  D. 立即行气管切开术   E. 保持呼吸道通畅
15. 下列哪种情况下,不能使用呼吸兴奋剂? (　　)
  A. 呼吸浅表   B. 比奥呼吸   C. 潮式呼吸
  D. 呼吸节律不整   E. 呼吸道梗阻或有分泌物潴留
16. Ⅰ型呼吸衰竭时给予(　　)。
  A. 呼吸末正压给氧   B. 持续低流量吸氧   C. 间歇给氧
  D. 高浓度给氧   E. 不需给氧
17. 呼吸衰竭患者缺氧的典型表现是(　　)。
  A. 气促   B. 发绀   C. 头痛、头胀   D. 意识障碍   E. 末梢血管扩张
18. 鼻导管吸氧的氧浓度一般为(　　)。
  A. 30%   B. 50%   C. 70%   D. 40%   E. 60%
19. 呼吸衰竭患者发生痰液堵塞而窒息多见于(　　)。
  A. 分泌物干结时   B. 翻身时
  C. 气管切开后气管套管扭转或气囊滑脱时   D. 进食不当误入气管时
  E. 呼吸器发生故障时
20. 一旦发现周围呼吸衰竭患儿出现窒息现象时应立即(　　)。
  A. 吸出堵塞的痰液或食物   B. 做气管切开   C. 给予吸氧
  D. 做人工呼吸   E. 做气管插管
21. 引起中枢性呼吸衰竭的病因,不包括(　　)。
  A. 化脓性脑膜炎   B. 病毒性脑膜炎   C. 颅内出血
  D. 支气管哮喘   E. 脑肿瘤
22. 小婴儿急性心力衰竭最常见的诱因是(　　)。
  A. 过度的体力活动   B. 情绪激动   C. 输液量过多
  D. 输液速度过快   E. 支气管肺炎
23. 以下哪种病是引起学龄期儿童心力衰竭的常见原因? (　　)
  A. 中毒性心肌炎   B. 病毒性心肌炎   C. 风湿性心脏病
  D. 心律失常   E. 心包炎
24. 治疗急性心力衰竭使用西地兰静脉推注的时间不少于(　　)。
  A. 3 min   B. 5 min   C. 8 min   D. 10 min   E. 15 min
25. 应用强心苷治疗期间,应多给患儿进食的种类是(　　)。
  A. 含钾高的食物   B. 含钠高的食物   C. 含钙高的食物
  D. 含碘高的食物   E. 含锌高的食物
26. 婴儿使用强心苷类药后心率低于多少即应停药并报告医生? (　　)
  A. 70次/分   B. 80次/分   C. 90次/分   D. 100次/分   E. 120次/分
27. 关于使用洋地黄类药物的护理,下列哪项是错误的? (　　)
  A. 准确计算洋地黄制剂剂量   B. 用药前测心率,婴儿<90次/分停药
  C. 观察有无恶心、呕吐及心律不齐   D. 可同时服用氯化钙

E.可同时服用氯化钾

28.患儿,6个月,支气管肺炎,现突然烦躁不安,喘憋加重,口周发绀。呼吸68次/分,心率180次/分,心音低钝,两肺细湿啰音增多,肝肋下3.5 cm,可能并发了(　　)。

A.急性心力衰竭　　　　　B.脓胸　　　　　　　　C.脓气胸

D.肺大疱　　　　　　　　E.肺不张

29.下列关于年长儿急性肾衰竭病因的分类中哪项是最常见类型?(　　)

A.肾小球疾病　　　　　　B.肾血管性疾病　　　　C.尿路梗阻

D.急性肾小管坏死　　　　E.急性肾间质病变

30.急性肾衰竭少尿期高钾血症的危害是(　　)。

A.全身水肿　　　　　　　B.体重增加　　　　　　C.高血压

D.急性左心衰竭　　　　　E.抑制心肌细胞易致严重心律失常

31.为婴儿行心肺复苏术,建立人工呼吸时,术者吹气频率为(　　)。

A.10～15次/分　　　　　B.15～20次/分　　　　C.20～25次/分

D.30～40次/分　　　　　E.45～55次/分

32.患儿,1个月,确诊为先天性心脏病。哭闹时出现呼吸、心搏骤停,复苏抢救时,心脏按压的频率为(　　)。

A.160次/分　　B.140次/分　　C.120次/分　　D.100次/分　　E.80次/分

A3/A4型题

(33、34题共用题干)

患儿,男,9岁。发热、头痛、呕吐2天,抽搐3次,昏迷半天入院。

33.为明确诊断,护士应配合医生做的检查是(　　)。

A.血培养　　　B.脑电图　　　C.腰椎穿刺　　　D.头颅B超　　　E.头颅CT扫描

34.对患儿的护理措施,错误的是(　　)。

A.半坐卧位,头偏向一侧　　　　　　　B.密切观察瞳孔和呼吸

C.鼻饲牛奶保证营养供给　　　　　　　D.为避免病情加重,禁止翻身

E.保持呼吸道通畅,必要时吸痰

(35～37题共用题干)

患儿,男,1岁半。发热、流涕、咳嗽、咽痛半天,惊厥1次。惊厥为全身大抽搐,约2 min后停止。4月前发热也曾惊厥1次。查体:T 40.0 ℃,神清,一般情况好,咽红,呼吸音稍粗,神经系统检查无异常发生。

35.该患儿惊厥的最可能原因是(　　)。

A.化脓性脑膜炎　　　　　　　　　　　B.癫痫

C.维生素D缺乏性手足搐搦症　　　　　D.高热惊厥

E.中毒性脑病

36.目前首选的护理问题是(　　)。

A.清理呼吸道无效　　　　B.体温过高　　　　　　C.给予补充钙剂

D.有窒息的危险　　　　　E.有受伤的危险

37.该患儿到院后的即刻处理应是(　　)。

A.遵医嘱给予止惊药　　　B.遵医嘱给予降温处理　　C.给予补充钙剂

D.在口腔放置压舌板　　　E.给予约束

(38、39题共用题干)

4个月佝偻病患儿,突然两眼直视,反复四肢抽动数次,抽动后意识清楚,一日可发作数次。体检:颅骨有乒乓球感,余无异常发现。

38. 引起该患儿惊厥的疾病可能是(　　)。

A. 婴儿痉挛症　　　　　　　　　　B. 婴儿低血糖症

C. 维生素D缺乏性手足搐搦症　　　D. 高热惊厥

E. 癫痫

39. 为明确惊厥病因,需做的检查是(　　)。

A. 血钙　　　B. 血糖　　　C. 脑脊液　　　D. 脑电图　　　E. 头颅CT

(40~42题共用题干)

患儿,3岁,因"发热、头痛、呕吐、精神不振2周,头痛、呕吐加重2天,惊厥1次"入院。半年前患原发性肺结核,曾服异烟肼3个月,症状好转后家长自行停药。查体:嗜睡,颈强直,心肺(一),脑膜刺激征(＋)。

40. 下列检查中哪些能进一步确诊?(　　)

A. 腰椎穿刺做脑脊液检查　　B. 眼底检查　　　　　C. B超

D. CT、MRI成像　　　　　　E. 脑血管造影

41. 该患儿的首选护理问题是(　　)。

A. 潜在的并发症:脑疝　　　B. 有窒息的危险　　　C. 有受伤的危险

D. 有皮肤完整性受损的危险　E. 营养失调

42. 对该患儿的护理措施哪项不妥?(　　)

A. 保持呼吸道通畅　　　　　　　　B. 抬高床头30°左右

C. 遵医嘱用脱水剂　　　　　　　　D. 绝对安静,尽量避免刺激性检查

E. 使用呼吸兴奋剂

(43~46题共用题干)

患儿,5个月,发热、咳嗽2天,气急1天。体检:体温38.2℃,烦躁不安,发绀明显,面色苍白,呼吸70次/分,两肺广泛细湿啰音,心率182次/分,心音低钝,肝脏肋缘下3.5 cm。

43. 该患儿的临床诊断可能是(　　)。

A. 支气管肺炎合并心力衰竭　　　　B. 支气管肺炎合并呼吸衰竭

C. 上呼吸道感染合并心力衰竭　　　D. 上呼吸道感染合并呼吸衰竭

E. 支气管肺炎合并中毒性脑病

44. 该患儿首选的护理问题是(　　)。

A. 心排血量减少　　　B. 体液过多　　　C. 体温过高

D. 气体交换受损　　　E. 焦虑

45. 关于该患儿的治疗原则,哪项不妥?(　　)

A. 休息　　　　　　　B. 吸氧　　　　　C. 立即使用西地兰

D. 立即降温处理　　　E. 使用呋塞米

46. 该患儿的护理措施,不包括(　　)。

A. 床头抬高15°~20°,卧床休息　　　B. 低盐饮食

C. 给予乙醇湿化的氧气吸入　　　　　D. 密切观察生命体征

E. 环境安静

(47～50题共用题干)

患儿因急性肾小球肾炎入院,4天后尿量进行性减少,水肿明显加重,伴恶心、呕吐、呼吸深长、意识障碍、躁动、谵语等。

47.该患儿的并发症可能是（　　）。
　A.高血压脑病　　　　　　　B.急性肾衰竭　　　　　　C.急性循环充血
　D.高钠血症　　　　　　　　E.代谢性酸中毒

48.该患儿的治疗原则不包括（　　）。
　A.严格控制水和钠的摄入量　B.调整饮食　　　　　　　C.吸氧
　D.纠正酸中毒及电解质紊乱　E.去除病因,积极治疗原发病

49.该患儿首选的护理问题是（　　）。
　A.体液过多　　　　　　　　B.营养失调　　　　　　　C.焦虑
　D.有感染的危险　　　　　　E.气体交换受损

50.针对该患儿的护理措施,不妥的是（　　）。
　A.卧床休息　　　　　　　　B.预防感染　　　　　　　C.限制蛋白质的摄入
　D.维持水、电解质及酸碱平衡　E.可多吃香蕉、柑橘等含钾食物

【参考答案】
1. B	2. A	3. C	4. C	5. A	6. A	7. A	8. C	9. D
10. A	11. D	12. E	13. A	14. D	15. E	16. B	17. B	18. D
19. A	20. A	21. D	22. E	23. C	24. B	25. A	26. C	27. D
28. A	29. A	30. E	31. D	32. D	33. C	34. D	35. D	36. B
37. B	38. C	39. A	40. A	41. A	42. E	43. A	44. A	45. D
46. C	47. B	48. C	49. A	50. E				

第二篇 实训指导
SHIXUNZHIDAO

任务一　小儿体格测量

技术一　体重测量法

一、学习要求

1. 技能要求　能正确为小儿进行体重的测量，手法正确；与小儿进行良好的情感交流；采用合适的方式对家长进行健康指导；告知家长科学系统的测量方法和意义。

2. 职业素养　操作规范，手法准确到位；技能熟练，动作轻柔；关怀亲切，沟通有效。

二、实施条件

小儿体重测量法基本实施条件如实训表 1-1 所示。

实训表 1-1　小儿体重测量法基本实施条件

类型	小儿体重测量法基本实施条件	备注
实训场地	（1）小儿体重测量室；（2）处置室	清洁、安静、明亮、温暖
实训设备	（1）散包台；（2）操作台；（3）小儿模型；（4）小儿床单位；（5）小儿家长（主考学校准备志愿者）；（6）治疗车；（7）处置室设有洗手设备、医用垃圾桶、生活垃圾桶；（8）室温计；（9）湿度计	符合医用垃圾处理原则
主要用物	（1）大毛巾；（2）磅秤（托盘秤、坐式磅秤、成人磅秤）；（3）包被；（4）手消毒液；（5）病历本；（6）笔；（7）皮肤消毒剂（按需准备）	工作服、帽子由主考学校准备
测评专家	每 10 名学生配备一名考评员，考评员要求具备中级以上职称	双师型专任教师

三、操作规范

（一）评估及准备

（1）小儿：核对小儿基本信息，并向家长解释测量体重的意义、方法和注意事项。

（2）环境：明亮、清洁、安静；室温调至 24~28 ℃，湿度 55%~65%；选择中速、轻柔而有节奏的背景音乐。

（3）操作者：着装整洁，戴好帽子，取下手上的饰品，修剪指甲，按七步洗手法洗手，并保持心情舒畅，在操作过程中用安慰性语言和亲切目光与小儿进行交流。

（4）用物：大毛巾、磅秤（托盘秤、坐式磅秤、成人磅秤）、包被、手消毒液、病历本及笔。评估用物的性能、质量和有效期等；将准备好的用物按照使用先后顺序放于操作台上。

（二）操作步骤

1. 小儿（小婴儿）测量法

（1）把尿布铺在托盘秤的秤盘上，调节指针到零点。

(2)脱去小儿衣服及尿布,将小儿轻放秤盘上,观察重量,准确读数(精确到 0.01 kg)。

(3)天气寒冷时,或体温偏低及病重患儿,先称出患儿的衣服、尿布、毛毯的重量,然后给患儿穿衣,包好毛毯再测量,所测体重减去衣物重量即得患儿体重,并记录测量结果。

2. 小儿(稍大的婴幼儿和能独自站立的小儿)测量法

(1)年龄较大的小儿可在坐式或成人磅秤上测量,测量者待小儿坐稳或站稳后,观察重量并记录(精确到 0.01 kg)。

(2)不合作或病重不能站立的患儿,由护理人员或家长抱着小儿一起称重。称后减去患儿衣服、毛毯重量及成人体重即得小儿体重。

(三)注意事项

(1)测量前将磅秤校正至零点。

(2)应测量小儿的净体重,精确到 0.01 kg。

(3)为了准确测量,最好在晨起空腹排了大小便的情况下测量,每次测量应在同一磅秤、同一时间进行。

(4)所测数值与前次差异较大时,应重新测量核对,如儿童体重降低较多应报告医生。

四、考核标准

小儿(小婴儿)体重测量法考核评分标准如实训表 1-2 所示,小儿(稍大的婴幼儿和能独自站立的小儿)体重测量法考核评分标准如实训表 1-3 所示。

实训表 1-2　小儿(小婴儿)体重测量法考核评分标准

考核内容		考核点及评分要求	分值	扣分	得分	备注
评估及准备 (20分)	小儿(5分)	1.核对小儿基本信息	3			
		2.抱小儿至磅秤旁	2			
	环境(3分)	符合测量体重要求	3			
	操作者(7分)	1.衣帽整洁;修剪指甲;手应温暖	3			
		2.口述小儿体重的计算方法及意义	4			
	用物(5分)	用物准备齐全(少一个扣0.5分,扣完5分为止);摆放合理有序	5			
实施(60分)	小儿体重测量 (60分)	1.携用物至磅秤旁并查对磅秤的准确性	6			
		2.解开小儿衣裤,再次核对信息	4			
		3.除去小儿衣物及尿布	6			
		4.尿布放在磅秤盘上,调节磅秤的指针在零点	8			
		5.将小儿放在磅秤上,取平卧位	6			
		6.观察重量	8			
		7.准确读数	6			
		8.给小儿穿衣,垫尿布	6			
		9.整理物品	6			
		10.洗手,记录	4			

续表

考核内容		考核点及评分要求	分值	扣分	得分	备注
评价(20分)	整体质量	1.在规定时间内完成,每超过1 min扣1分	5			
		2.检查核对磅秤的准确性	3			
		3.整理物品及记录	2			
	护患沟通	1.沟通流畅	5			
		2.小儿舒适	5			
总分			100			

实训表1-3 小儿(稍大的婴幼儿和能独自站立的小儿)体重测量法考核评分标准

考核内容		考核点及评分要求	分值	扣分	得分	备注
评估及准备(20分)	小儿(5分)	1.核对小儿基本信息	3			
		2.抱小儿至磅秤旁	2			
	环境(3分)	符合测量体重要求	3			
	操作者(7分)	1.衣帽整洁;修剪指甲;手应温暖	3			
		2.口述小儿体重的计算方法及意义	4			
	用物(5分)	用物准备齐全(少一个扣0.5分,扣完5分为止);摆放合理有序	5			
实施(60分)	小儿体重测量(60分)	1.携用物至磅秤旁并查对磅秤的准确性	6			
		2.再次核对信息	6			
		3.除去小儿衣物	8			
		4.让小儿坐在或站立在磅秤上	6			
		5.观察重量	8			
		6.准确读数	8			
		7.给小儿穿衣	6			
		8.整理物品	6			
		9.洗手,记录	6			
评价(20分)	整体质量	1.在规定时间内完成,每超过1 min扣1分	5			
		2.检查核对磅秤的准确性	3			
		3.整理物品及记录	2			
	护患沟通	1.沟通流畅	5			
		2.小儿舒适	5			
总分			100			

五、同步练习

1.关于体重,下列说法错误的是(　　)。

A.出生时体重约为3 kg　　　　　　　　B.测量体重前均需调零

C. 儿童期前三个月体重增加最快 D. 1岁时小儿体重达出生体重的2倍

E. 年龄越小,体重增长越快

2. 体重指的是(　　)。

A. 身体各器官的重量 B. 身体各组织的重量

C. 身体各器官、组织的总重量 D. 身体体液的重量

E. 身体各器官、组织、体液的总重量

3. 体重最佳测量时间是(　　)。

A. 晨起 B. 进食前后 C. 随时都可以

D. 晨起空腹排尿后或进食后2 h E. 晨起空腹排尿后

4. 测量体重时,关于需要注意的事项,以下不正确的是(　　)。

A. 无须脱去衣裤、鞋袜 B. 在晨起空腹排尿后或进食后2 h测量最佳

C. 新生儿及儿童用儿童磅秤 D. 测量时必须校秤至零点

E. 称量时小儿不可摇晃

5. 以下(　　)项是评估营养状况最易获得、最敏感、最主要的指标。

A. 身高 B. 体重 C. 上臂

D. 皮下脂肪厚度 E. 头围

6. 1～6个月体重估算公式是(　　)。

A. 6+月龄×0.25 B. 年龄×2+8

C. 出生体重+月龄×0.7 D. 出生体重×2

E. 月龄×3+6

7. 7～12个月体重估算公式是(　　)。

A. 6+月龄×0.25 B. 年龄×2+8

C. 出生体重+月龄×0.7 D. 出生体重×2

E. 月龄×3+6

8. 2～12岁体重估算公式是(　　)。

A. 6+月龄×0.25 B. 年龄×2+8

C. 出生体重+月龄×0.7 D. 出生体重×2

E. 月龄×3+6

9. 关于12岁以后的体重估算,以下正确的是(　　)。

A. 年龄×3+6

B. 年龄×2+8

C. 由于性激素和生长激素的作用,不能按公式估算

D. 出生体重×7

E. 年龄×5+6

10. 生理性体重下降,体重减少的幅度为(　　)。

A. 2% B. 2%～8% C. 3%～9%

D. 超过10% E. 不足5%

【参考答案】

1. D　2. E　3. D　4. A　5. B　6. C　7. A　8. B　9. C　10. C

技术二　身高/身长测量法

一、学习要求

1. 技能要求　能正确为小儿进行身高/身长的测量,手法正确;与小儿进行良好的情感交流;采用合适的方式对家长进行健康指导;告知家长科学系统的测量方法和意义。

2. 职业素养　操作规范,手法准确到位;技能熟练,动作轻柔;关怀亲切,沟通有效。

二、实施条件

小儿身高测量法基本实施条件如实训表1-4所示。

实训表1-4　小儿身高测量法基本实施条件

类型	小儿身高测量法基本实施条件	备　注
实训场地	(1)小儿身高测量室;(2)处置室	清洁、安静、明亮、温暖
实训设备	(1)散包台;(2)操作台;(3)新生儿模型;(4)新生儿床单位;(5)新生儿家长(主考学校准备志愿者);(6)治疗车;(7)处置室设有洗手设备、医用垃圾桶、生活垃圾桶;(8)室温计;(9)湿度计	符合医用垃圾处理原则
主要用物	(1)大毛巾;(2)身高测量器(身长测量板、立式测量器);(3)包被;(4)手消毒液;(5)病历本;(6)笔;(7)皮肤消毒剂(按需准备);(8)清洁布	工作服、帽子由主考学校准备
测评专家	每10名学生配备一名考评员,考评员要求具备中级以上职称	双师型专任教师

三、操作规范

(一)评估及准备

(1)小儿:核对小儿基本信息,并向家长解释测量身高/身长的意义、方法和注意事项。

(2)环境:明亮、清洁、安静;室温调至24～28 ℃,湿度55%～65%;选择中速、轻柔而有节奏的背景音乐。

(3)操作者:着装整洁,戴好帽子,取下手上的饰品,修剪指甲,按七步洗手法洗手,并保持心情舒畅,在操作过程中用安慰性语言和亲切目光与小儿进行交流。

(4)用物:大毛巾、身高测量器(身长测量板、立式测量器)、包被、手消毒液、病历本及笔。评估用物的性能、质量和有效期等;将准备好的用物按照使用先后顺序放于操作台上。

(二)操作步骤

1. 小儿(小于3岁)测量法

(1)小儿脱去帽子和鞋袜,仰卧于铺有清洁布的身长测量板上。

(2)助手将小儿头扶正,面向上,头顶轻贴身长测量板的顶端。测量者一手轻压小儿双膝使双下肢伸直,另一手移动足板使其贴于足底,足板与底板成90°,读出身长的数值(精确到0.1 cm)。

2. 小儿(大于3岁)测量法

(1)小儿脱去鞋帽,站在立式测量器的磅秤上,取立正姿势,双眼平视正前方,头部保持正直位置,两臂自然下垂,手指并拢,足尖分开约60°,足跟、臀部、两肩胛、枕骨粗隆均同时紧贴测量杆。

(2)将推板轻轻推至头顶,推板与测量杆成90°,读出身高数值(精确到0.1 cm)。

(三)注意事项

(1)婴幼儿易动,推动滑板时动作应轻快并准确读数。

(2)应除去小儿的帽子和鞋袜后再进行测量。

(3)给婴幼儿测量身长时,足板紧贴小儿足底,并与底板相互垂直。

(4)3岁以上小儿测量身高时,为求准确,嘱咐其不可攀附任何物体并勿动。

四、考核标准

小儿(小于3岁)身长测量法考核评分标准如实训表1-5所示,小儿(大于或等于3岁)身高测量法考核评分标准如实训表1-6所示。

实训表1-5 小儿(小于3岁)身长测量法考核评分标准

考核内容		考核点及评分要求	分值	扣分	得分	备注
评估及准备(20分)	小儿(5分)	1.核对小儿基本信息	3			
		2.抱小儿至身长测量板旁	2			
	环境(3分)	符合身长测量要求	3			
	操作者(7分)	1.衣帽整洁;修剪指甲;手应温暖	3			
		2.口述小儿身长的计算方法及意义	4			
	用物(5分)	用物准备齐全(少一个扣0.5分,扣完5分为止);摆放合理有序	5			
实施(60分)	小儿身长测量(60分)	1.携用物至身长测量板旁并核对测量板的准确性,用清洁布擦净身长测量板	6			
		2.再次核对小儿信息	4			
		3.脱去小儿鞋袜和帽子	4			
		4.使小儿仰卧在身长测量板上	4			
		5.助手将小儿头部扶正,面向上,使其头顶轻贴身长测量板的顶端	8			
		6.测量者一手轻压小儿双膝,使其双下肢伸直	8			
		7.另一手移动足板贴于小儿足底,与身长测量板成90°	8			
		8.准确读数	8			
		9.整理物品	6			
		10.洗手,记录	4			

续表

考核内容		考核点及评分要求	分值	扣分	得分	备注
评价(20分)	整体质量	1.在规定时间内完成,每超过1 min扣1分	5			
		2.检查核对身长测量板的准确性	3			
		3.整理物品及记录	2			
	护患沟通	1.沟通流畅	5			
		2.小儿舒适	5			
总分			100			

实训表1-6 小儿(大于或等于3岁)身高测量法考核评分标准

考核内容		考核点及评分要求	分值	扣分	得分	备注
评估及准备(20分)	小儿(5分)	1.核对小儿基本信息	3			
		2.带小儿至立式测量器旁	2			
	环境(3分)	符合身长测量要求	3			
	操作者(7分)	1.衣帽整洁;修剪指甲;手应温暖	3			
		2.口述小儿身高的计算方法及意义	4			
	用物(5分)	用物准备齐全(少一个扣0.5分,扣完5分为止);摆放合理有序	5			
实施(60分)	小儿身高测量(60分)	1.查对立式测量器的准确性	6			
		2.再次核对小儿信息	4			
		3.脱去小儿鞋袜和帽子	4			
		4.使小儿立于立式测量器上	4			
		5.嘱小儿两足跟靠拢,足尖分开约60°,足底与测量杆成90°	8			
		6.嘱小儿足跟、臀部、两肩胛、枕骨粗隆同时紧贴测量杆	8			
		7.嘱小儿平视前方,双臂自然下垂	8			
		8.将小儿头部扶正,拉头顶板平贴其头部,使其与头部成90°	8			
		9.准确读数	4			
		10.整理物品,洗手,记录	6			
评价(20分)	整体质量	1.在规定时间内完成,每超过1 min扣1分	5			
		2.检查核对立式测量器的准确性	3			
		3.整理物品及记录	2			
	护患沟通	1.沟通流畅	5			
		2.小儿舒适	5			
总分			100			

五、同步练习

1. 关于身高的说法,下列( )项错误。
   A. 出生时的平均身长为 50 cm
   B. 出生后第一年婴儿身长增加 25 cm
   C. 出生后第二年小儿身长增加 20 cm
   D. 2 岁以后平均每年增高少于 5 cm
   E. 2 岁以后平均每年增高 5~7.5 cm

2. 身高的定义是( )。
   A. 头顶至足底的全身长度
   B. 头顶至坐骨结节的距离
   C. 躯干及下肢的长度
   D. 头部及躯干的长度
   E. 头部、躯干及下肢的长度

3. 身长包括以下( )项的长度。
   A. 头部
   B. 躯干
   C. 头部及躯干
   D. 躯干及下肢
   E. 头部、躯干及下肢

4. 身长包括以下( )项的长度。
   A. 婴儿期
   B. 幼儿期
   C. 新生儿期
   D. 青春期
   E. 婴儿期及青春期

5. 关于身高的说法,以下( )项正确。
   A. 身高指的是头顶到坐骨结节的长度
   B. 年龄越大,增长越快
   C. 身高是反映营养状况的重要指标
   D. 身高是反映骨骼发育的重要指标
   E. 幼儿期是身高增长的高峰期

6. 关于 2~12 岁身长的估算公式,以下( )项正确。
   A. 年龄(岁)×6+66
   B. 年龄(岁)×7+66
   C. 年龄(岁)×7+77
   D. 年龄(岁)×6+76
   E. 年龄(岁)×7+68

7. 关于测量身高的注意事项,以下( )项正确。
   A. 无须脱去帽、鞋、袜
   B. 3 岁以下小儿用量床测身长
   C. 3 岁以下小儿可采取立位测量
   D. 测量身高时对小儿站立姿势无特殊要求
   E. 3 岁以下小儿用量床测量身长可一人操作完成

8. 测量 3 岁以上小儿身高时以下( )项操作错误。
   A. 脱去帽、鞋、袜
   B. 小儿直立,两眼正视前方
   C. 足跟无须靠拢
   D. 足跟、臀部、两肩胛及枕骨粗隆等应接触立柱或墙壁
   E. 足尖分开 60°

9. 测量 3 岁以下小儿身长时以下( )项操作错误。
   A. 脱去帽、鞋、袜
   B. 小儿仰卧
   C. 须两人合作测量
   D. 助手将小儿头固定
   E. 读刻度无须精确到 0.1 cm

10. 关于小儿身长的说法,以下( )项正确。
A. 小儿出生平均身长为 47 cm
B. 小儿出生后第一年增长最快,约 25 cm
C. 青春期增长最快
D. 小儿出生后第二年增长约 20 cm
E. 2 岁以上的小儿身长无法按公式计算

【参考答案】
1. C 2. A 3. E 4. E 5. D 6. C 7. B 8. C 9. E 10. B

技术三　小儿头围测量法

一、学习要求

1. 技能要求　能正确为小儿进行头围的测量,手法正确;与小儿进行良好的情感交流;采用合适的方式对家长进行健康指导;告知家长科学系统的测量方法和意义。

2. 职业素养　操作规范,手法准确到位;技能熟练,动作轻柔;关怀亲切,沟通有效。

二、实施条件

小儿头围测量法基本实施条件如实训表 1-7 所示。

实训表 1-7　小儿头围测量法基本实施条件

类型	小儿头围测量法基本实施条件	备　注
实训场地	(1)小儿头围测量室;(2)处置室	清洁、安静、明亮、温暖
实训设备	(1)操作台;(2)新生儿模型;(3)新生儿床单位;(4)新生儿家长(主考学校准备志愿者);(5)治疗车;(6)处置室设有洗手设备、医用垃圾桶、生活垃圾桶;(7)室温计;(8)湿度计	符合医用垃圾处理原则
主要用物	(1)软尺;(2)手消毒液;(3)病历本;(4)笔;(5)皮肤消毒剂(按需准备)	工作服、帽子由主考学校准备
测评专家	每 10 名学生配备一名考评员,考评员要求具备中级以上职称	双师型专任教师

三、操作规范

(一)评估及准备

(1)小儿:核对小儿基本信息,并向家长解释测量头围的意义、方法和注意事项。

(2)环境:明亮、清洁、安静;室温调至 24～28 ℃,湿度 55%～65%;选择中速、轻柔而有节奏的背景音乐。

(3)操作者:着装整洁,戴好帽子,取下手上的饰品,修剪指甲,按七步洗手法洗手,并保持心情舒畅,在操作过程中用安慰性语言和亲切目光与小儿进行交流。

(4)用物:软尺、手消毒液、病历本及笔。评估用物的性能、质量和有效期等;将准备好的用物按照使用先后顺序放于操作台上。

(二)操作步骤

用左手拇指固定软尺零点于小儿头部右侧眉弓上缘紧贴头皮,从眉弓上缘经枕骨绕头1周回到零点,读数值,头发多的小儿,应将头发拨开测量头围。

(三)注意事项

(1)婴幼儿可采取卧位测量,小儿取坐位或立位。

(2)软尺准确绕经两侧眉弓上缘和枕骨结节。

(3)扎马尾的女孩应将头发放下自然散开,如果头发过于浓密,则须将所经之处的头发轻轻拨开。

(4)与小儿面对面,一人为其测量。

四、考核标准

小儿头围测量法考核评分标准如实训表1-8所示。

实训表1-8 小儿头围测量法考核评分标准

考核内容		考核点及评分要求	分值	扣分	得分	备注
评估及准备(20分)	小儿(5分)	1.核对小儿基本信息	3			
		2.抱小儿至测量房间	2			
	环境(3分)	符合测量头围要求	3			
	操作者(7分)	1.衣帽整洁;修剪指甲;手应温暖	3			
		2.口述测量小儿头围的意义	4			
	用物(5分)	用物准备齐全(少一个扣0.5分,扣完5分为止);摆放合理有序	5			
实施(60分)	小儿头围测量(60分)	1.检查软尺的准确性	6			
		2.再次核对小儿信息	6			
		3.让小儿平卧于铺有干净垫单的床上或由家长抱着,年长儿可站立	8			
		4.左手拇指固定软尺零点于小儿头部右侧眉弓上缘紧贴头皮	12			
		5.从眉弓上缘经枕骨绕头1周回到零点	12			
		6.准确读数	6			
		7.整理物品	6			
		8.洗手,记录	4			
评价(20分)	整体质量	1.在规定时间内完成,每超过1 min扣1分	5			
		2.检查核对软尺的准确性	3			
		3.整理物品及记录	2			
	护患沟通	1.沟通流畅	5			
		2.儿童舒适	5			
总分			100			

五、同步练习

1. 关于头围的测量,下列错误的是(　　)。
   A. 测量头围须两个医务人员合作　　　　　B. 测量时前面须经过两侧眉弓最高点
   C. 测量时后面须经过枕骨结节　　　　　　D. 测量头围时小儿一般取坐位或立位
   E. 头围的测量读数须精确到 0.1 cm

2. 头围指的是(　　)。
   A. 经眉弓上缘绕头一周的长度　　　　　　B. 经额头绕头一周的长度
   C. 经枕骨结节绕头一周的长度　　　　　　D. 经眉弓上缘、枕骨结节绕头一周的长度
   E. 随意绕头一周的长度

3. 关于头围的意义,正确的是(　　)。
   A. 仅反映大脑的发育　　　　　　　　　　B. 仅反映颅骨的发育
   C. 可反映智力的发育　　　　　　　　　　D. 主要反映大脑和颅骨的发育
   E. 可反映颅骨和智力的发育

4. 关于头围过小的临床意义,以下(　　)项正确。
   A. 仅见于小头畸形　　　　　　　　　　　B. 仅见于大脑发育不全
   C. 见于小头畸形和大脑发育不全　　　　　D. 见于佝偻病
   E. 见于畸形脑水肿

5. 关于头围过大的临床意义,以下(　　)项正确。
   A. 无特殊临床意义　　　　　　　　　　　B. 仅提示脑积水
   C. 提示大脑发育不全　　　　　　　　　　D. 提示脑积水或者脑水肿
   E. 仅反映小儿头围大

6. 与头围相关的说法,以下(　　)项错误。
   A. 头围主要反映大脑和颅骨的发育
   B. 小儿出生时头围较胸围小
   C. 在儿童保健工作中,监测 2 岁以内的头围最有价值
   D. 头围过小见于小头畸形,大脑发育不全
   E. 头围过大提示脑积水可能

7. 关于头围的尺寸,以下(　　)项错误。
   A. 出生时头围相对较大　　　　　　　　　B. 出生时头围大于胸围
   C. 出生时头围平均为 46 cm　　　　　　　D. 出生时头围平均为 34 cm
   E. 15 岁之后年长儿头围为 54～58 cm

8. 脑发育速度最快的时期是(　　)。
   A. 胎儿期　　　B. 新生儿期　　　C. 婴儿期　　　D. 幼儿期　　　E. 学龄前期

9. 头围的测量须经过的解剖标志是(　　)。
   A. 眉弓上缘　　　　　　　B. 额头　　　　　　　C. 枕骨结节
   D. 两侧眉弓上缘和枕骨结节　　　E. 无须经过任何解剖标志

10. 与头围测量相关的说法,错误的是(　　)。
    A. 小儿可取坐位或卧位　　　　　　　　　B. 测量头围须两人合作进行

C. 测量头围需经过两侧眉弓上缘和枕骨结节　　D. 软尺需紧贴头皮

E. 记录读数需精确到 0.1 cm

【参考答案】

1. A　2. D　3. D　4. C　5. D　6. B　7. C　8. A　9. D　10. B

技术四　小儿胸围测量法

一、学习要求

1. 技能要求　能正确为小儿进行胸围的测量,手法正确;与小儿进行良好的情感交流;采用合适的方式对家长进行健康指导;告知家长科学系统的测量方法和意义。

2. 职业素养　操作规范,手法准确到位;技能熟练,动作轻柔;关怀亲切,沟通有效。

二、实施条件

小儿胸围测量法基本实施条件如实训表 1-9 所示。

实训表 1-9　小儿胸围测量法基本实施条件

类型	小儿胸围测量法基本实施条件	备注
实训场地	(1)小儿胸围测量室;(2)处置室	清洁、安静、明亮、温暖
实训设备	(1)操作台;(2)散包台;(3)新生儿模型;(4)新生儿床单位;(5)新生儿家长(主考学校准备志愿者);(6)治疗车;(7)处置室设有洗手设备、医用垃圾桶、生活垃圾桶;(8)室温计;(9)湿度计	符合医用垃圾处理原则
主要用物	(1)软尺;(2)大毛巾;(3)手消毒液;(4)病历本;(5)笔;(6)皮肤消毒剂(按需准备)	工作服、帽子由主考学校准备
测评专家	每 10 名学生配备一名考评员,考评员要求具备中级以上职称	双师型专任教师

三、操作规范

(一)评估及准备

(1)小儿:核对小儿基本信息,并向家长解释测量胸围的意义、方法和注意事项。

(2)环境:明亮、清洁、安静;室温调至 24～28 ℃,湿度 55%～65%;选择中速、轻柔而有节奏的背景音乐。

(3)操作者:着装整洁,戴好帽子,取下手上的饰品,修剪指甲,按七步洗手法洗手,并保持心情舒畅,在操作过程中用安慰性语言和亲切目光与小儿进行交流。

(4)用物:软尺、包被、手消毒液、病历本及笔。评估用物的性能、质量和有效期等;将准备好的用物按照使用先后顺序放于操作台上。

(二)操作步骤

3 岁以下小儿取卧位,3 岁以上小儿取立位。测量时嘱小儿两手自然下垂,两眼平视,测量者一手将软尺零点固定于患儿一侧乳头下缘(乳腺已经发育的小儿,软尺须经第 4 肋间隙水平及肩胛骨下缘),另一手将软尺紧贴皮肤,经两侧乳头下缘及肩胛骨下缘回至零点。

(三)注意事项

(1)婴幼儿可采取卧位测量,小儿取坐位或立位。

(2)对于男孩或乳腺未发育的女孩,软尺准确绕经两侧乳头下缘及肩胛骨下缘,对于乳腺已经发育的小儿,软尺须经第四肋间隙水平及肩胛骨下缘。

(3)小儿两手须自然放下或下垂。

(4)与小儿面对面,一人为其测量。

四、考核标准

小儿胸围测量法考核评分标准如实训表1-10所示。

实训表1-10 小儿胸围测量法考核评分标准

考核内容		考核点及评分要求	分值	扣分	得分	备注
评估及准备(20分)	小儿(5分)	1. 核对小儿基本信息	3			
		2. 抱小儿至测量房间	2			
	环境(3分)	符合测量胸围要求	3			
	操作者(7分)	1. 衣帽整洁;修剪指甲;手应温暖	3			
		2. 口述测量小儿胸围的意义	4			
	用物(5分)	用物准备齐全(少一个扣0.5分,扣完5分为止);摆放合理有序	5			
实施(60分)	小儿头围测量(60分)	1. 检查软尺的准确性	6			
		2. 再次核对小儿信息	6			
		3. 让小儿平卧于铺有干净垫单的床上或由家长抱着,年长小儿可站立,除去小儿身上衣服	8			
		4. 用左手拇指将软尺零点固定于患儿一侧乳头下缘,乳腺已经发育的小儿,软尺须经第4肋间隙水平及肩胛骨下缘	12			
		5. 右手将软尺经右侧部以肩胛骨下缘为准,经左侧面回到零点	12			
		6. 准确读数	6			
		7. 整理物品	6			
		8. 洗手,记录	4			
评价(20分)	整体质量	1. 在规定时间内完成,每超过1 min扣1分	5			
		2. 检查核对软尺的准确性	3			
		3. 整理物品及记录	2			
	护患沟通	1. 沟通流畅	5			
		2. 儿童舒适	5			
总分			100			

五、同步练习

1. 小儿,体重 12 kg,身长 85 cm,头围 47 cm,胸围 49 cm,其年龄应是(　　)。
   A. 10 个月　　B. 12 个月　　C. 1 岁　　D. 2 岁　　E. 3 岁

2. 关于小儿的胸围发育状况,下列叙述错误的是(　　)。
   A. 出生时胸围和头围相差 2 cm
   B. 新生儿胸廓几乎呈圆桶状
   C. 可于出生后 3~4 个月暂时超过头围
   D. 1 岁时头围与胸围大致相等
   E. 胸围大小与儿童营养、胸廓发育有关

3. 关于胸围的定义以下(　　)项正确。
   A. 沿乳头水平绕胸一周的长度
   B. 沿乳头下缘绕胸一周的长度
   C. 沿乳头上缘绕胸一周的长度
   D. 随意绕胸一周的长度
   E. 绕剑突水平一周的长度

4. 关于胸围的说法,错误的是(　　)。
   A. 出生时胸围和头围相差 2 cm
   B. 出生时胸围约 32 cm
   C. 1 岁以后胸围仍小于头围
   D. 1 岁时头围与胸围大致相等
   E. 1 岁时胸围约 46 cm

5. 小儿的胸围反映下列(　　)项的发育情况。
   A. 胸肌　　B. 胸廓　　C. 肺　　D. 胸肌和肺　　E. 胸廓和肺

6. 关于胸廓的临床意义,以下(　　)项叙述正确。
   A. 胸廓发育落后仅与营养有关
   B. 胸廓发育落后仅与缺乏上肢锻炼有关
   C. 胸廓发育落后仅与缺乏胸廓锻炼有关
   D. 胸廓发育落后与营养、缺乏上肢锻炼有关
   E. 胸廓发育落后与营养、缺乏上肢和胸廓锻炼有关

7. 关于胸廓畸形的临床意义,以下(　　)项叙述正确。
   A. 仅见于肺气肿
   B. 仅见于佝偻病
   C. 仅见于先天性心脏病
   D. 见于肺气肿、佝偻病
   E. 见于肺气肿、佝偻病和先天性心脏病

8. 1 岁至青春期,关于胸围的计算方法以下正确的是(　　)。
   A. 胸围－头围＝岁数－1
   B. 胸围－头围＝岁数－2
   C. 胸围－头围＝岁数－3
   D. 胸围－头围＝岁数－4
   E. 胸围－头围＝岁数

9. 关于胸围测量,以下(　　)项叙述错误。
   A. 小儿取坐位或卧位
   B. 两手可随意放
   C. 软尺须经过乳头下缘和两侧肩胛骨下缘
   D. 胸围需测两次,取平静呼、吸气时的平均值
   E. 读数需精确到 0.1 cm

10. 与胸围相关的说法,以下(　　)项错误。
    A. 反映胸廓与肺的发育

B. 沿乳头下缘绕胸一周

C. 出生时,头围与胸围大致相等

D. 对于乳腺已经发育的女孩,不是经过乳头下缘,而是经过锁骨中线第 4 肋间

E. 胸围取的是平静呼气、吸气时的平均值

【参考答案】

1. D　2. C　3. B　4. C　5. E　6. E　7. E　8. A　9. B　10. C

技术五　小儿前囟测量法

一、学习要求

1. 技能要求　能正确为小儿进行前囟的测量,手法正确;与小儿进行良好的情感交流;采用合适的方式对家长进行健康指导;告知家长科学系统的测量方法和意义。

2. 职业素养　操作规范;手法准确到位;技能熟练;动作轻柔;关怀亲切,沟通有效。

二、实施条件

小儿前囟测量基本实施条件如实训表 1-11 所示。

实训表 1-11　小儿前囟测量基本实施条件

类型	小儿前囟测量基本实施条件	备　注
实训场地	(1)小儿前囟测量室;(2)处置室	清洁、安静、明亮、温暖
实训设备	(1)操作台;(2)新生儿模型;(3)新生儿床单位;(4)新生儿家长(主考学校准备志愿者);(5)治疗车;(6)处置室设有洗手设备、医用垃圾桶、生活垃圾桶;(7)室温计;(8)湿度计	符合医用垃圾处理原则
主要用物	(1)软尺;(2)手消毒液;(3)病历本;(4)笔;(5)皮肤消毒剂(按需准备)	工作服、帽子由主考学校准备
测评专家	每 10 名学生配备一名考评员,考评员要求具备中级以上职称	双师型专任教师

三、操作规范

(一)评估及准备

(1)小儿:核对小儿基本信息,并向家长解释测量前囟的意义、方法和注意事项。

(2)环境:明亮、清洁、安静;室温调至 24~28 ℃,湿度 55%~65%;选择中速、轻柔而有节奏的背景音乐。

(3)操作者:着装整洁,戴好帽子,取下手上的饰品,修剪指甲,按七步洗手法洗手,并保持心情舒畅,在操作过程中用安慰性语言和亲切目光与小儿进行交流。

(4)用物:软尺、手消毒液、病历本及笔。评估用物的性能、质量和有效期等;将准备好的用物按照使用先后顺序放于操作台上。

(二)操作步骤

在小儿头顶找到前囟门,它是由额骨和顶骨构成的一个菱形,然后把菱形每条边的中点标

记好,测量菱形两对边中点的连线的长度。

(三)注意事项

(1)家长可抱着小儿进行测量。

(2)测量的是菱形两对边中点连线的长度,而不是对角线的长度。

四、考核标准

小儿前囟测量法考核评分标准如实训表1-12所示。

实训表1-12 小儿前囟测量法考核评分标准

考核内容		考核点及评分要求	分值	扣分	得分	备注
评估及准备(20分)	小儿(5分)	1.核对小儿基本信息	3			
		2.抱小儿至测量房间	2			
	环境(3分)	符合测量前囟要求	3			
	操作者(7分)	1.衣帽整洁;修剪指甲;手应温暖	3			
		2.口述测量小儿前囟的意义	4			
	用物(5分)	用物准备齐全(少一个扣0.5分,扣完5分为止);摆放合理有序	5			
实施(60分)	小儿前囟测量(60分)	1.检查软尺的准确性	6			
		2.再次核对小儿信息	6			
		3.除去小儿帽子	4			
		4.让小儿平卧于铺有干净垫单的床上或由家长抱着	6			
		5.摸由额骨和顶骨构成的菱形即前囟	12			
		6.测量菱形对边中点的连线的长度,准确读数	16			
		7.整理物品	6			
		8.洗手,记录	4			
评价(20分)	整体质量	1.在规定时间内完成,每超过1 min扣1分	5			
		2.检查核对软尺的准确性	3			
		3.整理物品及记录	2			
	护患沟通	1.沟通流畅	5			
		2.儿童舒适	5			
总分			100			

五、实训思考题

1.体重是指_____,是衡量_____的指标。体重的第一个增长高峰是_____。

2.婴幼儿采用_____体位测量体重,年长儿采用_____体位测量体重。

3.身高是衡量_____的指标,身高包括_____、_____和_____的长度。

4.婴幼儿采用_____体位测量身长,年长儿采用_____体位测量身高。

5. 头围指的是_____,头围主要反映的是_____和_____的发育。

6. 胸围指的是_____。头围主要反映的是_____和_____的发育。

7. 测量前囟时,量的是_____的长度。

8. 儿童出生时_____未闭。

9. 前囟大约在_____时闭合。

10. 前囟由_____和_____围成。

11. 试述头围与胸围的关系。

12. 记录实训结果

项　　目	新生儿模型(单位)	成人(单位)
体重		
身高		
头围		
胸围		
前囟		

六、同步练习

1. 关于前囟早闭的临床意义,正确的是(　　　)。

   A. 提示可能存在颅内高压　　　　　B. 提示可能存在营养不良

   C. 提示佝偻病　　　　　　　　　　D. 提示小头畸形

   E. 提示脑膜炎

2. 关于前囟晚闭或过大的临床意义,正确的是(　　　)。

   A. 提示可能存在营养不良　　　　　B. 提示脑膜炎

   C. 提示佝偻病　　　　　　　　　　D. 提示小头畸形

   E. 提示可能颅内高压

3. 关于前囟的大小,以下正确的是(　　　)。

   A. 对角线的长度　　　　　　　　　B. 对边的长度

   C. 两对边中点连线的长度　　　　　D. 一对边中点连线的长度

   E. 无法用数值表示

4. 关于前囟的说法,下列错误的一项是(　　　)。

   A. 前囟测量的是对角线的长度　　　B. 前囟测量的是两对边中点连线的长度

   C. 前囟出生时未闭合　　　　　　　D. 前囟形状类似菱形

   E. 前囟于小儿12～18个月时闭合

5. 前囟指的是(　　　)。

   A. 顶骨与枕骨形成的间隙　　　　　B. 额骨与顶骨形成的间隙

   C. 额骨与颞骨形成的间隙　　　　　D. 颞骨与顶骨形成的间隙

   E. 颞骨与枕骨形成的间隙

6. 关于前囟饱满的临床意义,正确的是( )。

A. 提示可能存在营养不良 B. 提示颅内压增高

C. 提示佝偻病 D. 提示小头畸形

E. 提示极度消瘦

7. 前囟饱满见于以下哪种疾病?( )

A. 仅见于脑积水 B. 仅见于脑瘤

C. 仅见于脑出血 D. 仅见于佝偻病

E. 见于脑积水、脑瘤、脑出血等疾病

8. 前囟凹陷见于以下哪种疾病?( )

A. 见于小头畸形 B. 见于先天性甲状腺功能减退症

C. 见于佝偻病 D. 见于脑瘤

E. 见于极度消瘦或脱水者

9. 关于前囟的说法,错误的是( )。

A. 前囟由额骨与顶骨形成 B. 出生时前囟未闭

C. 于1~1.5岁闭合 D. 闭合最迟可超过2岁

E. 闭合最迟不超过2岁

10. 关于前囟的临床意义,以下错误的是( )。

A. 前囟早闭或过小见于小头畸形

B. 前囟晚闭或过大见于佝偻病、先天性甲状腺功能减退症等

C. 前囟饱满提示颅内压增高

D. 前囟凹陷见于极度消瘦或脱水者

E. 前囟饱满提示佝偻病

【参考答案】

1. D 2. C 3. C 4. A 5. B 6. B 7. E 8. E 9. D 10. E

任务二 更换尿布法

一、学习要求

1. 技能要求 能正确为婴儿进行尿布的更换,手法正确;与婴儿进行良好的情感交流;采用合适的方式对家长进行健康指导;告知家长系统的更换方法和意义。

2. 职业素养 操作规范;手法准确到位;技能熟练;动作轻柔;关怀亲切,沟通有效。

二、实施条件

更换尿布法基本实施条件如实训表2-1所示。

实训表 2-1　更换尿布法基本实施条件

类型	更换尿布法基本实施条件	备　注
实训场地	(1)模拟婴儿护理室;(2)母婴处置室	清洁、安静、明亮、温暖
实训设备	(1)操作台;(2)婴儿模型;(3)婴儿床单位;(4)背景音乐;(5)处置室设有洗手设备、医用垃圾桶、生活垃圾桶;(6)室温计;(7)湿度计	符合医用垃圾处理原则
主要用物	(1)尿布;(2)尿布桶;(3)软毛巾;(4)手消毒液;(5)婴儿爽身粉、消毒植物油;(6)温水及盆	工作服、帽子、口罩、发网、挂表自备
软件环境	无线 WiFi	实时在线观看视频等网络资源
测评专家	每 10 名学生配备一名考评员,考评员要求具备中级以上职称	双师素质的专任教师

三、操作规范

(一)评估及准备

(1)婴儿:核对婴儿基本信息,检查尿布情况,并向家长解释更换尿布的意义、方法和注意事项。

(2)环境:明亮、清洁、安静;室温调至 24～28 ℃,湿度 55%～65%;选择中速、轻柔而有节奏的背景音乐。

(3)操作者:着装整洁,戴好帽子,取下手上的饰品,修剪指甲,按七步洗手法洗手,并保持心情舒畅,在操作过程中用安慰性语言和亲切目光与婴儿进行交流。

(4)用物:尿布、软毛巾、婴儿爽身粉、消毒植物油、手消毒液、温水及盆。评估用物的性能、质量和有效期等;将准备好的用物按照使用先后顺序放于操作台上。

(二)操作步骤

(1)将护理用物带到病床边,放下一侧的床档,将尿布折成大小合适的长条或将一次性纸尿裤放于床边,以备用。

(2)从小儿足部揭开盖被,解开污湿的尿布,暴露臀部,操作者一手握住小儿两腿轻轻向上提起,使其臀部稍稍抬离床面,另一手用原尿布上端两角干净处从前向后轻拭会阴部及臀部,并以此盖上污湿部分,卷折后垫在臀部下面,再从臀部下方取出污尿布。

(3)如有大便,用温水洗净会阴及臀部,用软毛巾轻轻吸干。

(4)如有臀红,可涂少许消毒植物油或鞣酸软膏,按臀红护理法护理。

(5)将小儿轻放于床上,用一手握住双足轻轻提起,使臀部抬高,将清洁尿布或一次性纸尿裤较宽的一面垫于腰下,放下双足,将尿布的底边两端折到腹部,双腿中的一端上拉,系好尿布带,松紧适宜,拉平衣服,盖好被子,拉好床档,整理床单位。

(6)打开污染的尿布,观察大便性质(必要时可取标本送检)后放入尿布桶内。

(7)操作结束后洗手,做好记录。

(三)注意事项

(1)每次更换尿布前须用清水和肥皂洗手,避免手中细菌污染尿布。

(2)选择质地柔软、吸水性强、透气性好的棉布或一次性纸尿裤为宜,更换尿布前或排便后,用温水或中性肥皂清洁小儿臀部,并予以吸干,也可以用儿童专用湿巾将小儿臀部擦净,在涂上护臀霜,换上干净的尿布或新的纸尿裤。不能用橡胶布或塑料布包裹小儿臀部。

(3)换尿布的动作要求轻柔而迅速,以免暴露时间过长而引起感冒。

(4)尿布包扎应松紧合适,防止因过紧而影响患儿活动或过松造成大便外溢。

(5)如出现臀红,按照臀红护理处理。

知识链接

臀红护理

1. 根据患儿臀部情况对臀红分类

(1)轻度:表皮潮红。

(2)重度:①重Ⅰ度:除皮肤潮红,还伴有皮疹和红斑;②重Ⅱ度:除Ⅰ度表现外,可有皮肤水疱形成、破溃、脱皮;③重Ⅲ度:即局部皮肤大片糜烂或剥脱,可继发真菌或细菌感染。

2. 轻度臀红的护理

(1)一般护理:每次大便后洗净、吸干后涂3%~5%鞣酸软膏,并定时让患儿侧卧,减少对患处的挤压。

(2)暴露疗法:在适宜的室温条件下,将患儿臀部暴露于空气或阳光下,每次10~15 min,每天2~3次。防止受凉。

3. 重度臀红的护理

(1)一般护理和暴露疗法同轻度臀红。

(2)每次大便后洗净、吸干后涂鱼肝油软膏及1%甲紫,如出现红斑继发真菌感染时可涂硝酸咪康唑乳膏,一日多次;如有水疱、脓疱和糜烂细菌感染时可涂0.5%新霉素软膏,每天2次。

(3)光照疗法:①清洁患儿臀部,用干净的尿布垫垫于臀下,用尿布将男婴阴囊遮盖;②患儿侧卧位,暴露患处;③将灯泡放置患儿臀部30~40 cm处,操作者用前臂内侧测试温度,有热感即可,护士不可离开患儿,以防意外事故发生;④每次照射15~20 min,及时关闭光源,防止照射过度所引起的损伤。

四、考核标准

更换尿布法考核评分标准如实训表2-2所示。

实训表2-2 更换尿布法考核评分标准

考核内容		考核点及评分要求	分值	扣分	得分	备注
评估及准备 (20分)	操作者 (10分)	1.衣帽整洁;修剪指甲;双手应温暖	5			
		2.口述更换尿布的目的	5			
	用物(10分)	符合要求;摆放合理、有序	10			

续表

考核内容		考核点及评分要求	分值	扣分	得分	备注
实施(60分)	具体操作步骤(60分)	1.带齐用物到婴儿床边,核对婴儿基本信息,向家属解释操作目的	5			
		2.环境温暖适宜,光线充足	5			
		3.轻轻打开婴儿盖被下端,暴露其下半身,并解开被污染的尿布	5			
		4.操作者一手握住婴儿两脚,露出婴儿的臀部	5			
		5.另一手用尿布干净的一端从前向后擦净会阴及臀部	5			
		6.取下被污染的尿布,将污染的尿布一端卷折在里面,放入尿布桶	5			
		7.用温水擦洗臀部,再轻轻用毛巾擦干	5			
		8.操作者一手握着婴儿两腿并轻轻提起,另一手将干净的尿布一端垫于小儿腰骶部	5			
		9.用爽身粉或消毒植物油涂于婴儿臀部,放下小儿两腿	5			
		10.尿布另一端折到婴儿腹部,系上松紧带或布带	5			
		11.拉平婴儿衣服,盖好被子	5			
		12.观察婴儿情况,洗手,记录	5			
操作评价(20分)		1.物品准备及口述流畅程度	5			
		2.更换尿布的过程操作规范,动作熟练	5			
		3.整理物品及记录	5			
		4.态度和蔼,仪表大方,关爱婴儿,操作过程中与婴儿在情感、语言、目光等方面的交流合适	5			
总分			100			

注:整个过程时间为10 min,每超过30 s则扣1分。

五、实训思考题

1.继发真菌感染时可涂_____。
2.有水疱、脓疱和糜烂细菌感染时可涂_____。
3.重Ⅱ度:除Ⅰ度表现外,可有_____、_____、_____。
4.选纸尿布宜选择_____、_____、_____的棉布或一次性纸尿裤为主。
5.更换尿布过程中,不能用_____或_____包裹小儿臀部。
6.更换尿布时,室温调至_____,湿度_____。
7.更换尿布前或排便后,用_____或_____清洁小儿臀部。
8.实施光照疗法时,灯泡放置距离患儿臀部_____处。
9.光疗过程中,每次照射_____,及时关闭光源,防止照射过度所引起的损伤。

10. 换尿布的动作要求_____,以免婴儿暴露时间过长而引起感冒。

六、同步练习

1. ( )项不是臀红发生的原因。
   A. 长期受潮湿尿布的刺激 B. 腹泻时粪便的刺激
   C. 尿布冲洗不净 D. 使用吸水性能好的软尿布
   E. 长期使用塑料布或橡胶布包裹臀部
2. 关于臀红的护理,下列( )项不妥。
   A. 每日用肥皂清洗臀部,然后用塑料布包裹 B. 勤换尿布
   C. 使用不褪色、质软、吸水性能好的清洁尿布 D. 用红外线照烤臀部,每日2～3次
   E. 尿布外层尽可能避免使用塑料布或橡胶布
3. 臀红以灯光照烤臀红部位时,灯泡距臀红部位多远适宜?( )
   A. 10～20 cm B. 20～30 cm C. 30～40 cm D. 40～50 cm E. 50～60 cm
4. 防止臀红发生的主要措施是( )。
   A. 用一次性尿布 B. 用棉织品尿布 C. 勤换尿布,涂油
   D. 尿布煮沸消毒 E. 换尿布后涂婴儿爽身粉
5. 关于轻度臀红(表现皮肤潮红)的护理( )项不妥。
   A. 勤换尿布,保持臀部皮肤清洁干燥
   B. 排便后,可用温水洗净、吸干、涂拭消毒植物油
   C. 可用肥皂洗臀及塑料布或油布包裹尿布
   D. 可用红外线照射臀部以加速炎症吸收
   E. 室温或气温允许时,可直接暴露臀部于阳光下
6. 患儿因腹泻就诊,体检发现肛周皮肤潮红、皮疹,除保持臀部清洁外,局部可涂( )。
   A. 消毒植物油 B. 氧化锌油 C. 硝酸咪康唑乳膏
   D. 克霉唑 E. 鱼肝油

(7～10题共用题干)
患儿1岁,因腹泻、呕吐2天就诊,体检时发现臀部皮肤潮红,伴有皮疹,肛周皮肤有脱皮。
7. 对该患儿的臀红进行分度,应为( )。
   A. 轻度 B. 重Ⅰ度 C. 重Ⅱ度 D. 重Ⅲ度 E. 中度
8. 为使臀红减轻,对该患儿使用烤灯照射法,灯泡距臀红部位多远适宜?( )
   A. 10～20 cm B. 20～30 cm C. 30～40 cm D. 40～45 cm E. 50～55 cm
9. 为使臀红尽早痊愈,局部可涂( )。
   A. 消毒植物油 B. 氧化锌油 C. 硝酸咪康唑乳膏
   D. 克霉唑 E. 鱼肝油
10. 若有继发霉菌感染,局部可涂( )。
    A. 消毒植物油 B. 氧化锌油 C. 硝酸咪康唑乳膏
    D. 克霉唑 E. 鱼肝油

【参考答案】
1. D 2. A 3. C 4. C 5. C 6. B 7. C 8. C 9. B 10. D

任务三　约束保护法

一、约束保护的目的

(1)使患儿不得过于活动以便于进行诊疗和护理操作。
(2)防止躁动不安的患儿被碰伤,防止意外事故,保护患儿安全。
(3)保护伤口敷料,以免抓伤或感染。

二、学习要求

1. 技能要求　能向家长充分说明约束的必要性,取得理解与配合;能选择正确的方法和合适的时机对婴儿进行约束,操作规范,动作轻柔,患儿安全舒适;与婴儿进行相应的情感交流;采用合适的方式对家长进行健康指导。

2. 职业素养　操作规范,技能熟练;关怀亲切,沟通有效。

三、实施条件

约束保护法基本实施条件如实训表 3-1 所示。

实训表 3-1　约束保护法基本实施条件

类型	约束保护法基本实施条件	备　注
实训场地	(1)模拟婴儿护理室;(2)母婴处置室	清洁、安静、明亮、温暖
实训设备	(1)操作台;(2)婴儿模型;(3)婴儿床单位;(4)处置室设有洗手设备、医用垃圾桶、生活垃圾桶;(5)室温计	符合医用垃圾处理原则
主要用物	(1)床单或大毛巾;(2)有棉垫的夹板;(3)手足约束带;(4)沙袋数个;(5)手消毒液	工作服、帽子、口罩、发网、挂表自备
软件环境	无线 WiFi	实时在线观看视频等网络资源
测评专家	每10名学生配备一名考评员,考评员要求具备中级以上职称	双师素质的专任教师

四、操作规范

(一)评估及准备

(1)婴儿:了解小儿年龄及病情,并向家长解释约束的目的、方法以取得家长配合。
(2)环境:明亮、清洁、安静。
(3)操作者:着装整洁,戴口罩,修剪指甲,按七步洗手法洗手。
(4)用物:床单或大毛巾,有棉垫的夹板,手足约束带,沙袋数个,手消毒液,病历本,笔。评估用物的性能、质量和有效期等;将准备好的用物放于合适的地方。

(二)操作步骤

1. 全身约束法

方法一

(1)携用物到床旁,核对小儿姓名、床号。向家长说明约束的目的和方法,取得家长的理解、配合。

(2)将床单或大毛巾折成自患儿肩至踝部长度,轻抱患儿平卧于床单或大毛巾的中间。

(3)将患儿四肢较舒适地放好,用一侧的床单或大毛巾紧包患儿同侧上肢、躯干和双脚,经身体前面至对侧腋窝处,再平整地压于后背。

(4)将床单或大毛巾的另一侧包过对侧上肢,紧包整个躯干,经胸压于背下。

(5)口述:如患儿活动剧烈,可用布带围绕双臂打活结系好。

(6)检查包裹松紧是否适宜,小儿姿势是否舒适。

方法二

(1)将床单或大毛巾折成自患儿肩至踝部长度,轻抱患儿平卧于床单或大毛巾的中间。

(2)将床单或大毛巾一边经腋下包裹小儿手臂,多余部分压于小儿身下。

(3)将床单或大毛巾另一边经腋下包裹小儿手臂,从后背到达对侧拉出,返折经胸部压于背下,包裹住小儿。

(4)检查包裹松紧是否适宜,小儿姿势是否舒适。

(5)整理用物,洗手。

2. 手足约束法

方法一:粘合式约束带约束法

(1)携用物到床旁,核对小儿姓名、床号,向家长说明约束的目的和方法,取得家长的理解和配合。

(2)护士选择与患儿肢体粗细相宜的约束带,将约束带包裹在手腕或足踝处,松紧适宜,将两端粘合在一起,并将系带系于床档上。

方法二:手套约束法

(1)携用物到床旁,核对小儿姓名、床号,向家长说明约束的目的和方法,取得家长的理解和配合。

(2)为避免患儿抓到伤口或自身皮肤,给患儿戴并指手套起保护作用。

方法三:夹板约束法

(1)携用物到床旁,核对小儿姓名、床号,向家长说明约束的目的和方法,取得家长的理解和配合。

(2)主要用于四肢静脉输液,可在输液肢体下放置一个有棉垫的小夹板,长度应超过关节部位,以绷带固定并绑在床档上。

3. 沙袋约束法

(1)携用物到床旁,核对小儿姓名、床号。向家长说明约束的目的和方法,取得家长的理解、配合。

(2)根据需要的部位不同,确定沙袋摆放的位置。

(3)取两个沙袋呈"人"字形放于小儿头部两侧进行固定,防止头部转动。

(4)将两个沙袋分别放于小儿两肩旁的被子上,以防小儿踢被。

(5)小儿侧卧,将沙袋放于小儿背后,防止翻身以保持侧卧位。

(6)整理用物,洗手,记录。

(三)沟通指导

(1)告知患儿和家属实施约束中,护士将随时观察约束局部皮肤颜色、温度、有无损伤,记录约束肢体末梢循环状况,定时松解。

(2)指导患儿和家属在约束期间保证肢体处于功能位,保持适当的活动度。

五、考核标准

约束保护法考核评分标准如实训表3-2所示。

实训表3-2 约束保护法考核评分标准

考核内容	考核点及评分要求	分值	扣分	得分	备注
操作准备 (10分)	1.护士准备:着装整洁,戴口罩,修剪指甲,按七步洗手法洗手	5			
	2.用物准备齐全;逐一对用物进行评估,质量符合要求	5			
评估患儿 (10分)	1.评估患儿病情、意识状态、肢体活动度,约束部位皮肤色泽、温度及完整性等	5			
	2.评估需要使用保护具的种类和时间,向患者和家属解释约束的必要性、保护具作用及使用方法,取得配合	5			
实施(60分)	1.全身约束法(方法一):	(18)			
	①携用物到床旁,核对小儿姓名、床号。向家长说明约束的目的和方法,取得家属的理解、配合	3			
	②折叠床单或大毛巾,轻抱患儿平卧于床单或大毛巾的中间	3			
	③将一侧的床单或大毛巾紧包患儿同侧上肢、躯干和双脚,经身体前面至对侧腋窝处,再平整地压于后背	3			
	④将床单或大毛巾的另一侧包过对侧上肢,紧包整个躯干,经胸压于背下	3			
	⑤口述:如患儿活动剧烈,可用布带围绕双臂打活结系好	3			
	⑥检查包裹松紧是否适宜,小儿姿势是否舒适	3			
	2.全身约束法(方法二):	(15)			
	①折叠床单或大毛巾,轻抱患儿平卧于床单或大毛巾的中间	3			
	②将床单或大毛巾一边经腋下包裹小儿手臂,多余部分压于小儿身下	3			
	③将床单或大毛巾另一边经腋下包裹小儿手臂,从后背到达对侧拉出,返折经胸部压于背下,包裹住小儿	3			
	④检查包裹松紧是否适宜,小儿姿势是否舒适	3			
	⑤整理用物,洗手	3			
	3.手足约束法:	(15)			
	①携用物到床旁,核对小儿姓名、床号;向家长说明约束的目的和方法,取得家长的理解、配合	3			

续表

考核内容	考核点及评分要求	分值	扣分	得分	备注
实施(60分)	②将患儿手或足置于粘合式约束带内	3			
	③将粘合式约束带两端对折于手腕或踝部,以带子系好,松紧适宜;将带子另一端系于床栏上	3			
	④检查约束带是否松紧、长短适宜,小儿姿势是否舒适,手足是否温暖,血液循环是否良好	3			
	⑤整理用物,洗手,记录约束开始时间	3			
	4.沙袋约束法:	(12)			
	①携用物到床旁,核对小儿姓名、床号。向家长说明约束的目的和方法,取得家长的理解、配合	2			
	②根据需要的部位不同,确定沙袋摆放的位置	2			
	③头部固定:取两个沙袋呈"人"字形放于小儿头部两侧进行固定,防止头部转动	2			
	④防止小儿踢被:将两个沙袋分别放于小儿两肩旁的被子上,以防小儿踢被	2			
	⑤保持侧卧位:将沙袋放于小儿背后,防止翻身以保持侧卧位	2			
	⑥整理用物,洗手,记录	2			
沟通指导(10分)	①告知患儿和家属实施约束中,护士将随时观察约束局部皮肤颜色、温度、有无损伤,记录约束肢体末梢循环状况,定时松解	5			
	②指导患儿和家属在约束期间保证肢体处于功能位,保持适当的活动度	5			
评价(10分)	1.动作轻柔	2.5			
	2.操作熟练	2.5			
	3.沟通流畅	2.5			
	4.患儿安全舒适	2.5			
总分		100			

六、实训思考题

1.对婴儿进行约束前,应当向家长充分说明_____,取得理解与配合。
2.进行约束保护时应当操作_____,动作_____,保证患儿安全舒适。
3.约束保护法可以防止_____,防止_____,保护患儿安全。
4.约束保护法的目的包括:使患儿不得过于活动,便于_____。
5.对婴儿进行全身约束后要检查包裹_____,小儿姿势_____。
6.进行手足约束时,约束带应_____。
7.进行手足约束时,应注意观察小儿姿势_____,手足是否温暖,_____。

8. 进行手足约束时,应记录_____。

9. 将沙袋放于小儿头部两侧进行固定,以防止_____。

10. 将两个沙袋分别放于小儿_____,以防小儿踢被。

11. 小儿侧卧,将沙袋放于小儿_____,防止翻身以保持侧卧位。

12. 实施约束时,护士将随时观察约束局部_____、_____、_____,约束肢体_____、_____。

13. 指导患儿和家属在约束期间保证肢体_____,保持适当的_____。

七、同步练习

1. 对小儿进行手足约束时,下列说法中(　　)项不对。

   A. 应向家长说明约束的目的和方法,取得家长的理解、配合

   B. 约束带应长短适宜

   C. 应尽量收短系于床档的系带,以起到限制患儿活动的目的

   D. 应尽量保证小儿姿势舒适

   E. 随时观察约束部位皮肤颜色、温度

2. 下面(　　)项不是约束法的目的。

   A. 使患儿不能过于活动,便于进行诊疗和护理操作

   B. 防止躁动不安的患儿被碰伤

   C. 防止意外事故,保护患儿安全

   D. 保护伤口敷料,以免抓伤或感染

   E. 患儿不听话时,对其进行约束和惩罚

3. 约束法的目的有(　　)。

   A. 防止患儿被碰伤　　　　　　　　　B. 方便给患儿换尿布

   C. 便于帮患儿测胸围　　　　　　　　D. 保护伤口敷料,以免抓伤或感染

   E. 患儿不听话时,对其进行约束和惩罚

4. 约束保护法的技能要求不包括(　　)。

   A. 能向家长充分说明约束的必要性,取得理解与配合

   B. 能选择正确的方法和合适的时机对婴儿进行约束

   C. 操作规范,动作轻柔,保证患儿安全舒适

   D. 严格执行无菌技术操作

   E. 与儿童进行相应的情感交流,采用合适的方式对家长进行健康指导

5. 给患儿进行手足约束时应注意事项不包括(　　)。

   A. 检查约束带是否松紧长短适宜　　　B. 小儿姿势是否舒适

   C. 保持患儿手足温暖　　　　　　　　D. 检查包裹松紧是否适宜

   E. 保持四肢血液循环良好

6. 对患儿实施沙袋约束法应(　　)。

   A. 根据需要的部位不同,确定沙袋摆放的位置

   B. 防止头部转动时,将两个沙袋分别放于小儿两肩旁的被子上

   C. 将沙袋放于小儿背后可以防止小儿踢被

   D. 要防止小儿踢被须将沙袋放于小儿头部两侧

E. 不需要记录

7. 对患儿实施约束保护法时,护士的观察内容不包括(　　)。

A. 约束局部皮肤颜色　　　　　　　　B. 约束局部皮肤温度

C. 有无损伤　　　　　　　　　　　　D. 约束肢体末梢循环状况

E. 患儿的尿量

8. 实施手足约束法时,(　　)。

A. 向家长说明约束的目的和方法,取得家长的理解、配合

B. 约束带要短些,系紧些,否则起不到限制活动的作用

C. 约束带应当比较长,避免限制患儿的活动

D. 需要用到沙袋

E. 不能松解,否则保证不了患儿的安全

9. 实施手足约束法时,(　　)。

A. 需要用到沙袋

B. 约束期间保证肢体处于功能位,保持适当的活动度

C. 约束带要尽量系紧些,否则起不到限制活动的作用

D. 来不及取得家长的理解配合,应该立即执行

E. 不能松解,否则保证不了患儿的安全

10. 关于约束保护法的技能要求,下列(　　)项不正确。

A. 能向儿童充分说明约束的必要性,取得理解与配合

B. 能选择正确的方法和合适的时机对儿童进行约束

C. 与儿童进行相应的情感交流

D. 操作规范,动作轻柔,保证患儿安全舒适

E. 采用合适的方式对家长进行健康指导

【参考答案】

1. C　2. E　3. E　4. D　5. D　6. A　7. E　8. A　9. B　10. A

任务四　新生儿脐部护理

一、学习要求

1. 技能要求　能正确为新生儿进行脐部护理,操作正确,符合无菌原则;采用合适的方式对家长进行健康指导,告知家长脐部护理的意义和方法。

2. 职业素养　脐部护理操作规范;技能熟练;动作轻柔;关怀亲切,沟通有效。

二、实施条件

新生儿脐部护理基本实施条件如实训表4-1所示。

实训表4-1　新生儿脐部护理基本实施条件

类型	新生儿脐部护理基本实施条件	备注
实训场地	(1)模拟婴儿护理室;(2)母婴处置室	清洁、安静、明亮、温暖
实训设备	(1)新生儿脐部护理模型;(2)婴儿床单位;(3)处置室设有洗手设备、医用垃圾桶、生活垃圾桶;(4)室温计;(5)治疗车;(6)湿度计	符合医用垃圾处理原则
主要用物	(1)2%碘酊;(2)75%乙醇;(3)3%过氧乙酸;(4)10%硝酸银溶液;(5)无菌棉签;(6)无菌生理盐水;(7)治疗盘;(8)弯盘;(9)手消毒液	工作服、帽子、口罩、发网、挂表自备
软件环境	无线 WiFi	实时在线观看视频等网络资源
测评专家	每10名学生配备一名考评员,考评员要求具备中级以上职称	双师素质的专任教师

三、操作规范

(一)评估

(1)新生儿:核对新生儿基本信息,查看脐部情况及健康状况,并向家长解释脐部护理的意义、方法和注意事项。

(2)环境:明亮、清洁、安静;室温调至24~26 ℃,湿度55%~65%。

(3)操作者:着装整洁,戴好帽子,取下手上的饰品,修剪指甲,按七步洗手法洗手。

(4)用物:2%碘酊、75%乙醇溶液、3%过氧乙酸溶液、10%硝酸银溶液、无菌生理盐水、治疗盘、弯盘、手消毒液、病历本、笔。评估用物的性能、质量和有效期等;将准备好的用物按照使用先后顺序放于治疗盘内。

(二)护理前准备

(1)核对胸牌、手腕带(床号、姓名、性别、年龄)。

(2)新生儿仰卧、暴露腹部皮肤至腹股沟,检查脐带残端有无脱落,脐部皮肤有无红肿、渗液、渗血及异味。

(3)告知家长操作的目的、注意事项及配合技巧。

(三)脐部护理

(1)正常脐部的处理:用蘸有2%碘酊的棉签,由脐切面消毒至脐带根部,然后以脐带根部为中心,环状向外消毒,直径超过5 cm,再用75%乙醇溶液脱碘消毒1次(每根棉签只可用1次)。

(2)轻度脐炎的处理:用3%过氧化氢溶液清洗脐带根部,然后用无菌生理盐水清洗,用2%碘酊从脐带根部向外环状消毒,直径超过5 cm,以75%乙醇溶液脱碘消毒1次。

(3)重度脐炎的处理：用3%过氧化氢溶液洗净脐根部分泌物，然后用无菌生理盐水清洗，用2%碘酊从脐根部向外消毒至超过红肿范围2 cm，再用75%乙醇溶液脱碘消毒1次，最后按医嘱局部滴入抗生素2～3滴，严重者用红外线灯照射局部或吹氧20 min后再滴入抗生素，取方形无菌纱布覆盖，外加胶布固定。

(4)肉芽过长的处理：用无菌生理盐水清洗局部并拭干，再用棉签蘸10%硝酸银溶液烧灼2～3次，然后用无菌生理盐水清洗，用2%碘酊消毒脐带根部、脐带残端及脐部周围皮肤，用75%乙醇溶液脱碘及环形向外消毒，直径超过5 cm。

(四)注意事项

(1)清洗脐端，不能只洗表面，应将脐带根部彻底清洗。
(2)脐带未脱落前，勿强行剥脱，结扎线如有脱落应重新结扎。
(3)脐带应每日护理一次，直至脱落，沐浴后必须要进行脐部护理。
(4)天气寒冷时注意保暖，尽量减少暴露，防止着凉。
(5)注意观察患儿的精神反应、体温。

(五)脐部护理后处理

(1)整理好新生儿尿布及衣服。
(2)向家属交代脐部护理注意事项，尿布不宜覆盖脐部。
(3)按要求初步处理用物。
(4)洗手，记录脐部及脐部周围情况。

四、考核标准

新生儿脐部护理考核评分标准如实训表4-2所示。

实训表4-2 新生儿脐部护理考核评分标准

考核内容		考核点及评分要求	分值	扣分	得分	备注
评估及准备(15分)	新生儿(3分)	1.核对新生儿基本信息	2			
		2.查看脐部及健康情况	1			
	环境(3分)	符合脐部护理要求，口述室温	3			
	操作者(4分)	1.着装整洁	2			
		2.手上无饰品，指甲已修剪，口述洗手方法正确	2			
	用物(5分)	用物准备齐全(少一个扣0.5分，扣完5分为止)；逐一对用物进行评估，质量符合要求，按操作先后顺序放置	5			
实施(65分)	脐部护理前准备(12分)	1.推用物至病房，再次核对新生儿床号、姓名	2			
		2.告知家属操作目的、注意事项及配合技巧，以取得家长的理解	2			
		3.新生儿平卧，暴露腹部，注意保暖	3			
		4.检查脐部情况，口述观察结果(如：脐部无渗液、渗血，无异味，脐部皮肤无红肿)	5			

续表

考核内容		考核点及评分要求	分值	扣分	得分	备注
实施(65分)	脐部护理过程(38分)	1.戴手套	3			
		2.右手拿蘸有2％碘酊的无菌棉签	3			
		3.左手轻轻上提结扎线暴露脐带根部	5			
		4.从内向外螺旋式,依次消毒脐窝、脐带残端及脐部周围皮肤,消毒面积直径超过5 cm,可重复此步骤,直至干净(每根棉签只可用1次,用后放入弯盘内,避免污染,动作轻柔)	18			
		5.取蘸有75％乙醇溶液的棉签按照上述方法消毒,脱碘	5			
		6.脱手套	2			
		7.污染物品放置治疗车下层	2			
	操作后处理(15分)	1.整理新生儿衣服及尿布	3			
		2.新生儿安置妥当,告知家长日常脐部护理的注意事项	6			
		3.医用垃圾初步处理正确	3			
		4.洗手方法正确,记录及时	3			
操作评价(20分)		1.消毒溶液选择正确	4			
		2.严格无菌技术,操作规范,动作熟练	4			
		3.态度和蔼,仪表大方,关爱新生儿	4			
		4.与家属沟通有效,取得合作	4			
		5.在10 min内完成,每超过30 s扣1分	4			
总分			100			

五、实训思考题

1.新生儿脐部消毒范围直径应该大于_____。

2.脐部有脓性分泌物时,首选的消毒溶液是_____。

3.进行脐部出现肉芽组织过长时,选择灼烧局部肉芽组织的溶液是_____。

4.脐部护理时,消毒的方式是_____。

5.每根消毒棉签可用_____次。

6.用过的消毒棉签应该放入_____垃圾桶。

7.新生儿脐部出现脐轮与脐周皮肤轻度红肿,伴脓性分泌物,可能的临床诊断是_____。

8.引起新生儿脐炎常见的病原体为_____。

9.为预防新生儿脐炎,新生儿的尿布不宜遮盖_____。

10.进行新生儿脐部护理时,发现新生儿脐带未脱落,_____强行剥脱。

六、同步练习

1. 新生儿脐带未脱落,以下哪种情况下必须要进行脐部护理?( )
   A. 吃奶后　　　　　　B. 吃奶前　　　　　　C. 睡觉前
   D. 沐浴后　　　　　　E. 抚触后

2. 给新生儿进行脐部护理时选择室温( )。
   A. 18～20 ℃　　　　　B. 19～22 ℃　　　　　C. 20～22 ℃
   D. 24～26 ℃　　　　　E. 16～18 ℃

3. 新生儿脐部护理常用的溶液除外( )。
   A. 5％碳酸氢钠　　　　B. 生理盐水　　　　　C. 75％乙醇
   D. 2％碘酊　　　　　　E. 3％过氧化氢

4. 新生儿脐部有少量脓性分泌物,脐轮及周围皮肤轻度红肿,可能是发生了( )。
   A. 腹泻　　　　　　　B. 脐部肉芽肿　　　　C. 正常脐部
   D. 败血症　　　　　　E. 轻度脐炎

5. 以下( )项描述不当。
   A. 用尿布遮盖脐部,以减少脐部污染　　　B. 新生儿沐浴后必须进行脐部护理
   C. 尿布不宜达到或超过脐部,以免污染脐部　　D. 尽量保持脐部干燥
   E. 做好脐部护理,可以预防新生儿脐炎

6. 脐部消毒的顺序是( )。
   A. 从外往内　　　　　B. 从下往上　　　　　C. 从上往下
   D. 从内往外环形消毒　　E. 来回反复消毒

7. 新生儿脐部出现红肿、渗液,最可能的诊断是( )。
   A. 新生儿感染　　　　B. 新生儿脐炎　　　　C. 新生儿湿疹
   D. 新生儿破伤风　　　E. 新生儿败血症

8. 新生儿脐炎发生时最初的表现是( )。
   A. 脐轮发红　　　　　　　　　　　　　B. 脐部流脓
   C. 四周皮肤肿胀　　　　　　　　　　　D. 局部引流臭味液体
   E. 脐部渗血

9. 患儿,女,5天。母乳喂养。护士发现其脐部红肿,脐窝内有少量脓性分泌物,首选以下哪种溶液进行脐部消毒?( )
   A. 75％乙醇　　　　　B. 2％碘酊　　　　　C. 碘伏
   D. 3％过氧化氢　　　　E. 生理盐水

10. 新生儿脐部消毒范围直径是( )。
    A. 小于2 cm　　　　　B. 小于3 cm　　　　　C. 小于4 cm
    D. 大于3 cm　　　　　E. 大于5 cm

【参考答案】
　　1. D　2. D　3. A　4. E　5. A　6. D　7. B　8. A　9. D　10. E

任务五　婴儿沐浴法

一、学习要求

1. 技能要求　能正确为婴儿进行沐浴,手法正确;与婴儿进行良好的情感交流;采用合适的方式对家长进行健康指导。

2. 职业素养　操作规范,手法正确;技能熟练,动作轻柔;关怀亲切,沟通有效。

二、实施条件

婴儿沐浴法基本实施条件如实训表 5-1 所示。

实训表 5-1　婴儿沐浴法基本实施条件

类型	婴儿沐浴法基本实施条件	备　注
实训场地	(1)模拟婴儿护理室	清洁、安静、明亮、温暖
实训设备	(1)散包台;(2)操作台;(3)婴儿模型;(4)浴盆(内装 39～41 ℃温水);(5)婴儿床单位;(6)治疗车;(7)婴儿家长(主考学校准备志愿者);(8)处置室设有洗手设备、医用垃圾桶、生活垃圾桶;(9)室温计	符合医用垃圾处理原则
主要用物	(1)婴儿衣服;(2)纸尿裤或尿布;(3)包被;(4)浴巾;(5)大毛巾;(6)小毛巾;(7)洗发液、沐浴液;(8)指甲剪;(9)手消毒液;(10)无菌棉签;(11)75%乙醇溶液;(12)水温计;(13)围裙;(14)病历本;(15)笔;(16)皮肤消毒剂(按需准备);(17)5%鞣酸软膏(按需准备)等	工作服、帽子由主考学校准备
测评专家	每 10 名学生配备一名考评员,考评员要求具备中级以上职称	双师型专任教师

三、操作规范

(一)评估及准备

(1)评估婴儿身体健康状况及喂奶时间:婴儿沐浴于喂奶前或喂奶后 1 h 进行,以免呕吐和溢奶。

(2)病室环境是否安全和保暖。

(3)护士准备:洗手、戴口罩,着装整齐,准备好用物。

(4)环境准备:工作台面宽大、整洁,关闭门窗,调节室温至 27 ℃左右。

(5)物品准备:婴儿模型、换洗衣服、尿布、包被、浴巾 2 块、小毛巾、无菌棉签、婴儿爽身粉、75%乙醇溶液、浴盆、冷水、热水、水温计、洗发液、沐浴液。

(二)操作步骤

(1)与家长解释沟通,核婴儿腕带,将婴儿抱入沐浴室。

(2)调节水温:浴盆内盛2/3水,水温38~40 ℃(冬季38~41 ℃;夏季37~38 ℃),并用腕部试水温。

(3)在工作台面上解开婴儿包被、尿布。评估皮肤清洁情况(口、皱褶处、臀部等),脱去婴儿衣服,保留尿布,用浴巾包裹婴儿全身。

(4)擦洗脸部:正确对折小毛巾,按顺序分别擦洗眼、耳、鼻(有分泌物时用湿棉签清洁鼻孔)、嘴、面颊,擦洗时勿用肥皂。

(5)洗头:左手托住枕部,将躯干夹于左侧腋下,左手拇指和中指分别将双耳廓向前折,堵住外耳道,以防止水流入耳内,右手将沐浴液涂于手上揉搓后,洗头、耳,用清水冲洗后,用毛巾擦干。对婴儿头颈部的皮脂结痂不可用力清洗,可涂液体石蜡浸润,待次日轻轻梳去结痂后再予洗净。

(6)洗身:解开浴巾,左手握住婴儿左肩和腋窝处,使头枕于左手腕及前臂上,再以右手抓紧婴儿双足,轻放入水中(盆底可垫毛巾防滑)。将沐浴液涂于手上搓揉后分别清洗颈下、腋下、手臂、手、胸、腹、下肢;翻身,将婴儿头侧向一边,用右手手腕及前臂托住婴儿头、颈及腋下,清洗背部;翻身,左手握住婴儿左臂靠近肩处,使头枕于左手腕及前臂上,清洗会阴、肛门。

(7)擦干:按照抱入法抱出,用大毛巾包裹,吸干水分,移至清洁衣物上,扑婴儿爽身粉,爽身粉勿入眼睛及会阴部,用手涂抹均匀,护理脐部(注意有无红肿、渗液、脓肿),垫上尿布。红臀者:臀部涂5%鞣酸软膏。

(8)整理:包好尿布,穿好衣服。再次核对手腕带、包被标记。

(9)抱回病房:将婴儿抱还家属,交代注意事项。

(10)整理用物和工作台面。

(三)注意事项

(1)减少暴露,注意保暖,动作轻快。耳、眼内不得有水或浴液沫进入。

(2)注意观察全身皮肤情况,如发生异常及时报告医生。

(3)一般沐浴时间为7~10 min。

四、考核标准

婴儿沐浴法考核评分标准如实训表5-2所示。

实训表5-2 婴儿沐浴法考核评分标准

考核内容		考核点及评分要求	分值	扣分	得分	备注
评估及准备(20分)	婴儿(4分)	1.核对婴儿基本信息并解释操作目的	2			
		2.沐浴时间选择恰当	2			
	环境(2分)	符合沐浴要求,湿式清洁治疗车和操作台(口述)	2			
	操作者(4分)	1.着装整齐	2			
		2.指甲已修剪,口述洗手方法正确	2			
	用物(10分)	用物准备齐全(少一个扣0.5分,扣完10分为止);逐一对用物进行评估,质量符合要求;按操作先后顺序放置	10			

续表

考核内容		考核点及评分要求	分值	扣分	得分	备注
实施(60分)	沐浴前准备(12分)	1.系好围裙,调试水温,在盆底垫大毛巾	2			
		2.将婴儿抱至散包台,解开包被,再次核对婴儿基本信息	4			
		3.评估婴儿全身情况,脱婴儿衣裤动作熟练(保留纸尿裤),用浴巾包裹婴儿全身,口述评估情况	6			
	沐浴(32分)	1.清洗头面部时抱姿正确,婴儿安全	4			
		2.面部清洗方法正确,动作轻柔	5			
		3.防止水流入耳道,方法正确	2			
		4.头发清洗方法正确,及时擦干	3			
		5.将婴儿抱回散包台,解开大浴巾,取下纸尿裤	2			
		6.清洗躯干时抱姿正确,换手时动作熟练,婴儿安全	4			
		7.按顺序擦洗婴儿全身,沐浴液冲洗干净,动作轻柔、熟练,婴儿安全	10			
		8.及时将婴儿抱回放于大毛巾中,迅速包裹擦拭干水分	2			
	沐浴后处理(16分)	1.婴儿脐部评估及护理方法正确	3			
		2.婴儿臀部护理方法正确	2			
		3.给婴儿穿衣方法正确,动作熟练	3			
		4.脱去围裙,将婴儿安置妥当,并告知家长沐浴情况及沐浴后的注意事项	4			
		5.垃圾初步处理正确	2			
		6.及时消毒双手,记录沐浴情况	2			
评价(20分)		1.婴儿、环境、自身、用物的评估及准备工作到位	4			
		2.操作规范,手法正确,动作熟练,操作过程中婴儿安全	4			
		3.和婴儿家属沟通有效,取得合作	4			
		4.态度和蔼,仪表举止大方,关爱婴儿	4			
		5.在规定时间内完成,每超过1 min扣1分	4			
总分			100			

五、实训思考题

1.为婴儿进行沐浴其目的是协助皮肤的排泄和散热,促进_____,促进_____,使婴儿_____,同时_____,利于_____情况。

2.婴儿沐浴的时间应选择在_____或_____进行。

3.为婴儿进行沐浴洗面部时用_____擦眼,并由内眦向外眦。

4.为婴儿进行沐浴洗身时左手应握住婴儿_____和_____使其头部枕于操作者的手腕上。

5.为婴儿进行沐浴时一般沐浴时间为_____ min。

六、同步练习

1.婴儿盆浴时为防止水入耳的正确方法是(　　)。
A.洗澡前用清洁棉球塞于耳道　　　　B.戴防水耳塞
C.将头部抬高　　　　　　　　　　　D.用左手捂住双耳
E.用左手拇指和中指分别将双耳廓向前折,堵住外耳道

2.关于婴儿盆浴时的环境准备,不正确的是(　　)。
A.工作台面宽大　　　　　　　　　　B.整洁
C.关闭门窗　　　　　　　　　　　　D.调节室内温至27 ℃左右
E.调节室温至35 ℃左右

3.夏季婴儿盆浴法的适宜水温是(　　)。
A.34～35 ℃　B.35～36 ℃　C.37～38 ℃　D.39～40 ℃　E.41～42 ℃

4.冬季婴儿盆浴法的水温是(　　)。
A.34～35 ℃　B.35～36 ℃　C.37～38 ℃　D.38～41 ℃　E.41～42 ℃

5.婴儿盆浴时应关闭门窗,调节室温为(　　)。
A.18～20 ℃　B.20～22 ℃　C.22～24 ℃　D.24～26 ℃　E.27～28 ℃

6.婴儿盆浴时洗面部的正确顺序是(　　)。
A.眼→鼻→嘴→面部　　B.眼→嘴→鼻→面部　　C.鼻→眼→嘴→面部
D.鼻→嘴→眼→面部　　E.嘴→鼻→眼→面部

7.婴儿盆浴时一般沐浴时间为(　　)。
A.7～10 min　B.5～7 min　C.3～5 min　D.10～15 min　E.15～20 min

【参考答案】
1.E　2.E　3.C　4.D　5.E　6.A　7.A

任务六　婴儿抚触法

一、学习要求

1.技能要求　能正确为婴儿进行抚触,手法正确;与婴儿进行良好的情感交流;采用合适

的方式对家长进行健康指导。

2. 职业素养 操作规范,手法正确;技能熟练,动作轻柔;关怀亲切,沟通有效。

二、实施条件

婴儿抚触法基本实施条件如实训表6-1所示。

实训表6-1 婴儿抚触法基本实施条件

名称	婴儿抚触法基本实施条件	要 求
实训场地	(1)模拟婴儿护理室;(2)处置室	温暖、清洁、安静、安全、明亮
实训设备	(1)抚触台;(2)婴儿抚触模型;(3)婴儿床单位;(4)背景音乐;(5)处置室设有洗手设备、医用垃圾桶、生活垃圾桶;(6)室温计;(7)湿度计	符合医用垃圾处理原则
主要用物	(1)尿布;(2)替换的衣物;(3)浴巾;(4)婴儿润肤油;(5)手消毒液	工作服、帽子、口罩、发网、挂表自备
软件环境	(1)无线WiFi;(2)虚拟仿真平台;(3)VR技术支持	实时在线观看视频等网络资源
测评专家	每10名学生配备一名考评员,考评员要求具备中级以上职称	双师型专任教师

三、操作规范

(一)评估及准备

(1)婴儿:核对婴儿基本信息,并向家长解释抚触的意义、方法、时间(两次喂奶之间,处于清醒、安静状态,最好在沐浴后,午睡醒后或晚上睡前)和注意事项。

(2)环境:明亮、清洁、安静;室温调至26~28 ℃,湿度55%~65%;选择中速、轻柔而有节奏的背景音乐。墙上张贴色彩柔和的漂亮图片。

(3)操作者:着装整洁,戴好帽子,取下手上的饰品,修剪指甲,按七步洗手法洗手,手部温暖、身体放松,表情自然,并保持心情舒畅,在抚触过程中用安慰性语言和亲切目光与婴儿进行交流。

(4)用物:尿布、替换的衣物、浴巾、婴儿润肤油、手消毒液、病历本、笔。评估用物的性能、质量和有效期等;将准备好的用物按照使用先后顺序放于抚触台上。

(二)抚触准备

(1)将婴儿抱至散包台上,核对胸牌、手腕带(床号、姓名、性别、年龄)。

(2)在散包台上脱去婴儿衣服,检查全身、四肢活动情况及皮肤有无红肿、破损。

(3)沐浴后擦干全身,将其放在浴巾上,暴露身体,注意保暖,开始进行抚触。

(三)进行抚触

动作开始轻柔,慢慢增加力度,每个动作重复4~6次。

(1)头面部抚触:

①额部:取适量婴儿润肤油倒入掌心,摩擦均匀,搓暖双手。用两手拇指指腹从前额中心开始,轻轻往外推压。

②下颌部:用双手拇指指腹分别从下颌中央向外上方滑至耳前,使婴儿上下唇呈微笑状。

③头部:左手置婴儿头右侧枕部,将头略抬离床面,右手四指并拢,用指腹从前额发际触向

枕后再滑至耳后,中指在耳后乳突部停留片刻,避开囟门。

(2)胸部抚触:双手放在婴儿两侧肋缘下,右手从婴儿胸部的左外下方(左侧肋下缘)向右侧上方交叉推进,至右侧肩部;换左手,方法同前。在婴儿胸部画一个大叉,避开乳头。

(3)腹部抚触:

①两手依次从婴儿的右下腹→右上腹→左上腹→左下腹移动,呈顺时针方向画半圆(新生儿脐带未脱落者避开脐部)。

②用右手在婴儿左腹由上向下画一个英文字母 I;自婴儿的右上腹→左上腹→左下腹画一个倒写 L(LOVE);再由婴儿右下腹→右上腹→左上腹→左下腹画一个倒写 U(YOU);做这个动作时,用关爱的语调向新生儿说"我爱你"(I LOVE YOU),与婴儿进行情感交流。

(4)上肢抚触:

①一手托起婴儿一侧上肢,从上臂至手腕部,轻轻滑行并分段轻轻挤捏,然后双手夹住小手臂,上下搓滚。

②用拇指指腹从婴儿手掌面向手指方向推进,再用拇指、食指和中指轻轻提拉每个手指。

③两手拇指置于新生婴儿掌心,两手交替用四指指腹由腕部向指头方向抚触手背。

用相同的方法抚触对侧上肢。

(5)下肢抚触:

①一手托起婴儿一侧下肢,从大腿至踝部,轻轻滑行并分段轻轻挤捏,然后双手夹住大腿,上下搓滚。

②用拇指指腹从婴儿足跟向脚趾方向推进,再抚触每个脚趾。

③两手拇指置于婴儿脚掌心,轻压并按摩涌泉穴,两手交替用四指指腹由踝部向脚趾方向抚触足背。

用相同的方法抚触对侧下肢。

(6)背部抚触:

①将婴儿调整为俯卧位,双手平行放在婴儿背部,沿脊柱两侧,用双手由内向外、自上而下抚触背部。

②两手交替用四指指腹从颈部开始,沿脊柱滑至臀部。

(7)臀部抚触:两手食指、中指、无名指指腹在婴儿臀部做环行抚触。

(四)抚触后处理

检查婴儿皮肤情况,裹尿布,穿好衣服。将婴儿送回病房,向家长交代抚触后注意事项,按要求初步处理用物。洗手,记录抚触情况。

(五)注意事项

(1)根据婴儿状态决定抚触时间,避免在饥饿时和进食后 1 h 内进行,最好在婴儿沐浴后进行,时间为 10~15 min。

(2)抚触过程中注意观察婴儿的反应,如果出现哭闹、肌张力提高、兴奋性增加、肤色改变等,应暂停抚触,反应持续 1 min 以上应停止抚触。

(3)注意用力适当,避免过轻或过重。

(4)抚触时保持环境安静,可以播放音乐,注意与婴儿进行语言和目光的交流。

四、考核标准

婴儿抚触法考核评分标准如实训表 6-2 所示。

实训表 6-2　婴儿抚触法考核评分标准

考核内容		考核点及评分要求	分值	扣分	得分	备注
评估及准备（13分）	婴儿(4分)	1. 核对婴儿基本信息	2			
		2. 抚触时间选择恰当	2			
	环境(3分)	符合抚触要求	3			
	操作者(3分)	1. 着装整洁	1			
		2. 手上无饰品,指甲已修剪,口述洗手方法正确	2			
	用物(3分)	用物准备齐全（少一个扣0.5分,扣完3分为止）；逐一对用物进行评估,质量符合要求；按操作先后顺序放置	3			
实施（67分）	抚触前准备（6分）	1. 解开婴儿衣裤,再次核对信息	2			
		2. 检查全身情况	2			
		3. 口述沐浴情况	1			
		4. 将婴儿仰卧位放浴巾上,注意保暖	1			
	头面部抚触（10分）	1. 取适量润肤油于掌心,摩擦均匀,搓暖双手	2			
		2. 头面部按顺序抚触,动作娴熟,避开囟门；感情交流合适	8			
	胸部抚触（6分）	双手交叉进行胸部抚触,力度合适,避开乳头；感情交流合适	6			
	腹部抚触（10分）	双手依次进行腹部抚触,动作娴熟,情感交流自然、真切	10			
	上肢抚触（10分）	手臂、手腕、手指、掌心、手背等不同部位抚触方法正确,情感交流自然	10			
	下肢抚触（10分）	大腿、小腿、踝部、足跟、脚趾、脚掌心、足部抚触方法正确,情感交流合适	10			
	背部抚触（8分）	调整婴儿体位为俯卧位	2			
		背部和脊柱抚触方法正确,婴儿舒适	6			
	臀部抚触（3分）	臀部抚触方法正确	3			
	抚触后处理（4分）	1. 检查婴儿皮肤情况,裹尿布,及时为婴儿穿衣	1			
		2. 安置婴儿妥当,与家长沟通有效	1			
		3. 医用垃圾初步处理正确	1			
		4. 洗手方法正确,记录及时	1			

续表

考核内容	考核点及评分要求	分值	扣分	得分	备注
评价(20分)	1.操作规范,动作娴熟	5			
	2.态度和蔼,仪表大方,关爱婴儿,操作过程中与婴儿在情感、语言、目光等方面的交流合适	5			
	3.与家属沟通有效,取得合作	5			
	4.在规定时间内完成,每超过1 min扣1分	5			
总分		100			

五、同步练习

1. 关于婴儿抚触的好处,下列说法(　　)项不对。

A. 可以刺激婴儿的淋巴系统,增强抵抗力

B. 增加婴儿睡眠,改善睡眠质量

C. 帮助平复婴儿情绪,减少哭闹

D. 可以促进母婴情感交流

E. 抚触可扩大婴儿的视野

2. 选择给婴儿进行抚触的最佳时间是(　　)。

A. 婴儿睡眠时　　　　　　　B. 早上起床后

C. 空腹时　　　　　　　　　D. 两次喂奶间,婴儿处于清醒、安静状态

E. 什么时间都可以

3. 给婴儿进行腹部抚触,顺序正确的是(　　)。

A. 右下腹→右上腹→左上腹→左下腹

B. 右上腹→右下腹→左上腹→左下腹

C. 右下腹→右上腹→左下腹→左上腹

D. 右上腹→右下腹→左下腹→左上腹

E. 左下腹→左上腹→右上腹→右下腹

4. 下列给婴儿进行头部抚触的方法中错误的是(　　)。

A. 避开囟门

B. 左手置于婴儿右侧枕部

C. 用指腹从枕后触向前额发际,再滑至耳后

D. 动作开始要轻柔,慢慢增加力度

E. 抚触过程中婴儿如果出现哭闹应暂停抚触

5. 下列说法错误的是(　　)。

A. 根据婴儿状态决定抚触时间　　　B. 避免在饥饿和进食后1 h内进行

C. 最好在婴儿进行沐浴后进行　　　D. 婴儿抚触时间一般为10～15 min

E. 给婴儿进行抚触时不可以播放音乐

6. 婴儿抚触从(　　)开始。

A. 出生后　　　　　　　　　B. 出生7天后

C. 出生15天后　　　　　　　D. 出生28天后

E. 出生 30 天后

7. 每次给婴儿进行抚触(   )比较好。

A. 3 min   B. 5 min   C. 7 min

D. 10 min   E. 从 5 min 开始逐渐增长到 15 min

8. 给婴儿进行抚触时室内适宜温度为(   )。

A. 18~20 ℃   B. 20~22 ℃   C. 22~24 ℃

D. 24~26 ℃   E. 26~28 ℃

【参考答案】

1. E   2. E   3. A   4. C   5. E   6. A   7. E   8. E

任务七　气管异物急救术

一、学习要求

1. 技能要求　能正确为患儿进行气管异物的急救。

2. 职业素养　操作规范,技能熟练,关怀亲切,沟通有效。

二、实施条件

气管异物急救术基本实施条件如实训表 7-1 所示。

实训表 7-1　气管异物急救术基本实施条件

名称	基本实施条件	要　　求
实训场地	模拟操作室	清洁、安静、宽敞、明亮
实训设备	(1)操作台;(2)氧气;(3)负压吸引器;(4)气管切开包等	符合急救原则
主要用物	急救药品、麻醉药品、乙醇、棉球、镊子、注射器、弯盘等	工作服、帽子、口罩、发网、笔、挂表自备
测评专家	每 10 名学生配备一名考评员,考评员要求具备中级以上职称	双师型专任教师

三、操作规范

(一)评估及准备

(1)患儿:核对患儿基本信息,并向家长解释气管异物急救的方法和注意事项。

(2)环境:明亮、清洁、宽敞。

(3)操作者:着装整洁,戴好帽子,取下手上的饰品,修剪指甲。

(二)操作前准备

操作前应简单询问病史,初步确定异物的种类、大小以及发生呼吸道阻塞的时间等。

(三)操作步骤

(1)检查患儿的意识是清楚还是昏迷,面色是否灰白等,初步确定患儿的病情。

(2)通过观察是否有呼吸,能否咳嗽、说话,以及气体交换是否充足等,估计呼吸道是否完全阻塞。

(3)急救处理:在做出初步诊断和估计病情程度后,应立即采取下列措施。

①如患儿尚能发音、说话、呼吸或咳嗽,说明仅为呼吸道部分阻塞,气体交换充足。此时应尽量鼓励患儿尽力呼吸和自行咳嗽,部分患儿可咯出异物。

②如确认患者已发生部分呼吸道阻塞,但通气不良,或完全性呼吸道阻塞,急救者则迅速取坐位或单膝跪地将患儿骑跨并俯卧于急救者一侧手臂上,头低于躯干,一手握住其下颌,固定头部,并将其胳臂放在急救者大腿上,用另一手的掌根部向下方用力拍击患儿两肩胛骨之间的背部4~6次,每秒1次,使呼吸道内压骤然升高,有助于异物松动和排出。然后,用手固定头颈部,两前臂夹住婴儿躯干,小心翻转至呈仰卧位,翻转过程,保持婴儿头部低于躯干。用食指和中指快速、冲击性按压婴儿两乳头连线正下方4~6次,每秒1次。必要时可与背部拍击法反复交替使用,直到异物排出或患儿恢复知觉。

③如果患者意识不清,立即使患儿取仰卧位,用仰头举颏法打开呼吸道,随即给予4~6次拍背和4~6次胸外心脏按压,同时可开始用手指清出异物,若异物清除成功,呼吸道通畅,进行人工呼吸,待自主呼吸恢复后再转送医院;若失败,再重复拍背、胸外心脏按压、人工呼吸,直到取出异物,或开始复苏后期处理,如器械取异物等。

(四)注意事项

(1)速度要快,分秒必争。

(2)操作中力量适中,以免出现肋骨骨折、腹部或胸腔内脏的破裂或撕裂等并发症。

(3)密切观察患儿的意识、面色、瞳孔等变化,如有好转,可继续做几次。

(4)如患儿的意识由清楚转为昏迷或面色发绀、颈动脉搏动消失、心搏和呼吸停止,应停止排出异物的操作而迅速做心肺复苏术。

四、考核标准

气管异物急救术的考核评分标准如实训表7-2所示。

实训表7-2 气管异物急救术考核评分标准

考核内容		考核点及评分要求	分值	扣分	得分	备注
评估及准备(15分)	婴儿(4分)	1.核对患儿基本信息	2			
		2.评估患儿病情,做好解释	2			
	环境(3分)	明亮、清洁、宽敞	3			
	操作者(5分)	1.着装整洁,符合操作要求	2			
		2.手上无饰品,指甲已修剪,口述洗手方法正确	3			
	用物(3分)	用物准备齐全;按操作先后顺序放置	3			

续表

考核内容		考核点及评分要求	分值	扣分	得分	备注
实施（65分）	操作前准备（5分）	1.简单询问病史	3			
		2.检查患儿的意识	2			
	实施（55分）	1.将患儿骑跨并俯卧于急救者一侧手臂上	5			
		2.一手握住其下颌,固定头部	5			
		3.另一手的掌根部向前下方用力拍击患儿两肩胛骨之间的背部	15			
		4.用手固定头颈部,两前臂夹住婴儿躯干,小心翻转呈仰卧位	15			
		5.用食指和中指快速、冲击性按压婴儿两乳头连线正下方	15			
	注意事项（6分）	1.密切观察患儿病情	2			
		2.操作中力量适度	2			
		3.必要时可反复交替进行	1			
评价（20分）		1.操作规范,动作熟练	5			
		2.态度和蔼,仪表大方,操作过程中动作轻柔,关爱婴儿	5			
		3.与家属沟通有效,取得合作	5			
		4.在规定时间内完成	5			
总分			100			

五、同步练习

1.背部拍击法排出婴儿呼吸道异物时,对于拍击次数的描述正确的是（　　）。
　A.2~3次　　　B.3~5次　　　C.4~6次　　　D.6~8次　　　E.8~10次
2.背部拍击法排出婴幼儿呼吸道异物时,对于拍击部位的描述正确的是（　　）。
　A.两肩胛骨之间　　　　　　B.两肩胛骨之下　　　　　　C.两肩胛骨之上
　D.两肩胛骨之外　　　　　　E.以上都不对
3.下列可作为气管异物判断依据的是（　　）。
　A.憋气咳嗽　　B.高热　　C.缺氧症状　　D.大声呼叫　　E.呼吸困难
4.患儿,男,2岁,玩耍时突然剧咳、面色发青就诊,急拍胸片未见异常,为明确诊断,应该考虑的检查方法是（　　）。
　A.胸部CT　　　　　　　B.食管镜　　　　　　　C.直接喉镜
　D.间接喉镜　　　　　　E.支气管镜检查
5.患儿,3岁。进食豆粒不慎呛咳,随即出现呼吸困难、面色发绀,神志不清。护士应采取的护理措施是（　　）。
　A.给予吸氧　　　　　　　　　　B.人工呼吸
　C.用吸痰器清理呼吸道　　　　　D.将患儿平卧,头偏向一侧

E. 做好协助气管取异物的准备

6. 患儿,女,3岁,因气管异物行支气管镜检查取出异物,护士告诉家长患儿可以进食的时间是(　　)。

A. 即刻　　B. 1 h后　　C. 4 h后　　C. 12 h后　　E. 24 h后

7. 护士为气管异物患儿家长进行健康指导,不正确的是(　　)。

A. 养成良好的进食习惯　　　　　　B. 教育儿童不口含物品玩耍
C. 进食时不对孩子责备或打骂　　　D. 2岁以上儿童可吃花生米
E. 婴幼儿避免吮食果冻类食品

【参考答案】

1. C　2. A　3. A　4. E　5. E　6. C　7. D

任务八　股静脉穿刺术

一、学习要求

1. 技能要求　能正确为患儿进行股静脉穿刺采血,采集的血液标本符合要求。
2. 职业素养　操作规范,无菌观念强;技能熟练,动作轻柔;关怀亲切,沟通有效。

二、实施条件

股静脉穿刺术基本实施条件如实训表8-1所示。

实训表8-1　股静脉穿刺术基本实施条件

名称	股静脉穿刺术基本实施条件	要求
实训场地	(1)模拟婴儿治疗室;(2)处置室	清洁、安静、宽敞、明亮
实训设备	(1)穿刺台;(2)软垫;(3)处置室设有洗手设备、医用垃圾桶、生活垃圾桶	符合医用垃圾处理原则
主要用物	(1)治疗盘;(2)皮肤消毒液;(3)棉签;(4)一次性注射器;(5)试管架;(6)标本瓶;(7)弯盘	工作服、帽子、口罩、发网、笔、挂表自备
测评专家	每10名学生配备一名考评员,考评员要求具备中级以上职称	双师型专任教师

三、操作规范

(一)评估及准备

(1)患儿:核对患儿基本信息,并向家长解释股动脉穿刺的意义、方法和注意事项。

(2)环境:明亮,清洁,宽敞。
(3)操作者:着装整洁,戴好帽子,取下手上的饰品,修剪指甲,按七步洗手法洗手。
(4)用物:治疗盘内盛皮肤消毒液、棉签、弯盘、一次性注射器、标本瓶。

(二)操作前准备

将患儿抱至穿刺台上,核对胸牌、手腕带(床号、姓名、性别、年龄)。脱去患儿一侧裤腿,清洗患儿腹股沟至会阴部,更换尿布,覆盖生殖器官及会阴部(以免污染穿刺点)。

(三)操作步骤

(1)患儿取仰卧位,将软垫垫于穿刺侧臀部下方,使腹股沟展平,助手固定大腿使其外展成蛙形,暴露腹股沟穿刺部位。

(2)操作者位于患儿足端,在腹股沟中、内1/3交界处触摸到股动脉搏动后,常规消毒皮肤和操作者的左手食指,用消毒后的食指继续触摸股动脉搏动。

(3)右手持注射器沿股动脉内侧刺入股静脉内,股静脉穿刺有两种方法。

①直刺法:触摸到股动脉搏动处后,左手食指不动,沿股动脉内侧0.3~0.5 cm处垂直刺入,慢慢提针抽吸,见回血后,固定位置,立即抽血至所需血量。拔针后立即压迫止血5~10 min。

②斜刺法:触摸到股动脉搏动处后,左手食指不动,右手持针在腹股沟下2 cm处,与皮肤成30°~45°斜刺进针,边进边吸,见回血后,固定位置,立即抽血至需血量。拔针后立即压迫止血5~10 min。

(4)穿刺后检查局部,无活动性出血方可离开。

(四)注意事项

(1)操作者应该剪短指甲,严格无菌操作,防止因操作不洁而感染。
(2)如穿刺失败,不宜在同侧反复穿刺,防止形成血肿。
(3)取血速度要快,防止血液凝固。
(4)如误入动脉,应立即拔针,按压局部5~10 min至不出血为止。

四、考核标准

股静脉穿刺术考核评分标准如实训表8-2所示。

实训表8-2 股静脉穿刺术考核评分标准

考核内容		考核点及评分要求	分值	扣分	得分	备注
评估及准备 (15分)	婴儿(4分)	1.核对婴儿基本信息	2			
		2.评估患儿病情及穿刺部位皮肤	2			
	环境(3分)	符合穿刺要求	3			
	操作者 (5分)	1.着装整洁,符合操作要求	2			
		2.手上无饰品,指甲已修剪,口述洗手方法正确	3			
	用物 (3分)	用物准备齐全(少一个扣0.5分,扣完3分为止);逐一对用物进行评估,质量符合要求;按操作先后顺序放置	3			

续表

考核内容		考核点及评分要求	分值	扣分	得分	备注
实施(65分)	操作前准备(6分)	1.再次核对患儿信息	2			
		2.将患儿抱至穿刺台上,脱去一侧裤腿	1			
		3.清洗患儿腹股沟至会阴部	1			
		4.更换尿布,遮盖生殖器官	2			
	实施(55分)	1.患儿取仰卧位,用软垫垫高臀部	2			
		2.穿刺侧大腿外展与躯干成45°角	3			
		3.常规消毒穿刺处皮肤和穿刺者左手食指	5			
		1.股静脉穿刺进针:①直刺法:以左手食指、中指扣及腹股沟中、内1/3交界处股动脉搏动最明显处并固定好,右手持注射器,使针头与皮肤成90°,在股动脉内侧0.3~0.5 cm处刺入。②斜刺法:触摸到股动脉搏动后,左手食指不动,右手持针在腹股沟下2 cm处,与皮肤成30°~45°,刺入针头的1/2或2/3为宜(根据患儿皮下脂肪的厚薄来确定进针的深浅) 2.然后逐渐提针,边提针边抽吸,见抽出暗红色血液,则提示已进入股静脉,立即停止进针,加以固定 3.根据需要采取血液标本,如未见回血,则应继续刺入或缓慢边退边回抽试探直至见血为止 4.抽取所需血量后应立即拔出针头,用棉签按压5~10 min至不出血为止 5.取下注射器针头,将血液沿标本试管壁缓慢注入试管 6.再次核对患儿信息 7.清理用物,洗手记录	45			
	注意事项(4分)	1.严格无菌操作	1			
		2.取血速度要快,防止血液凝固	1			
		3.如穿刺失败,不宜在同侧反复穿刺	1			
		4.如误入股动脉,应立即拔针,按压至不出血为止	1			
评价(20分)		1.操作规范,动作熟练	5			
		2.态度和蔼,仪表大方,操作过程中动作轻柔,关爱婴儿	5			
		3.与家属沟通有效,取得合作	5			
		4.在规定时间内完成,每超过1 min扣1分	5			
总分			100			

五、同步练习

1. 股静脉穿刺直刺法的部位是(　　)。
   A. 股动脉内侧 0.3~0.5 cm　　　　　　B. 股动脉外侧 0.3~0.5 cm
   C. 股神经内侧 0.3~0.5 cm　　　　　　D. 股神经外侧 0.3~0.5 cm
   E. 以上答案都不正确
2. 股静脉穿刺斜刺法进针的角度是(　　)。
   A. 5°~10°　　B. 50°~60°　　C. 60°~80°　　D. 15°~20°　　E. 30°~45°
3. 实施股静脉穿刺术时拔针后应立即压迫止血,其止血时间为(　　)。
   A. 2~5 min　　B. 3~5 min　　C. 5~7 min　　D. 5~10 min　　E. 7~10 min
4. 以下说法错误的是(　　)。
   A. 实施股静脉穿刺术时操作者应剪短指甲,严格无菌操作,防止因操作不洁而感染
   B. 实施股静脉穿刺术时如穿刺失败,不宜在同侧反复穿刺,防止形成血肿
   C. 取血速度要快,防止血液凝固
   D. 实施股静脉穿刺术时如误入股动脉,应立即拔针,按压局部 3~5 min 至不出血为止
   E. 穿刺后检查局部,无活动性出血方可离开
5. 股静脉穿刺的部位在股三角区,位于(　　)。
   A. 股神经内侧　　　　　　B. 股神经外侧　　　　　　C. 股神经和股动脉之间
   D. 股神经和股动脉的外侧　　　　E. 股神经和股动脉的内侧

【参考答案】
1. A　2. E　3. D　4. D　5. E

任务九　头皮静脉输液法

一、学习要求

1. 技能要求　能正确为患儿实施头皮静脉输液。
2. 职业素养　操作规范,无菌观念强;技能熟练,动作轻柔;关怀亲切,沟通有效。

二、实施条件

头皮静脉输液法基本实施条件如实训表 9-1 所示。

实训表 9-1　头皮静脉输液法基本实施条件

名称	头皮静脉输液法基本实施条件	要　求
实训场地	(1)模拟病房;(2)处置室	清洁、安静、宽敞、明亮

续表

名称	头皮静脉输液法基本实施条件	要 求
实训设备	(1)床单位;(2)枕头;(3)处置室设有洗手设备、医用垃圾桶、生活垃圾桶	符合医用垃圾处理原则
主要用物	(1)治疗盘;(2)皮肤消毒液;(3)无菌棉签;(4)一次性输液器;(5)药物;(6)胶布;(7)弯盘;(8)输液卡;(9)备皮刀	工作服、帽子、口罩、发网、笔、挂表自备
测评专家	每10名学生配备一名考评员,考评员要求具备中级以上职称	双师型专任教师

三、操作规范

(一)评估及准备

(1)操作者:着装整洁,戴好帽子,取下手上的饰品,修剪指甲,按七步洗手法洗手。

(2)环境:明亮,清洁,宽敞。

(3)用物:治疗盘内放皮肤消毒液、无菌棉签、弯盘、一次性输液器、胶布、输液卡、备皮刀、药物。

(4)患儿:核对患儿基本信息,并向家长解释头皮静脉输液的意义和注意事项,选择静脉(婴幼儿多选用额上静脉、颞浅静脉、耳后静脉及眶上静脉等,所选静脉部位无红肿、硬结等)。

(二)操作前准备

按医嘱准备液体及药物,核对并检查药液及输液器。携用物至患儿床旁,再次核对患儿信息(床号、姓名、性别、年龄)。

(三)操作步骤

(1)核对药物,无误后将输液瓶挂于输液架上,排尽空气,备好胶布。

(2)将枕头放在床沿,垫橡胶单和治疗巾,使患儿横卧于床中央,枕于枕头上,助手固定患儿。

(3)穿刺者立于患儿头端,必要时剃去穿刺部位头发,常规消毒,再次核对。

(4)操作者一手绷紧血管两端皮肤,另一手持针柄,在距离静脉最清晰点后移0.3 cm处将针头沿静脉平行刺入皮肤,见回血后再进针少许,打开调节器,点滴通畅后用胶布固定。

(5)根据患儿病情、年龄、药物性质,调节输液速度。

(6)再次核对药物,在输液卡上签字并告诉家长输液过程中的注意事项。

(7)将患儿抱回原处,取舒适体位。

(8)垃圾分类处理。

(9)整理用物,洗手。

(四)注意事项

(1)严格执行查对制度和无菌原则,注意药物配伍禁忌。

(2)头皮针和输液管道的固定应牢固,防止头皮针移动脱落。

(3)根据患儿的年龄、病情、药物性质调节好输液速度,告知家长不能随意调节输液速度。必要时使用输液泵控制输液速度。

(4)刺入后如无回血则用注射器轻轻抽吸,仍无回血时试推少量液体,若通畅无阻,皮肤无隆起、无变色,说明穿刺成功;如皮肤变白表明进入小动脉,应立即拔针重新穿刺。

(5)穿刺中密切观察患儿面色和病情变化,以免发生意外。

(6)加强巡视,观察输液情况,出现异常及时处理。

(7)超过24 h输液者更换输液装置,超过48 h更换穿刺部位。

(8)需长期输液者注意保护和合理使用静脉,亦可用静脉留置针。

四、考核标准

头皮静脉输液法考核评分标准如实训表9-2所示。

实训表9-2　头皮静脉输液法考核评分标准

考核内容		考核点及评分要求	分值	扣分	得分	备注
评估及准备 (15分)	婴儿(4分)	1.核对患儿基本信息	2			
		2.评估患儿病情及穿刺部位皮肤	2			
	环境(3分)	符合穿刺要求	3			
	操作者(5分)	1.着装整洁,符合操作要求	2			
		2.手上无饰品,指甲已修剪,口述洗手方法正确	3			
	用物(3分)	用物准备齐全(少一个扣0.5分,扣完3分为止);逐一对用物进行评估,质量符合要求;按操作先后顺序放置	3			
实施 (65分)	操作前准备 (4分)	1.再次核对患儿信息及药物	2			
		2.将输液瓶挂于输液架上,排尽空气,备好胶布	2			
	实施 (53分)	1.取合适体位,必要时剃去穿刺部位头发	3			
		2.常规消毒穿刺部位皮肤,再次核对药物	5			
		3.进针: ①操作者一手绷紧血管两端皮肤,另一手持针柄,在距离静脉最清晰点后移0.3 cm处将针头沿静脉平行刺入皮肤,见回血后再进针少许,打开调节器,点滴通畅后用胶布固定 ②根据患儿病情、年龄、药物性质,调节输液速度 ③再次核对药物,在输液卡上签字并告知家长输液过程中的注意事项 ④将患儿抱回原处,取舒适体位 ⑤垃圾分类处理 ⑥整理用物,洗手	45			
	注意事项 (8分)	1.严格执行查对制度和无菌原则,注意药物配伍禁忌	2			
		2.穿刺过程中须密切观察患儿面色和病情变化情况,以防发生意外	2			
		3.头皮针和输液管道的固定应牢固,防止头皮针移动脱落	2			
		4.长期输液者,要注意保护和合理使用静脉	2			

续表

考核内容	考核点及评分要求	分值	扣分	得分	备注
评价 （20分）	1.操作规范,动作熟练	5			
	2.态度和蔼,仪表大方,操作过程中动作轻柔,关爱患儿	5			
	3.与家属沟通有效,取得合作	5			
	4.在规定时间内完成,每超过1 min扣1分	5			
总分		100			

五、同步练习

1. 下列静脉中,（　　）项不是婴幼儿常选用的头皮静脉。
   A. 额上静脉　　　　　　　B. 颞浅静脉　　　　　　　C. 耳后静脉
   D. 眶上静脉　　　　　　　E. 头静脉

2. 头皮静脉输液法中皮肤进针的角度是（　　）。
   A. 25°～45°　　　　　　　B. 30°～40°　　　　　　　C. 40°～60°
   D. 平行刺入　　　　　　　E. 以上都不正确

3. 关于头皮静脉输液,下列叙述不正确的是（　　）。
   A. 刺入后如无回血则用注射器轻轻抽吸,仍无回血时试推少量液体
   B. 试推少量液体若通畅无阻,皮肤无隆起、无变色,说明穿刺成功
   C. 试推少量液体如皮肤变白表明进入小动脉,应立即拔针重新穿刺
   D. 超过24 h输液者需更换输液装置,超过48 h需更换穿刺部位
   E. 取合适体位,不必剃去穿刺部位头发

4. 下列说法不正确的是（　　）。
   A. 取仰卧位,必要时剃去穿刺部位头发
   B. 在距离静脉最清晰点后移0.3 cm处将针头沿静脉平行刺入皮肤
   C. 根据患儿病情、年龄、药物性质,调节输液速度
   D. 进针时操作者一手绷紧血管两端皮肤,另一手持针柄
   E. 头皮针和输液管道的固定应牢固,防止头皮针移动脱落

5. 须长期输液者注意保护和合理使用静脉,亦可用静脉留置针,一般留置针保留时间为（　　）。
   A. 3～5 天　　　　　　　B. 2 天　　　　　　　C. 5～7 天
   D. 7～10 天　　　　　　　E. 10 天以上

【参考答案】
　　1. E　2. D　3. E　4. A　5. A

任务十　温箱使用法

一、学习要求

1. 技能要求　严格执行查对制度,能准确评估患儿的孕周、日龄、体重、体温、呼吸、脉搏、有无并发症等,根据评估结果,备齐用物,按照护理程序为适宜入箱患儿实施温箱使用法。

2. 职业素养　操作规范,技能熟练,动作轻柔;态度和蔼,语调柔和,关爱患儿;整理用物及时、正确。

二、实施条件

温箱使用法基本实施条件如实训表 10-1 所示。

实训表 10-1　温箱使用法基本实施条件

名称	温箱使用法基本实施条件	要　　求
实训场地	(1)模拟新生儿室;(2)处置室	温暖、清洁、安静、安全、明亮
实训设备	(1)温箱;(2)新生儿模型;(3)新生儿床单位;(4)处置室设有洗手设备、医用垃圾桶、生活垃圾桶;(5)室温计	符合医用垃圾处理原则
主要用物	(1)尿布;(2)毛巾;(3)盆子;(4)蒸馏水;(5)消毒液;(6)小床单	工作服、帽子、口罩、发网、挂表自备
软件环境	(1)无线 WiFi;(2)虚拟仿真平台;(3)VR 技术支持	实时在线观看视频等网络资源
测评专家	每 10 名学生配备一名考评员,考评员要求具备中级以上职称	双师型专任教师

三、操作规范

(一)评估及准备

(1)患儿:核对医嘱、患儿基本信息,并向家长解释温箱使用法的意义、方法和注意事项。患儿穿好尿布、衣服。

(2)环境:明亮、清洁、安静、安全;室温调至 26~28 ℃,湿度 55%~65%,关闭门窗,病房无对流风。不同出生体重的早产儿温、湿度参数如实训表 10-2 所示。

(3)护士:了解患儿的诊断、孕周、日龄、体重、生命体征、精神反应等。着装整洁,戴好帽子,取下手上的饰品,修剪指甲,按七步洗手法洗手,温暖双手。

(4)用物:婴儿温箱、蒸馏水、毛巾、盆子、小床单、尿布、手消毒液、病历本、笔;评估用物的性能、质量和有效期等;将准备好的用物按照使用先后顺序放置。

实训表 10-2　不同出生体重的早产儿温、湿度参数

出生体重(g)	温箱温度				相对湿度
	35 ℃	34 ℃	33 ℃	32 ℃	
1000	出生 10 天内	10 天后	3 周后	5 周后	55%～65%
1500		出生 10 天内	10 天后	4 周后	
2000		出生 2 天内	2 天后	3 周后	
>2500			出生 2 天内	2 天后	

(二)操作步骤

(1)入箱前准备：①核对医嘱及患儿信息，明确入箱指征(凡是出生体重在 2000 g 以下者，高危或异常新生儿)。②清洁温箱，箱内湿化器加蒸馏水，接通电源，检查温箱的性能，确保安全；③使用前应将温箱预热至 28～32 ℃，然后根据患儿日龄、体温、体重设定箱温，湿度调至 55%～65%；若为新生儿硬肿症，体温低于 33 ℃ 及受冷时间超过 1 h 者，则必须遵循逐渐复温原则；④洗手，温暖双手，给患儿裹尿布，穿衣服。

(2)入箱后护理：①将患儿置于已预热好的温箱内，并记录开始时间及温度。②一切护理操作应尽量在箱内进行，如喂奶、换尿布、清洁皮肤、病情观察及检查等操作可从边门或袖孔伸入进行，尽量少打开箱门，以免引起箱内温度波动，若确因需要暂出温箱治疗检查，必须保暖，避免受凉。③定时监测体温和箱温变化：根据体温调节箱温，并做好记录，在患儿体温未升至正常之前应每 1 h 监测一次，正常后每 4 h 监测一次，使体温保持在 36～37 ℃，并维持箱内相对湿度。④保持温箱清洁：温箱使用期间应每天用消毒液将温箱内外擦拭，然后用清水再擦拭一遍，若遇奶迹、葡萄糖溶液等沾污应随时将污迹擦去，每周更换温箱 1 次，以便清洁，并用紫外线照射消毒。须定期细菌培养，以检查清洁消毒的质量。如培养出致病菌应将温箱搬出病房彻底消毒，防止交叉感染；湿化器水箱用水每天更换 1 次，以免细菌滋生。机箱下面的空气净化垫应每月清洗 1 次，若已破损则须更换；患儿出箱后，温箱应进行终末清洁消毒处理。

(3)出温箱条件

①体重达 2000 g 左右或以上，体温正常者。

②在不加热的温箱内，室温维持在 24～26 ℃ 时，患儿能保持正常体温者。

③患儿在温箱中生活了 1 个月以上，体重虽不到 2000 g，但一般情况良好者。

(三)注意事项

(1)使用温箱应随时观察使用效果，如温箱发出报警信号，应及时查找原因并妥善处理。

(2)温箱不宜放置在阳光直射、有对流风及取暖设备附近，以免影响箱内温度的控制。

(3)要掌握温箱性能，严格执行操作规程，并要定期检查有无故障、失灵现象，如有漏电，应立即拔除电源进行检修，保证绝对安全使用。

(4)严禁骤然提高温箱温度，以免患儿体温突然上升造成不良后果。

(5)放进温箱的衣被要消毒。

四、考核标准

温箱使用法考核评分标准如实训表 10-3 所示。

实训表10-3 温箱使用法考核评分标准

考核内容		考核点及评分要求	分值	扣分	得分	备注
评估及准备 （13分）	患儿（4分）	1.核对婴儿基本信息	2			
		2.明确入箱指征，向家长解释恰当	2			
	环境（3分）	口述符合温箱使用环境要求	3			
	操作者 （3分）	1.着装整洁，仪表端庄，态度和蔼	1			
		2.手上无饰品，指甲已修剪，戴口罩，洗手方法正确	2			
	用物 （3分）	用物准备齐全（少一个扣0.5分，扣完3分为止）；逐一对用物进行评估，质量符合要求；按操作先后顺序放置	3			
实施 （67分）	入箱前准备 （30分）	1.核对医嘱及患儿信息	2			
		2.温箱放置合理、安全，清洁温箱，湿化器内加蒸馏水	5			
		3.接通电源，检查温箱的性能，预热温箱	3			
		4.铺箱内婴儿床方法正确	5			
		5.根据患儿体温、体重、日龄设定箱温、湿度方法正确	10			
		6.洗手，温暖双手，给患儿裹尿布，穿单衣服	5			
	入箱后护理 （26分）	1.将患儿置于已预热好的温箱内，记录开始时间及温、湿度	5			
		2.一切护理操作应尽量在箱内进行	10			
		3.定时监测患儿体温、温箱内温湿度及患儿病情	6			
		4.口述温箱的清洁消毒	5			
	出箱护理 （11分）	1.口述出箱条件正确	3			
		2.妥善安置患儿	4			
		3.口述出箱后温箱终末处理正确	4			
评价 （20）分		1.操作规范，动作熟练、轻柔	5			
		2.态度和蔼，仪表大方，婴儿安全无损伤，关爱患儿	5			
		3.与家属沟通有效，取得合作	3			
		4.温箱放置平稳，清洁，安全	2			
		5.在规定时间内完成，每超过1 min扣1分	5			
总分			100			

五、实训思考题

1. 患儿在进行温箱治疗时,在患儿体温未升至正常之前应_____监测一次,正常后_____监测一次。
2. 患儿入温箱后一切护理操作应尽量在_____进行。
3. 温箱不宜放置在阳光直射、有_____及_____附近,以免影响箱内温度的控制。
4. 温箱使用过程中,温箱应_____更换1次。
5. 温箱使用过程中,湿化器水箱用水_____更换1次,以免细菌滋生。机箱下面的空气净化垫应_____清洗1次。

六、同步练习

1. 下列(　　)项类别的新生儿可以不使用温箱。
   A. 低体重儿　　　　　　B. 早产儿　　　　　　C. 过期产儿
   D. 低血糖患儿　　　　　E. 新生儿硬肿症患儿
2. 温箱使用时箱内的相对湿度为(　　)。
   A. 25%～35%　B. 35%～45%　C. 45%～55%　D. 55%～65%　E. 65%～75%
3. 温箱使用过程中,应(　　)。
   A. 每天更换一次　　　　B. 每5天更换一次　　　C. 每周更换一次
   D. 每2周更换一次　　　E. 中间不更换
4. 某早产儿,胎龄34周出生,体温30℃,腋肛温差为负值,要求恢复正常体温的时间是(　　)。
   A. 1～2 h　　B. 3～4 h　　C. 12～24 h　　D. 6～8 h　　E. 6～12 h
5. 患新生儿寒冷损伤综合征的中度硬肿的患儿可放入(　　)的温箱中。
   A. 28 ℃　　B. 34 ℃　　C. 32 ℃　　D. 40 ℃　　E. 30 ℃
6. 温箱预热温度是(　　)。
   A. 22～24 ℃　　B. 24～26 ℃　　C. 26～28 ℃　　D. 28～32 ℃　　E. 32～36 ℃
7. 下列除哪项外均为入箱指征?(　　)
   A. 体温不升患儿　　　　　　　　　　B. 高危儿
   C. 新生儿寒冷损伤综合征　　　　　　D. 凡出生体重在2500 g以下者
   E. 凡出生体重在2000 g以下者
8. 下列温箱操作要点中错误的是(　　)。
   A. 温箱内湿度应维持在55%～65%
   B. 每4 h测体温一次并同时记录箱温
   C. 打开注水槽,加入50 ℃蒸馏水至水位指示线以上
   D. 接通电源,预热温度至28～32 ℃,预热时间为2 h左右
   E. 一切护理操作尽量在箱内集中进行
9. 患儿出温箱的条件是(　　)。
   A. 患儿吃奶尚可,但体重不增者
   B. 患儿体重达2500 g或以上者
   C. 患儿体重达2000 g或以上者

D. 在不加热的温箱内,体温保持 35 ℃以上者

E. 室温维持在 20～24 ℃时,患儿吃奶一般,但体重增长缓慢者

10. 早产儿,男,出生第 4 天,因体温下降、拒奶 10 h 入院。查体:体温 35 ℃,皮肤呈暗红色、凉,双小腿皮肤又硬又肿。针对该患儿首要的护理措施是(　　)。

　　A. 指导母乳喂养　　　　　　B. 复温　　　　　　　　C. 注意保暖

　　D. 吸氧　　　　　　　　　　E. 加强皮肤护理

【参考答案】

1. C　2. D　3. C　4. C　5. E　6. D　7. D　8. C　9. C　10. B

任务十一　光照疗法

一、学习要求

1. 技能要求　严格执行查对制度,能准确评估患儿的日龄、体重、体温、皮肤巩膜黄染的程度及范围、胆红素值,根据评估结果,备齐用物,按照护理程序为黄疸患儿实施光照疗法。

2. 职业素养　操作规范,技能熟练,动作轻柔;态度和蔼,关爱新生儿;整理用物及时、正确。

二、实施条件

光照疗法基本实施条件如实训表 11-1 所示。

实训表 11-1　光照疗法基本实施条件

名称	基本实施条件	要　　求
实训场地	(1)模拟新生儿室;(2)处置室	温暖、清洁、安静、安全、明亮
实训设备	(1)光疗箱;(2)新生儿模型;(3)新生儿床单位;(4)处置室设有洗手设备、医用垃圾桶、生活垃圾桶;(5)室温计;(6)湿度计	符合医用垃圾处理原则
主要用物	(1)尿布;(2)眼罩;(3)毛巾;(4)盆子;(5)蒸馏水;(6)消毒液;(7)墨镜;(8)小床单	工作服、帽子、口罩、发网、挂表自备
软件环境	(1)无线 WiFi;(2)虚拟仿真平台;(3)VR 技术支持	实时在线观看视频等网络资源
测评专家	每 10 名学生配备一名考评员,考评员要求具备中级以上职称	双师型专任教师

三、操作规范

(一)评估及准备

(1)患儿:核对患儿基本信息,并向家长解释光照疗法的意义、方法和注意事项。清洁患儿

皮肤,禁止涂油类及粉剂,剪指甲,戴眼罩,裹尿布。

(2)环境:明亮,清洁,安静,安全;室温调至26~28 ℃,湿度55%~65%,关闭门窗,病房无对流风。

(3)护士:了解患儿的诊断、日龄、体重、黄疸的范围及程度、胆红素值、生命体征、精神反应等。着装整洁,戴好帽子,取下手上的饰品,修剪指甲,按七步洗手法洗手,戴墨镜。

(4)用物:光疗箱、蒸馏水、毛巾、盆子、小床单、眼罩(不透光布制成)、尿布、墨镜、手消毒液、病历本、笔;评估用物的性能、质量和有效期等;将准备好的用物按照使用先后顺序放置。

(二)操作步骤

1. 入箱前准备

(1)核对医嘱及患儿。

(2)清洁光疗箱,箱内湿化器加蒸馏水;接通电源,检查光疗箱的性能及灯管亮度;根据患儿体温、体重、日龄设定箱温(30~34 ℃),湿度55%~65%,启亮灯管。

(3)洗手,给患儿沐浴,清洁皮肤,剪短指甲,禁涂油类及粉剂,戴眼罩,裹尿布。

2. 入箱后护理

(1)将患儿置于已预热好的光疗箱内。

(2)记录开始照射时间。

(3)单面光疗箱每2 h翻身1次,采用先仰卧位,后侧卧位或俯卧位,俯卧位时须专人看护,避免堵住口鼻影响呼吸。

(4)监测体温和箱温变化:每2 h监测体温1次,使体温保持在36~37 ℃,根据体温调节箱温。

(5)保证水分和营养供给,按医嘱静脉补液,按需喂奶,因光疗不显性失水增加,应在两次喂奶之间喂水。

(6)观察患儿精神反应、生命体征、皮肤颜色及性状、大小便的颜色及性状、皮肤有无皮疹、四肢肌张力及黄疸进展情况。

(7)光照过程中患儿出现烦躁、嗜睡、高热、皮疹、呕吐、拒奶、腹泻及脱水等症状时,应及时与医生联系,妥善处理。

3. 出箱后处理

(1)光疗结束后,熄灭灯管,洗手,将患儿抱出光疗箱。

(2)摘掉眼罩,去除尿布,沐浴清洁皮肤,检查皮肤有无破损、皮疹。

(3)穿衣,裹尿布,包裹,置于床单位或温箱中。

(4)记录出箱时间及灯管使用时间。

(5)切断电源,将湿化器水箱内的蒸馏水倒掉,做好清洁消毒工作。

(三)注意事项

(1)注意患儿沐浴后不要涂油类及爽身粉,以免降低光疗效果。

(2)光疗时,随时观察眼罩有无脱落,皮肤有无破损。

(3)患儿光疗时,如体温高于37.8 ℃或者低于35 ℃,应暂停光疗。

(4)光疗过程中患儿出现烦躁、嗜睡、高热、皮疹、呕吐、拒奶、腹泻及脱水等症状时,及时与医生联系并处理。

(5)保持灯管及反射板的清洁,每日擦拭,防止灰尘影响光照强度;蓝光灯管使用1000 h必须更换。

(6)光疗结束后,做好整机的清洗、消毒工作;光疗箱应放在干净、温湿度变化较小、无阳光直射的场所。

四、考核标准

光照疗法考核评分标准如实训表 11-2 所示。

实训表 11-2　光照疗法考核评分标准

考核内容		考核点及评分要求	分值	扣分	得分	备注
评估及准备（13 分）	患儿(4 分)	1.核对婴儿基本信息	2			
		2.了解患儿基本情况,向家长做好解释	2			
	环境(3 分)	符合光照要求	3			
	操作者(3 分)	1.着装整洁	1			
		2.手上无饰品,指甲已修剪,口述洗手方法正确	2			
	用物(3 分)	用物准备齐全(少一个扣 0.5 分,扣完 3 分为止);逐一对用物进行评估,质量符合要求;按操作先后顺序放置	3			
实施（67 分）	入箱前准备(17 分)	1.核对医嘱及患儿	2			
		2.清洁光疗箱,湿化器内加蒸馏水	3			
		3.接通电源,检查光疗箱的性能及灯管亮度	3			
		4.根据患儿体温、体重、日龄设定箱温、湿度,启亮灯管	4			
		5.洗手,给患儿沐浴清洁皮肤,剪短指甲,禁涂油类及粉剂,戴眼罩,裹尿布	5			
	入箱后护理(32 分)	1.将患儿置于已预热好的光疗箱内	4			
		2.记录开始照射时间	4			
		3.单面光疗箱每 2 h 翻身 1 次,采用先仰卧位,后侧卧位或俯卧位,俯卧位时须专人看护,避免堵住口鼻影响呼吸	6			
		4.监测体温和箱温变化:每 2 h 监测体温 1 次,使体温保持在 36～37 ℃,根据体温调节箱温	6			
		5.保证水分和营养供给,按医嘱静脉补液,按需喂奶,因光疗不显性失水增加,应在两次喂奶之间喂水	4			
		6.观察患儿精神反应、生命体征、皮肤颜色及性状、大小便的颜色及性状、皮肤有无皮疹、四肢肌张力及黄疸进展情况	4			
		7.光照过程中患儿出现烦躁、嗜睡、高热、皮疹、呕吐、拒奶、腹泻及脱水等症状时,应及时与医生联系,妥善处理	4			

续表

考核内容		考核点及评分要求	分值	扣分	得分	备注
实施 (67分)	出箱后护理 (18分)	1.光疗结束后,熄灭灯管,洗手,将患儿抱出光疗箱	4			
		2.摘掉眼罩,去除尿布,沐浴清洁皮肤,检查皮肤有无破损、皮疹	4			
		3.穿衣,裹尿布,包裹,置于床单位或温箱中	4			
		4.记录出箱时间及灯管使用时间	2			
		5.切断电源,将湿化器水箱内的蒸馏水倒掉,做好清洁消毒工作	4			
评价 (20分)		1.操作规范,动作熟练	5			
		2.态度和蔼,仪表大方,关爱患儿	5			
		3.与家属沟通有效,取得合作	5			
		4.在规定时间内完成,每超过1 min扣1分	5			
总分			100			

五、同步练习

1. 蓝光照射前的准备措施不包括（　　）。
   A. 用黑眼罩遮盖双眼　　　B. 用尿布保护住会阴部　　　C. 测体重
   D. 在皮肤上涂油保护　　　E. 清洁皮肤

2. 以下（　　）项不是光照疗法的副作用。
   A. 低血糖　　B. 发热　　C. 皮疹　　D. 腹泻　　E. 脱水

3. 蓝光治疗时,灯管与婴儿皮肤距离为（　　）。
   A. 30～50 cm　　　B. 31～50 cm　　　C. 32～50 cm
   D. 33～50 cm　　　E. 34～50 cm

4. 蓝光疗法的目的是（　　）。
   A. 降低血清胆绿素　　　B. 降低血清间接胆红素　　　C. 降低血清直接胆红素
   D. 减少血红细胞破坏　　　E. 降低血尿素氮

5. 光照疗法最常见的副作用为（　　）。
   A. 皮疹　　　B. 发热　　　C. 溶血
   D. 婴儿青铜综合征　　　E. 低血钙

6. 蓝光箱使用时,将箱内温度、湿度调节为（　　）。
   A. 29～31 ℃,50%～55%　　　　　　B. 30～32 ℃,55%～60%
   C. 30～32 ℃,55%～65%　　　　　　D. 32～33 ℃,55%～60%
   E. 32～33 ℃,55%～65%

7. 为保证光疗效果,光疗灯管（　　）。
   A. 超过1000 h必须更换　　　B. 超过900 h必须更换　　　C. 超过500 h必须更换
   D. 超过300 h必须更换　　　E. 超过100 h必须更换

【参考答案】
1. D 2. A 3. D 4. B 5. B 6. C 7. A

任务十二　儿童单人徒手心肺复苏

一、学习要求

1. 技能要求　能够迅速、准确对患儿情况进行初步评估,按照单人心肺复苏的步骤正确进行操作,准确评估复苏效果,做好复苏后处理。

2. 职业素养　操作规范,动作熟练、敏捷,急救意识强;按压力度合适,不损伤其他脏器;态度严谨,突发事件处理合适。操作结束后向患儿家属告知急救结果以及下一步处理意见。

二、实施条件

儿童单人徒手心肺复苏基本实施条件如实训表 12-1 所示。

实训表 12-1　儿童单人徒手心肺复苏基本实施条件

名称	基本实施条件	要　　求
实训场地	急救现场	温暖、清洁、安静、安全、明亮
实训设备	(1)心肺复苏模型;(2)床单位;(3)硬板;(4)脚踏板	
主要用物	(1)无菌纱布或手帕;(2)手电筒;(3)挂表	工作服、帽子、口罩、发网、挂表自备
软件环境	(1)无线 WiFi;(2)虚拟仿真平台;(3)VR 技术支持	实时在线观看视频等网络资源
测评专家	每 10 名学生配备一名考评员,考评员要求具备中级以上职称	双师型专任教师

三、操作规范

(一)评估及准备

(1)患儿:判断意识,用双手轻拍患儿双肩,并大声问"喂,你怎么啦?"对于婴儿,轻拍足底,观察有无反应。如患儿无反应,立即呼救,计时。

(2)环境:评估周围环境安全。

(3)操作者:着装整洁。

(4)用物:无菌纱布或者手帕、手电筒、挂表。

(二)胸外心脏按压

(1)判断大动脉(婴儿肱动脉,儿童颈动脉或股动脉)是否有搏动,同时检查呼吸(用右手食指、中指触摸患儿气管正中再滑向颈外侧气管旁开 2 指处触摸颈动脉搏动;腹股沟中内 1/3 交界处触摸股动脉;肘窝向上 2 cm 内侧触摸肱动脉)。同时观察胸廓有无起伏,时间不超过

10 s。

(2)患儿无脉搏,立即实施胸外心脏按压。确认患儿卧于硬板床或地板上,取仰卧位,解开衣扣,松解腰带,暴露按压部位(患儿体位准备要求在 5 s 内完成)。

(3)按压:操作者根据患儿身体位置的高低,站立患儿身体的一侧。

①按压部位:婴儿应在胸骨下 1/3 处,儿童应在胸骨下半部,避开剑突。

②按压手法:儿童用单手掌或双手掌按压,将掌根部置于按压部位,手指抬起不触及胸壁;肘关节伸直,肩、肘、腕关节成一垂直轴面,以髋关节为轴,借助身体重力垂直向下按压。婴儿用拇指环抱法或双指法按压,将双拇指并排或重叠置于按压部位,其余四指环绕躯干,双拇指第一关节应屈曲,垂直按压在胸骨上(拇指法),或用一手食指、中指指尖垂直按压胸骨,另一手支撑背部(双指法)。

③按压深度:为胸廓前后径的 1/3(大约相当于 4 cm(婴儿)或 5~6 cm(儿童))。然后立刻放松,放松时手掌不离开按压部位,但不能施加压力,每次按压后使胸廓完全反弹,按压和放松时间一致。

④按压频率 100~120 次/分,按压应确保足够的速度与深度,尽量减少中断。连续胸外心脏按压 30 次。

(三)保持呼吸道通畅

(1)检查呼吸道,用纱布或者手帕等物品清除口腔分泌物、异物等。

(2)根据患儿情况采取合适的开放气道的方法:

①仰面举颏法(首选此法):操作者以一手的小鱼际肌(手掌外侧缘)置于患儿的前额,另一手食指、中指置于靠近颏部的下颌骨的下方,将下颏上提,使下颌角与耳垂的连线和地面垂直。

②下颌前冲法:怀疑患儿颈椎损伤时使用此法。用无名指钩住下颌关节,双手将下颌往前往上提拉,不能抬颈(此法仅限专业人员使用)。

(四)人工呼吸

(1)儿童采用口对口人工呼吸:操作者一手将患儿的下颌向上抬起,另一手以拇指和食指捏紧患儿的鼻孔;平静吸气,屏气,双唇完全包绕患儿口部,形成封闭腔,缓慢向患儿口内吹气,每次应持续 1 s 以上,直至患儿胸廓向上抬起,吹毕,松开捏鼻翼的手指,同时将头转向患儿胸部,以吸入新鲜空气并观察患儿被动呼气和胸廓恢复情况。

(2)婴儿可采用口对鼻人工呼吸(吹气时,将患儿嘴巴紧闭)或口对口鼻人工呼吸(完全包住患儿口鼻)。连续人工呼吸 2 次,间隔 4~5 s。

(五)连续操作

以胸外心脏按压与人工呼吸的次数之比为 30∶2 的比例进行,连续操作 5 个周期。

(六)判断复苏是否有效

评估患儿是否有自主呼吸、大动脉是否有搏动,并报告评估情况,在 10 s 内完成,报告复苏成功,计时。复苏成功的表现:大动脉恢复搏动;自主呼吸恢复;散大瞳孔逐渐恢复至正常大小,瞳孔对光反射出现;意识逐渐恢复;面色、嘴唇、指甲、皮肤再度红润。若无大动脉搏动则继续进行心肺复苏(CPR)。

(七)复苏后处理

协助患儿取合适体位,口述进一步生命支持;嘱患儿绝对卧床休息,不要紧张;向家属介绍病情,取得合作;清理用物,医用垃圾分类处理。

四、考核标准

儿童单人徒手心肺复苏考核评分标准如实训表 12-2 所示。

实训表 12-2　儿童单人徒手心肺复苏考核评分标准

考核内容		考核点及评分要求	分值	扣分	得分	备注
评估及准备(20分)	患儿(10分)	1.评估患儿意识,动作迅速	5			
		2.呼救,计时	5			
	环境(2分)	现场环境符合复苏要求	2			
	操作者(3分)	衣帽整洁	3			
	用物(5分)	用物准备齐全(少一个扣1分,扣完5分为止)	5			
实施(60分)	胸外心脏按压(13分)	1.评估大动脉搏动和呼吸方法正确,在规定时间内完成	2			
		2.患儿体位正确,解开衣扣,松解腰带,在规定时间内完成	2			
		3.胸外心脏按压定位准确	2			
		4.按压手法正确	3			
		5.按压深度合适	2			
		6.连续按压30次	2			
	保持呼吸道通畅(7分)	1.检查呼吸道,清除分泌物、异物方法正确、有效	3			
		2.开放气道方法正确,未对患儿造成进一步伤害	4			
	人工呼吸(5分)	1.吹气方法正确	2			
		2.吹气量达到要求,完成2次人工呼吸	3			
	连续操作(25分)	1.胸外心脏按压与人工通气次数比例正确	5			
		2.连续操作5个周期,在规定时间内完成(按压错误一次扣0.1分,吹气错误一次扣0.2分,少做1个周期扣5分)	20			
	判断复苏效果(5分)	判断复苏效果方法正确,在规定时间内完成;计时	5			
	复苏后处理(5分)	1.整理患儿,协助取舒适体位,口述进一步生命支持	2			
		2.嘱患儿绝对卧床休息,不要紧张,向家属介绍病情	2			
		3.清理用物,医用垃圾分类处理	1			

考 核 内 容	考核点及评分要求	分值	扣分	得分	备注
评价 （20分）	1.急救意识强，动作迅速，操作规范	5			
	2.态度严谨，突发事件处理合适	5			
	3.沟通有效，解释合理	5			
	4.复苏有效	5			
总分		100			

五、实训思考题

1. 基础生命支持的"CAB"分别指的是：C._____ A._____ B._____。
2. 胸外心脏按压的主要并发症：_____、_____、_____、_____、_____。
3. 心肺复苏有效指征分别是①_____ ②_____ ③_____ ④_____ ⑤_____。
4. 胸外心脏按压部位为_____，按压幅度为_____，使胸骨下陷_____ cm，按压时间:放松时间=_____，按压频率为_____。

六、同步练习

1. 简单而迅速地确定心搏骤停的指标是（   ）。
   A. 呼吸停止　　　　　　B. 血压下降　　　　　　C. 瞳孔散大
   D. 意识丧失，无大动脉搏动　　　E. 心音微弱
2. 对于呼吸、心搏骤停的伤病员，现场救护的黄金时间是（   ）。
   A. 4 min　　B. 10 min　　C. 15 min　　D. 8 min　　E. 12 min
3. 对儿童进行胸外心脏按压的深度是（   ）。
   A. 大于或等于 5 cm　　B. 2～3 cm　　C. 7～8 cm
   D. 5～6 cm　　E. 4～5 cm
4. 在心肺复苏过程中，应尽量减少中断胸外心脏按压，中断胸外心脏按压的时间（   ）。
   A. 不超过 10 s　　B. 不超过 5 s　　C. 不超过 20 s
   D. 不超过 25 s　　E. 不超过 30 s
5. 若你发现一名儿童躺在床上，没有意识，没有外伤的证据，你应该使用什么方法打开气道？（   ）
   A. 将手指放在他的嘴里，向前推下颌　　B. 仰面举颏法
   C. 双手推举下颌法　　　　　　　　　　D. 将舌头往前拉
   E. 仰额抬颈法
6. 用面罩给儿童人工呼吸，你如何确定每次呼吸是恰当的？（   ）
   A. 先称小孩体重，然后计算潮气量，再给予通气
   B. 每次救生呼吸时，看到胸廓起伏
   C. 选择合适尺寸的面罩
   D. 给予尽可能多的呼吸次数
   E. 用力捏球囊，给予尽量多的气体
7. 儿童单人徒手心肺复苏时，按压与吹气次数之比为（   ）。

A. 30∶2　　　B. 15∶2　　　C. 20∶3　　　D. 20∶2　　　E. 18∶2

8. 现场进行胸外心脏按压的频率为（　　）。

A. 60次/分　　　　　　　B. 100次/分　　　　　　　C. 80次/分

D. 100～120次/分　　　　E. 150次/分

9. 在开始人工呼吸和胸外心脏按压前应该做的工作是（　　）。

A. 检查呼吸和心搏是否停止　　　　B. 找出患儿的发病原因

C. 心电图检查证实心搏停止　　　　D. 检查和了解患儿的有关情况

E. 获得患儿家属的同意

10. 正确的胸外心脏按压可能出现的并发症有（　　）。

A. 脾脏破裂　　　　　　　B. 肝脏损伤　　　　　　　C. 肋骨和胸骨骨折

D. 呕吐误吸　　　　　　　E. 以上都可能

【参考答案】

1. D　2. A　3. E　4. A　5. B　6. B　7. A　8. D　9. A　10. E

References

[1] 马晓,周湘涛,李萍,等.儿科护理技术[M].天津:天津科学技术出版社,2017.

[2] 周琦,孙亚娟.国家护士执业资格考试考点精讲与综合训练——儿科护理学[M].西安:第四军医大学出版社,2009.

[3] 张梅珍.儿科护理学笔记[M].北京:科学出版社,2010.

[4] 范玲.儿科护理学[M].2版.北京:人民卫生出版社,2015.